MUJERES
DIAGNOSTÍCATE

MUJERES
DIAGNOSTÍCATE

Dr. Sarah Jarvis
Dr. Keith Hopcroft
Dr. Alistair Moulds

Grijalbo

DIAGNOSTÍCATE. MUJERES

Título original en inglés: *A woman's diagnose-it-yourself guide to health*

Traducción: Emilia Reyes
           de la edición de Oxford
           University Press Inc., New York, 2000

© 2000, Sarah Jarvis, Keith Hopcroft y Alistair Moulds

D.R. © 2003, por EDITORIAL GRIJALBO, S.A. de C.V.
      (Grijalbo Mondadori)
      Av. Homero núm. 544,
      Col. Chapultepec Morales, C.P. 11570
      Miguel Hidalgo, México, D.F.

www.randomhousemondadori.com.mx

ISBN 970-05-1583-4

IMPRESO EN MÉXICO

Contenido

Introducción

Mucha gente está obsesionada con su salud. Por lo menos para las mujeres, el dicho de "Nunca serás ni demasiado rica ni demasiado delgada" se podría traducir como "Nunca estarás demasiado informada sobre salud y calorías".

Pero a la gente también le obsesiona el tiempo; bueno, más bien la falta de él. Cada año se incorporan más mujeres al ámbito laboral; hace 60 años, había miles, ahora hay millones. En estos días es más fácil que las mujeres prefieran tener una muchacha de planta en vez de un descuento en el detergente. El ama de casa tradicional que se pasa el día limpiando la casa y todavía le queda tiempo libre antes de ir por sus hijos a la escuela, simplemente ya no existe.

Parte del mito es que en cuanto los niños se van, a la mujer le da todo el tiempo del mundo para hacer lo que quiera. Ni soñarlo. En una encuesta reciente, casi 80 por ciento de las mujeres consultadas dijo que nunca tenía tiempo suficiente para dedicárselo a sí misma, y las dos terceras partes dijeron que generalmente se sentían demasiado cansadas para hacer el amor con su pareja.

No obstante que tengas cosas mejores que hacer que sentarte en la sala de espera de un consultorio, elucubrando sobre la sana, pero deliciosa comida que le vas a preparar a tu esposo, no significa que no necesites consejos sobre salud. En todo caso, reconocemos que, como ya tienes bastantes presiones encima, lo importante en estos días es que la información que recibas sea precisa y fácil de entender.

No es que no haya montones de fuentes de información, pero casi siempre abordan enfermedades que tú no padeces; o cuando ves lo que te interesa, la información está desperdigada en alguno que otro folleto y, cuando lo necesitas, no lo hallas. Para eso está este libro.

Queremos revelarte un secreto sobre las consultas médicas: Casi 90 por ciento de los datos que usan los doctores para saber qué tienes, proviene de la historia clínica, o sea, lo que tú le dices al doctor. Contrario a lo que se cree, los exámenes sólo sirven para confirmar lo que el médico ya dedujo por la conversación que sostuvieron antes de que te revisara. Por eso los doctores pueden resolver tantos problemas cuando se les consulta por teléfono.

En este manual te proporcionamos la información necesaria para que realices, paso a paso, un autodiagnóstico sencillo, y una vez que lo tengas, te decimos qué hacer. Así no tendrás que pasarte las horas esperando a que el doctor te atienda, pero también sabrás cuándo podrías necesitar de un tratamiento.

No podemos pretender que te sirva cien por ciento de las veces, pues las enfermedades no saben de libros y en ocasiones se manifiestan en forma impredecible. Por eso preferimos pasarnos de precavidos. Si tus síntomas no coinciden exactamente, o si no cesan de manera espontánea, te aconsejamos ir al médico. Sin embargo, en la mayoría de casos, si lees con detenimiento la información que te damos en este libro, te harás una idea bastante clara de lo que debes hacer.

Una última aclaración: sabemos que hay médicos hombres y mujeres, pero hemos preferido usar el género femenino en casi todo el texto para hacer más sencilla la lectura y también porque muchas mujeres prefieren consultar a una doctora.

Sarah Jarvis
Keith Hopcroft
Alistair Moulds

Octubre de 2000

Cómo usar este libro

La primera parte, *Rendir al máximo*, te da consejos útiles (no absurdos), sobre cuándo solicitar ayuda médica y cómo sacar el máximo provecho de la consulta. La tercera parte, *Tenerlo todo*, aborda el estilo de vida y cómo repercute en *tu* salud. Hemos evitado deliberadamente dar sermones porque a) pensamos que es igual de importante la calidad de vida como su duración; b) algunas actividades consideradas dañinas no lo son tanto como se pensaba y hasta resultan beneficiosas, y c) no queremos que tires este libro a la basura. Los últimos apartados, "Hagas lo que hagas, no te embaraces... a no ser que realmente lo desees", te ponen al tanto sobre los anticonceptivos, y te indican qué hacer si planeas adentrarte en el mundo de los pañales y los eructitos.

Entre la primera y la segunda parte se encuentra el *Manual de autodiagnóstico*, con los síntomas más comunes que te pueden aquejar. Con él te convertirás en tu propio médico.

Paso uno: *Verifica si el texto es adecuado para tu edad*. Este libro está dirigido sobre todo a "jovencitas", que nosostros definimos arbitrariamente como mujeres de 15 a 45 años.

Cuanto mayor seas (sobre todo si tienes más de 45) más probable será que tus síntomas se deban a una causa significativa, o a causas relacionadas con temas que nosotros no abordamos con detalle (como la menopausia). Así que, aunque algunas mujeres mayores de 45 podrían encontrar útiles e interesantes los diagramas, no deben confiarse y es mejor que acudan al médico.

Paso dos: *busca tu síntoma*. Aparecen en orden alfabético. Si al hojear el texto no localizas algo, consulta el índice analítico.

Paso tres: *revisa el diagrama*. Hallarás una serie de preguntas directas (sólo responde sí o no) para llegar al diagnóstico, que comprende datos adicionales para que compruebes si estás en lo correcto. Con frecuencia encontrarás los signos ⚠ y ⚠. El primero indica que debes consultar pronto al doctor, y el segundo, que necesitas atención hospitalaria urgente. Además, sirven para destacar la información importante de manera clara y rápida, y embellecen las páginas.

Paso cuatro: *Comprueba qué tan acertado es tu diagnóstico y sus implicaciones*. La información anexa a cada diagrama detalla mejor tu problema e indica lo que debes hacer. Nota: si llegaste a un diagnóstico grave, puede ser que tengas un trastorno poco común o que hayas llegado a una conclusión errónea. En todo caso, valdría la pena repetir el cuestionario del diagrama.

¿Pero qué pasa si presentas varios síntomas que tú sientes que están relacionados? Muy fácil, selecciona el que más te moleste y sigue los pasos del diagrama. Así obtendrás un diagnóstico probable y puedes repetir el proceso con el siguiente síntoma para ver si el resultado coincide con el primero, etcétera. Por ejemplo, si te duele la cabeza, tienes problemas de sueño y estás tensa, probablemente concluyas que padeces estrés y tensión emocional. Si tus diagnósticos no tienen nada que ver es que te equivocaste en algún punto; mejor empieza de nuevo, si no tal vez tu problema sea grave.

Eso es todo, amiga, alíviate.

Primera parte

Rendir al máximo

Es oficial, entre las muchas cosas en que las mujeres son mejores que los hombres (para acordarse de los cumpleaños, lavar el baño, comunicarse, ¡la lista es interminable!) también está la de acudir al médico, pues van más a menudo que ellos (por motivos ginecológicos, como anticonceptivos, Papanicolau y revisiones prenatales), por lo que están más familiarizadas con la sala de espera de un consultorio.

Sin embargo, no por ello es menos estresante ir al médico. No es tan sencillo como entrar, sentarse en el consultorio, explicar el problema y salir con una poción mágica; tienes que hacer cita, incluirla en tu ocupada agenda y llegar a tiempo a la consulta, antes incluso de ver al doctor. Y en esos días de andar de aquí para allá, es probable que te pongas más neurótica que con el síndrome premenstrual.

Desde luego, no es necesario ver al médico general para todo; ni mucho menos. Existen multitud de alternativas terapéuticas, y puede ser complicado decidir a dónde ir para resolver cada problema. Nosotros te decimos quiénes pueden ayudarte.

El farmacéutico. Actualmente tiene a su disposición algo más que vitaminas y remedios contra la indigestión, y te puede aconsejar sobre qué tomar para diversas dolencias, por lo que no siempre será necesario ir con tu doctor. También puedes adquirir ciertos medicamentos eficaces que hasta hace poco sólo se vendían con receta, como el ibuprofeno (antiinflamatorio para dolores, torceduras y molestias menstruales), hidrocortisona en crema a 1% (para eczemas) y potentes fármacos contra indigestión y diarrea. El farmacéutico puede surtir ciertos medicamentos luego de hacerte algunas preguntas para confirmar si son los adecuados.

En algunos trastornos, por ejemplo la cistitis, el farmacéutico te proporcionará algo que si bien no cura, alivia los síntomas hasta que acudas al médico general. Pero si tienes algo leve, como tos, parásitos en el estómago o gripe, la farmacia es el sitio adecuado, además puedes conseguir pruebas de embarazo precisas que responden a la gran pregunta ¡desde el mismo día en que no llegó tu periodo!

Accidentes leves. La ventaja de la sala de urgencias es que no tienes que hacer cita y vas cuando quieres. Las desventajas son que a menudo hay que esperar eternidades y por lo regular rodeada de un selecto grupo de ebrios escandalosos que trata de conversar contigo; hasta que al final te llaman sólo para enviarte con tu médico general haciéndote pasar vergüenza por haber ido al lugar equivocado.

¿Cómo saber si tu emergencia es grave o no? Simplemente recuerda que en la sala de urgencias reciben a personas que han sufrido accidentes o que necesitan atención "urgente" porque su vida está en peligro. Así que pregúntate si realmente estás en ese caso. Si tu respuesta es afirmativa, estás en el sitio correcto; si no, evita pasar una vergüenza, cúbrete la cara con la revista que estabas leyendo para que nadie te reconozca, y sal rápido y calladita. Si no estás segura, consulta la información del recuadro adjunto, llama a urgencias o al médico.

Clínicas de planificación familiar. En casi todas las ciudades hay este tipo de clínicas donde proporcionan anticonceptivos, hacen pruebas de embarazo y el Papanicolau. Las ventajas son que pueden darte cita por la tarde, te atiende una doctora y es menos probable que te vea una amiga de mamá. Busca la más cercana en el directorio, pero recuerda que no contarán con tu historia clínica y quizá te envíen

---

Problemas que ameritan sala de urgencias

Nota: Ésta es sólo una guía, si aún tienes dudas, consulta el diagrama correspondiente en este libro.

- lesiones importantes en tronco o extremidades (p. ej., posible fractura de hueso o una herida que requiera suturas)
- lesión en la cabeza (si por un golpe fuerte hay pérdida del conocimiento o la memoria, o sopor)
- lesiones en los ojos
- lesión en una rodilla con inflamación inmediata (en pocos minutos)
- quemaduras graves
- dolor intenso en el pecho
- mucha dificultad para respirar
- dolor constante e intenso en el abdomen
- dolor de cabeza intenso y repentino, con somnolencia y vómito
- vómito hemorrágico (a menos que haya unos cuantos hilillos de sangre)
- sobredosis (deliberada o accidental)
- envenenamiento
- pérdida del conocimiento (excepto por un desmayo o un ataque por epilepsia conocida y con recuperación inmediata)
- incapacidad (total) para orinar
- depresión que induce al suicidio

---

con tu médico familiar si vas por algo que no sea la prescripción de anticonceptivos o el Papanicolau.

Clínicas de enfermedades de transmisión sexual. También se conocen como clínicas de enfermedades venéreas, clínicas especiales o departamento genitourinario, y existen en la mayoría de hospitales. En estos días ya no son exclusivas de ancianos fodongos, no hay que hacer cita y se manejan con total discreción. Es importante que vayas rápidamente si crees que adquiriste una de estas enfermedades venéreas, ya que estos gérmenes obstruyen las trompas de Falopio, y posteriormente causan problemas de infertilidad, aunque los síntomas sean leves en ese momento y embarazarte sea lo último que desees por ahora; ¡tal vez no pienses así siempre!

¿Cómo sabes si padeces una enfermedad de transmisión sexual? Si tienes flujo de olor desagradable, hemorragia vaginal anormal, dolor en el bajo vientre o te lastima hacer el amor. Para más información, consulta la sección de *Sangrado vaginal anormal o irregular* (p. 147), *Flujo vaginal* (p. 89) y *Dolor en la parte baja del abdomen–recurrente* (p. 71). Si piensas que existe la posibilidad de que tengas una de estas enfermedades, llama al hospital de tu comunidad para que te informen de los horarios de atención al público, y acude lo antes posible.

Si tus síntomas son realmente graves, requieres atención urgente y no puedes esperar a ir a la clínica más cercana, llama a tu médico general, aunque después te mande con un especialista para hacerte análisis y determinar dónde adquirieron la infección tú y tu pareja.

El teléfono. Es una alternativa segura sin importar cuál sea tu afección, en algún lugar hay una persona sentada al teléfono esperando que llames. El problema, desde luego, es dar con el número correcto. Resulta más difícil de lo que parece (hay cientos de grupos que ofrecen asesoría para personas con problemas de alcoholismo y sus familias, pero en el directorio no están en la A de alcohol, sino en la D de drogas). Así como hay números en los que te pueden aconsejar, muchos grupos de autoayuda tienen líneas de ámbito nacional atendidas por voluntarios con mucha experiencia en todo tipo de problemas.

Por supuesto que también puedes consultar por teléfono a tu médico general, pese a que la mayoría de ellos tiene un límite para ese tipo de llamadas. Otra posibilidad es hablar con la recepcionista y dejar un mensaje.

Internet. Lo bueno de Internet es que con una computadora, una línea telefónica y un módem puedes tener acceso, a cualquier hora, a gran cantidad de información; aunque también tiene sus desventajas ya que resulta una pesadilla dar con lo que realmente necesitas entre miles de millones de datos disponibles. A menos que hayas estado en el planeta Zorg en los últimos diez años, seguramente te has dado cuenta de que la red es un recurso maravilloso para todo tipo de cochinadas y locuras, además de para hallar información científica. Desde que Internet dejó de estar regulada, se convirtió en un foro donde se exponen todos los puntos de vista y una oportunidad de conocer diferentes opiniones sobre toda clase de temas. No es que la red no tenga mucho que ofrecer: se pueden encontrar los últimos avances en el tratamiento de enfermedades. Para hacerlo bien sólo debes consultar páginas de prestigio (de universidades e institutos de investigación), pero recuerda que no todo lo que leas es el evangelio.

Terapias complementarias. Las personas que se dedican a este tipo de terapias se han multiplicado a la misma velocidad que los teléfonos celulares y es necesario tener precaución a la hora de decidir. En estos días en los que está de moda la conciencia del ser y la autoayuda, no sorprende que la idea de una salud "naturista" resulte tan atractiva. El problema es que, como en Internet, existen muchos chiflados y estafadores mezclados con los genuinos.

Algunas terapias complementarias poseen su propio sistema de acreditación, que certifica la capacitación de sus miembros y pueden expulsarlos si no observan una conducta profesional. Pero lamentablemente, en la mayoría de casos, los miembros son voluntarios; y aunque los expulsen, pueden seguir ejerciendo por su cuenta.

Ciertas terapias complementarias pueden ser muy eficaces (p. ej., la osteopatía o la acupuntura); otras no hacen daño, aun en el caso de que no tengan efecto (como la aromaterapia o la reflexología), y si tú crees que te alivian, probablemente así será. Se debe al famoso efecto placebo (o quizás al "poder de la mente" sobre la materia); además, ¡no hay como gastar dinero en una sesión para concentrarte en que vas a mejorar! Más preocupantes que las complementarias son las alternativas, pues sus practicantes creen que su tratamiento funciona sólo si abandonas los métodos convencionales. Puede que sea lo peor; no debes seguir ese consejo ciegamente.

En resumen: somos muy escépticos ante muchas de las terapias tanto complementarias como alternativas; pero si tú quieres intentarlo con eso, primero investiga bien (las recomendaciones personales siempre son útiles, pero también lo es tener detalles sobre la cualificación y el registro profesional del terapeuta).

Un médico particular. No existen muchos médicos generales con consulta privada, pero cada vez hay más clínicas donde no es necesario pedir cita para ser atendido, muy útiles si te ves apremiada por el tiempo o se encuentran cerca de tu trabajo. No obstante, recuerda que, igual que las clínicas de planificación familiar, estas clínicas no tienen tu historia clínica completa y es poco probable que brinden continuidad en tu tratamiento. Lo único que te ofrecen es, desde luego, ¡una cuenta estratosférica!

La recepcionista del consultorio de tu médico general. Han quedado atrás los días en que la recepcionista estaba orgullosa de mantener a raya a los pacientes, aterrorizando al que osara traspasar las sacrosantas puertas del consultorio. Ahora, todavía impiden el libre acceso, pero lo hacen con más sutileza y muchas veces es lo más adecuado. Pueden darte un folleto donde se indique cómo obtener el mejor servicio dentro de su organización, o enviarte con una enfermera o incluso una practicante de enfermería. Sin importar cuáles sean tus necesidades, es probable que la recepcionista sepa cómo resolverlas, por lo que resulta valioso tenerla de tu lado.

Este libro. Los diagramas y sus explicaciones adjuntas te indican cuándo puedes resolver el problema por ti misma y cuándo debes consultar a un experto.

Y, ¿qué pasa si llegas a la conclusión de que debes visitar al doctor? ¿Qué debes hacer para no perder el tiempo, la paciencia o la razón? Y una vez que estés allí, ¿cómo puedes sacar el máximo provecho a tu consulta?

Cómo hacer la visita al doctor

Actualmente, casi todos los médicos llevan una agenda para anotar sus citas; puedes concertarla por teléfono. Sin embargo, hasta este acto tan sencillo puede resultar frustrante. Por eso te damos los siguientes consejos:

- No llames los lunes por la mañana, porque las líneas suelen estar saturadas.
- Haz tu cita con anticipación. Por supuesto que a lo mejor no es posible porque tu problema es urgente, pero cuanto antes llames, mayores probabilidades tendrás de elegir el doctor y la hora, sobre todo cuando hay más gente, los primeros o últimos días del mes.
- Si tu doctor suele demorarse, vale la pena reservar la primera cita de la mañana o de la tarde. Casi todos los médicos generales comienzan su consulta a tiempo, pero van retrasándose conforme atienden a los pacientes.
- Averigua si tu médico da consultas especiales los sábados por la mañana para gente muy ocupada. Sin embargo, piensa que las consultas de los sábados se reservan para casos urgentes y no vas a ir para que te haga la receta de la loción para el acné, que ya se te acabó.
- Por lo regular, si tu doctora tiene una agenda muy saturada, y necesitas ver al médico cuanto antes, deja entrever que no importa si te atiende otro médico de la clínica, unos tienen menos horas ocupadas que otros. Sin embargo, si tienes un trastorno crónico, acuérdate de que tu doctora conoce mejor tu caso, por lo que te conviene esperarla, a menos que el problema sea realmente urgente.
- Hoy en día, la mayoría de clínicas tiene al menos una doctora (en algunas no hay ninguna, pero bueno); así que debes decidir si deseas que te atienda una mujer. Vale la pena verificarlo antes de anotarte en la lista

de pacientes, porque aun cuando no te importe quién te atienda en la mayoría de ocasiones, hay ciertos trastornos femeninos que preferirías confiarle a otra mujer. Algunas clínicas te registran en una lista, lo que significa que insisten en que veas al mismo doctor para todo, lo que puede resultar incómodo si te toca un doctor del género masculino. Incluso donde sólo hay médicos varones, es probable que haya una enfermera que brinde servicios especiales como planificación familiar o Papanicolau.

- Pregunta desde tu primera cita (o por lo menos antes de que te enfermes), cuál es el procedimiento para ingresar a "urgencias". La mayoría de clínica tiene un sistema suficientemente flexible como para atender los casos urgentes el mismo día. Sin embargo, recuerda que, si no hiciste una cita, es probable que pases horas en la sala de espera, así que lleva un buen libro si no quieres leer los números atrasados de las revistas de moda.
- Tienes derecho a que te atiendan en urgencias si tu problema es urgente, pero no olvides que los médicos tratarán única y exclusivamente ese tipo de casos en ese momento y tal vez te indiquen que hagas otra cita para resolver los trastornos de menor prioridad.
- Si consideras que tu malestar no puede esperar hasta que te den una cita programada, comunícaselo antes que nada a la recepcionista. Asimismo, si adviertes que no toma en serio tu problema, díselo con firmeza, pero amablemente. Ser agresiva no creo que ayude, ya que muchas recepcionistas pensarán que si tienes fuerzas suficientes para gritar, podrás aguantar y esperarte.
- Si prefieres evitar enojarte por el sistema que siguen en tu clínica, es mejor que te enteres de una vez: ningún sistema satisface a todos los pacientes y la mayoría de estos centros debe lidiar con muy distintas exigencias. Por ejemplo, es posible que tengas que llamar varias veces para poder hablar con la doctora, tal vez sea porque está con otros pacientes y no desea que la interrumpan. El folleto informativo de la clínica dice cuáles son los horarios, cuándo se puede consultar por teléfono, las especialidades o instalaciones con las que cuenta, etcétera. Si no encuentras la información que necesitas, pregunta a la recepcionista y anótala para futuras ocasiones.

- Una alternativa es llegar directamente al centro y hablar con la recepcionista. Ya lo dijimos antes, pero insistiremos de nuevo: hazte amiga de la recepcionista; su trabajo es arduo, tiene que lidiar con los pacientes (todos necesitan al médico *ya*, y su problema es el más urgente) y los doctores quieren que todo vaya sobre ruedas; así que agradecerá que seas amable y no la molestes, y si platicas con ella cuando las cosas estén tranquilas, puede aconsejarte cómo aprovechar mejor la visita al consultorio.

Finalmente, si no estás satisfecha con los servicios que proporciona tu clínica o con tu doctora, tienes la opción de buscar otra. En el directorio telefónico puedes conseguir información de otros centros de salud. Asimismo, si para elegir a tu médico te guías por la recomendación de alguna amiga tendrás menos posibilidades de acabar renunciando a tu doctor de toda la vida para acabar con alguien que no te conoce.

Cómo aprovechar al máximo la consulta

En promedio los doctores tienen dos horarios de consulta, y al contrario de lo que se cree, no se pasan el resto del día jugando golf o leyendo el periódico. Tienen que revisar historias clínicas, hacer visitas, atender llamadas telefónicas, dar clases y consultas, además de tomar cursos de actualización sobre la calidad de la atención, las necesidades de los pacientes, cómo ahorrar dinero y cien mil cosas más. Aunque no sea tu problema, puede ayudarte a entender por qué resulta tan difícil encontrar al doctor y por qué está tan tenso siempre que lo ves.

Por lo regular, los médicos generales de los servicios públicos disponen de nueve minutos por cada consulta; si alguien alarga y se lleva más tiempo en la entrevista, el resto de los pacientes tendrá que esperar un poco más.

Eso también significa que tienes que sacar el máximo provecho al tiempo de consulta, lo que resulta difícil cuando estás tensa o preocupada. Te damos algunos consejos para que salgas de la consulta segura de que tú y el doctor están en la misma frecuencia.

- Si tienes hijos, no los lleves contigo, aun cuando creas que tu problema no es vergonzoso, quizá las cosas conduzcan a situaciones que no te gustaría que supieran los compañeros de escuela de tus hijos ("entonces la doctora le pidió que se quitara la ropa, se metieron detrás de la cortina, y le dijo que sería un poco incómodo, pero que respirara profundamente..."). Además distraen demasiado cuando la doctora y tú necesitan concentrarse en tus problemas.
- Anticipa sus preguntas. Si le mencionas tu problema, necesitará averiguar los antecedentes, intenta recordarlos bien (p. ej., si tiene que ver con tu periodo, seguramente querrá saber cuánto dura tu ciclo, la vez que sangraste, etcétera).
- Llega preparada para una revisión. Asombra cuántas mujeres que acuden por un asunto ginecológico se asustan cuando la doctora quiere examinarlas; no es perversión, ¡sólo medicina! Si quieres que te atienda una mujer, no hagas cita con un médico varón.
- Desde luego que tienes derecho a negarte a la revisión. Si lo manifiestas, es poco probable que el médico insista, a menos que sea necesario, y estará muy complacido si le permites explicarte por qué es necesario realizar una exploración. Si eso no te convence y aún te sientes incómoda, puedes pedir que alguien te acompañe (tu mamá o una amiga).
- Piensa cuáles análisis pueden necesitarse. Por ejemplo, si tienes cistitis, lleva una muestra de orina; si es probable que te

Lo que no debes decir a tu médico

- Como no lo visito muy seguido, le traje una lista
- Sólo quiero algún antibiótico
- Creo que tengo fatiga crónica
- Me duelen las muelas
- Necesito que me tomen una radiografía
- Tengo un dolor crónico en el plexo solar
- Sólo quiero un pase para ver al especialista
- En la TV/radio un conductor dijo.../en este recorte de periódico/revista dice...
- Ya que estoy aquí, doctora...

hagan una revisión vaginal, acude a la mitad de tu periodo para que no tengas que volver después de tu menstruación, y puedan hacerte el Papanicolau en una sola consulta. (Desde luego, si no quieres que te examinen y te apena decirlo, ¡siempre puedes usar el pretexto de que estás en tus días! Eso no quiere decir que no tengas que hacerte el examen en algún momento, pero te puede dar tiempo para prepararte psicológicamente o para hacer otra cita con una doctora con la que te sientas más a gusto). Por otro lado, algunas pruebas de sangre y exudados se envían al laboratorio el mismo día, así que si requieres alguna de estas pruebas, no hagas la cita en la tarde.

- Enséñale cualquier cosa, menos tus dientes. Los médicos no son dentistas, los odontólogos son los que atienden los problemas dentales. Si hay algo que los médicos odian, es saber que los pacientes los consideran más accesibles (ven al paciente por lo menos una vez al mes) y económicos (son gratis) que los dentistas.
- Apuntar tus problemas en una larga lista podría parecer la forma ideal de resolver todo en una sola visita, pero tal vez lo que ocurra es que no resuelvas ninguno de ellos. La doctora no puede abordarlos todos en

nueve minutos; se sentirá presionada y forzada a dar una respuesta superficial. Si quieres discutir cada problema a fondo, pide una cita doble (si la clínica lo permite). Como alternativa cuéntale a la doc cuál es tu trastorno más importante; o dale la lista y que ella decida cómo proceder. La ventaja es que algunas enfermedades provocan síntomas que tú no sabes que están relacionados, y el médico lo detecta enseguida, además de notar si lo que está en tu lista aumenta cuando estás estresada o ansiosa.

- Evita el comentario " Ya que estoy aquí doctora ...", que también se conoce como la consulta con "la mano en la perilla", y seguro desalentará a cualquier médico. ¿Recuerdas aquellas antiguas películas del adolescente que va a la farmacia por condones y regresa con dos dentífricos y una docena de jabones? Bien, así sucede con esta frase. Por ejemplo, si vas al doctor (probablemente no lo conoces y no confías en él) porque te duele hacer el amor en ciertas posiciones; él te recibirá muy serio, así que decides tantear el terreno y le sacas el tema de tu exceso de peso. Conforme transcurre el tiempo adviertes que después de todo es un ser humano y cuando ya estás a punto de salir, tienes el valor de contarle la verdadera razón de tu visita; o sea que malgastaste los nueve minutos hablando sobre cómo evitar comer golosinas. Entonces tendrá que volver a empezar para atender el verdadero problema y cada vez se hará más tarde.

- Recibirás un mejor trato del doctor si eres directa y recuerda que si algo te avergüenza, él lo ha escuchado muchas veces antes.

- Evita tener ideas preconcebidas sobre la causa de tu problema o cómo tratarlo. En ocasiones puede parecerte que tu doctor sólo es un obstáculo para que tengas acceso a la alta tecnología médica, pero lograrás tener una charla mucho más provechosa sobre lo que deseas y por qué si el médico siente que tú estás realmente interesada en su opinión. Desde luego, el doc está ahí para curarte, dentro de lo que cabe, pero también para "evitar" que vayas al hospital, si no es imprescindible. Muchos estudios y tratamientos hospitalarios son poco gratos y conllevan riesgos. Eso no implica que no te mande al hospital si es necesario, pero no tiene por qué enviarte si no lo necesitas.

- Dile a la doctora lo que te preocupa; pues ella no sabe leer la mente y sólo porque hace cinco años trató a tu tía Mabel de cáncer en los pulmones, no significa que tú tengas lo mismo si tienes tos durante una epidemia de gripe. Si los médicos no suelen mencionar trastornos graves, es porque los han descartado por medio de la auscultación y las preguntas, y también por no darte ideas de que tienes una enfermedad horrible. Si le confiesas que te preocupa, no tendrá objeción en explicar por qué está tan segura de que no la tienes o por qué confirma tus temores.

- Si no quedas conforme con la explicación o con el tratamiento sugerido, dilo. Aunque esta táctica no te garantiza que aclares todas tus dudas, al menos tendrás una explicación más completa de por qué considera que sea el procedimiento apropiado.

Por supuesto que, con todo, habrá ocasiones en que salgas de la consulta con ganas de gritar. Tal vez porque la doctora estaba fuera de onda o porque piensas que es una pobre imbécil y siempre lo será. Mejor cálmate y reflexiona antes de decidir qué hacer. Bociferar a la recepcionista y azotar la puerta al salir puede hacerte sentir mejor un rato, pero no es un comportamiento aceptable y puede deteriorar tu relación con el médico, además te sentirás muy tonta si después de todo resulta que tenía razón.

Si realmente piensas que diste en el clavo y que el doctor no se aviene a razones, puedes solicitar una segunda opinión de otro médico en la misma clínica o en otro lugar. Y si nada de eso te funciona, al menos puedes consultar este libro.

Segunda parte

Manual de autodiagnóstico

Los siguientes diagramas fueron diseñados para guiarte en forma rápida y sencilla a fin de que llegues al diagnóstico más probable; en la gran mayoría de casos, podrás hacerlo. Sin embargo, no se puede confiar en que las enfermedades sigan siempre un mismo patrón, ya que te pueden afectar de una forma diferente o peor de lo normal.

Antes de usar la guía de autodiagnóstico lee *Cómo usar este libro*. Recuerda que los diagramas son de ayuda, pero no suplen tu sentido común ni tu buen juicio. Consulta al médico si tienes alguna duda, sobre todo si aparecen los signos ⚠ ⚠, o también cuando tus síntomas no correspondan al diagnóstico o sean más graves que los expuestos en el diagrama.

Recuerda que:

⚠ debes ver pronto al médico

⚠ acude de inmediato al hospital

Ampollas

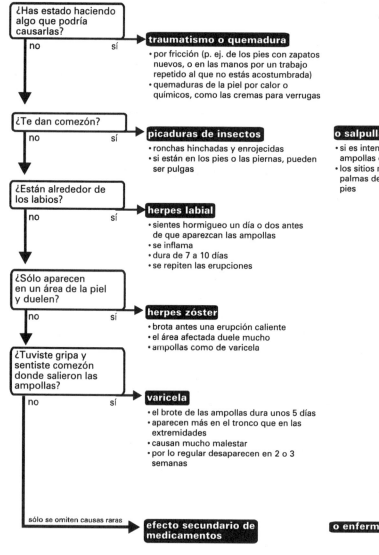

¿Has estado haciendo algo que podría causarlas?

no   sí

traumatismo o quemadura
- por fricción (p. ej. de los pies con zapatos nuevos, o en las manos por un trabajo repetido al que no estás acostumbrada)
- quemaduras de la piel por calor o químicos, como las cremas para verrugas

¿Te dan comezón?

no   sí

picaduras de insectos
- ronchas hinchadas y enrojecidas
- si están en los pies o las piernas, pueden ser pulgas

o salpullido (eczema)
- si es intenso, aparecen pequeñas ampollas que dan mucha comezón
- los sitios más comunes son los dedos, las palmas de las manos o las plantas de los pies

¿Están alrededor de los labios?

no   sí

herpes labial
- sientes hormigueo un día o dos antes de que aparezcan las ampollas
- se inflama
- dura de 7 a 10 días
- se repiten las erupciones

¿Sólo aparecen en un área de la piel y duelen?

no   sí

herpes zóster
- brota antes una erupción caliente
- el área afectada duele mucho
- ampollas como de varicela

¿Tuviste gripa y sentiste comezón donde salieron las ampollas?

no   sí

varicela
- el brote de las ampollas dura unos 5 días
- aparecen más en el tronco que en las extremidades
- causan mucho malestar
- por lo regular desaparecen en 2 o 3 semanas

sólo se omiten causas raras

efecto secundario de medicamentos

o enfermedades cutáneas raras

Traumatismo Todos conocemos las ampollas que salen en los pies por los zapatos nuevos, una larga caminata o una carrera. La causa es la fricción, con la que se acumulan líquidos bajo la piel. También se forman ampollas similares cuando te quemas.

Tratamiento Las ampollas por fricción se curan pronto y sólo requieren un cambio de zapatos y una plantilla protectora. Las quemaduras tardan más en curarse; si estás preocupada, pide que te revise la enfermera de tu médico para asegurarte de que no necesitas protección especial ni antibióticos. Lo mejor es dejarlas en paz, en vez de reventarlas.

Picaduras de insectos Se habla de ellas y de su tratamiento en la sección *Comezón en la piel* (p. 43). Si tienes problemas con las picaduras de insectos, busca de dónde vienen (y elimínalos). Los sitios más comunes son mascotas (perros, gatos y aves), camas o muebles.

Herpes labial Consulta la sección *Erupción en la cara* (p. 83).

Salpullido También se llama eczema y cuando es de tipo pomfólix aparece como diminutas ampollas que dan comezón en la palma de la mano y los dedos. En los pies ocurre igual. Otras formas de salpullido también comprenden el desarrollo de ampollas cuando se irritan o infectan. En *Comezón en la piel* (p. 43) hay más datos sobre el eczema.

Tratamiento Para el pomfólix sirve un humectante e hidrocortisona en crema al 1%, que se consigue en la farmacia. Es importante evitar el contacto con irritantes de la piel, como detergentes y jabones fuertes. Sin embargo, muchas veces se requieren tratamientos más enérgicos, para los cuales debes ir al médico; también será necesario que lo veas si padeces otro tipo de eczema o brotó con tal intensidad que te creó ampollas.

Herpes zóster Si has padecido varicela, el virus que la causa nunca sale de tu organismo, sino que permanece latente en un lugar de la médula espinal. Más adelante, y sin razón aparente, se reactiva y provoca estas ampollas.

Tratamiento Las ampollas desaparecen al cabo de unas cuantas semanas: supuran un líquido, se vacían, forman costra y finalmente cicatrizan. Por lo regular, sólo hace falta tomar analgésicos y ponerse apósitos (remedios que se sujetan con vendajes) de los que se venden en la farmacia. Es importante que no te acerques a mujeres embarazadas (o que quieran estarlo) mientras tengas el brote, porque podrías contagiar la varicela a alguien que no la haya padecido y eso afecta al desarrollo del bebé; aunque el riesgo es muy leve.

Se cuentan muchas historias acerca del herpes zóster, pero no tienen sentido. Las únicas veces en que ataca en serio es cuando se debilita tu sistema inmunológico (por tomar altas dosis de esteroides o recibir quimioterapia contra el cáncer) o cuando el herpes afecta la zona de alrededor de los ojos (si invade el área ocular hay complicaciones). En cualquiera de estos casos, ve al médico con urgencia.

Hay doctores que prescriben algunos medicamentos para el herpes zóster, pero sólo sirven en ancianos o en los casos especiales indicados antes (sólo funcionan si se aplican en cuanto aparecen los primeros brotes). A veces, el dolor del herpes continúa aun cuando ya no tienes la erupción, lo que se conoce como neuralgia postherpética, que con frecuencia sólo afecta a los ancianos, aunque hay tratamientos muy eficaces; por tanto, si crees tener este problema, coméntalo con tu médico.

Varicela Los virus pueden causar erupciones (y otros síntomas típicos, como fiebre y dolor de garganta); a veces también provocan la formación de ampollas; el ejemplo más conocido es la varicela.

Tratamiento Por lo regular, no se requiere más que paracetamol y muchos líquidos, lo que normalmente usas para los resfriados. Con la varicela, puedes llegar a sentirte muy mal; reposa y aplícate loción de calamina para aliviar la comezón. Consulta al médico si tu sistema inmunológico está débil (véase *Herpes zóster*) o si las cosas empeoran, sobre todo cuando sufres mucha tos o dificultad para respirar (el virus a veces ataca los pulmones). En este caso tampoco te acerques a embarazadas.

Efecto secundario de medicamentos Algunos tratamientos prescritos generan ampollas como efecto colateral, aunque es poco probable que estés tomando alguno de ellos.

Tratamiento Si crees que las ampollas se deben a una medicina, coméntalo con quien te la haya recetado.

Trastornos cutáneos raros Algunas enfermedades de la piel muy raras causan ampollas inexplicables, que reaparecen luego de algún tiempo.

Tratamiento Consulta a tu médico y si cree que tienes una enfermedad cutánea rara, te enviará con un dermatólogo (especialista de la piel).

Aumento de peso

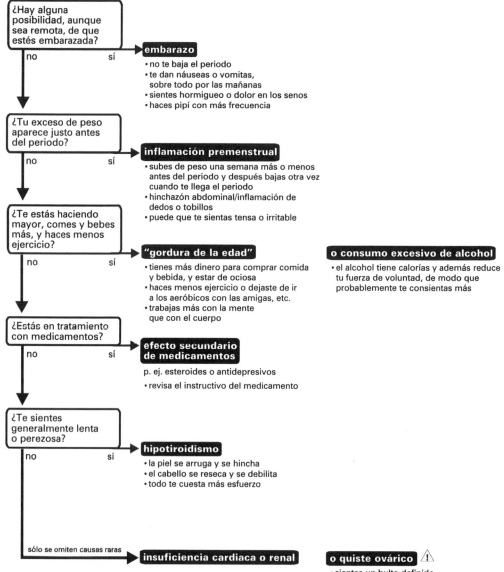

¿Hay alguna posibilidad, aunque sea remota, de que estés embarazada?

no · sí

embarazo

- no te baja el periodo
- te dan náuseas o vomitas, sobre todo por las mañanas
- sientes hormigueo o dolor en los senos
- haces pipí con más frecuencia

¿Tu exceso de peso aparece justo antes del periodo?

no · sí

inflamación premenstrual

- subes de peso una semana más o menos antes del periodo y después bajas otra vez cuando te llega el periodo
- hinchazón abdominal/inflamación de dedos o tobillos
- puede que te sientas tensa o irritable

¿Te estás haciendo mayor, comes y bebes más, y haces menos ejercicio?

no · sí

"gordura de la edad"

- tienes más dinero para comprar comida y bebida, y estar de ociosa
- haces menos ejercicio o dejaste de ir a los aeróbicos con las amigas, etc.
- trabajas más con la mente que con el cuerpo

o consumo excesivo de alcohol

- el alcohol tiene calorías y además reduce tu fuerza de voluntad, de modo que probablemente te consientas más

¿Estás en tratamiento con medicamentos?

no · sí

efecto secundario de medicamentos

p. ej. esteroides o antidepresivos

- revisa el instructivo del medicamento

¿Te sientes generalmente lenta o perezosa?

no · sí

hipotiroidismo

- la piel se arruga y se hincha
- el cabello se reseca y se debilita
- todo te cuesta más esfuerzo

sólo se omiten causas raras

insuficiencia cardiaca o renal

o quiste ovárico ⚠

- sientes un bulto definido en la parte inferior del abdomen
- si es grande, puedes sentir su presión: vas al baño con más frecuencia o con más urgencia

"Gordura de la edad" Por mucho, la causa más frecuente del aumento de peso es un estilo de vida relajado que te hace engordar. No hay complicación alguna en explicar cómo y por qué se aumenta de peso. Si introduces al cuerpo más combustible (comida y bebida) del que "quemas" (en ejercicio), el excedente se almacena en forma de grasa. Al avanzar la edad, tu metabolismo —la velocidad con la que quemas el combustible— se vuelve más lento. Por lo tanto, para conservar el mismo peso, necesitas comer menos o ejercitarte más. Generalmente sucede lo contrario y se desarrolla la espantosa "gordura de la edad".

Tratamiento No hay una solución fácil, aunque se anuncian miles; la mayoría de curas mágicas sólo sirve para ganar dinero fácil y rápido. La única manera eficaz de lograr resultados duraderos es modificar tu estilo de vida; lo que significa comer de forma más saludable y hacer más ejercicio. No necesitas someterte a una dieta cruel. Alimentarse sanamente significa comer mucha fruta, verduras frescas, fibra de trigo y pescado, y menos comida "rápida", "chatarra", carnes rojas, pasteles, etc.; consejo que seguramente has oído antes. En la farmacia y el consultorio del doctor puedes conseguir fácilmente folletos sobre la buena alimentación. La meta es lograr una pérdida de peso permanente y, si tienes problemas para deshacerte de tu gordura, únete a un grupo de autoayuda. Haz ejercicio con regularidad y aumenta gradualmente el esfuerzo; aplica el sentido común y no quieras "matarte" desde el primer día, porque el ejercicio repentino o excesivo puede hacer daño a un cuerpo en mala condición física. No vale la pena pedir remedios mágicos al doctor, porque los tratamientos farmacológicos no constituyen un medio razonable ni eficaz para adelgazar. Sin embargo, un médico puede orientarte sobre una buena dieta o un grupo de autoayuda para adelgazar y tal vez te recomiende hacer ejercicio. Si tienes poco sobrepeso, no te obsesiones por ello pues puede que no sea tan perjudicial y necesites disfrutar de la vida.

Embarazo No te sorprenda escuchar que cuando estás embarazada tiendes a engordar y que, claro, resulta de lo más natural.

Premenstrual Es bastante normal que te sientas hinchada y retengas un poco más los líquidos antes de que te baje la regla; si quieres más información consulta la sección *Inflamación abdominal* (p. 12).

Consumo excesivo de alcohol Los licores contienen muchas calorías; por tanto, si leíste el apartado *Gordura de la edad* (al principio de esta sección) sabrás por qué tomar en exceso engorda. Si tienes problemas con el alcohol, puedes enfermar gravemente y retener mucho líquido, lo que también te hará subir de peso.

Tratamiento Toma menos y, si crees que tienes un problema grave, consulta a tu médico porque necesitas una revisión minuciosa, consejos para dejar de beber y, tal vez, la ayuda de un especialista.

Efecto secundario de medicamentos Algunas medicinas (p. ej., antidepresivos, medicamentos contra la migraña y esteroides) pueden provocar aumento de peso como efecto colateral. Los esteroides anabólicos —que usan algunos fisicoculturistas— pueden ocasionar el mismo problema.

Tratamiento Revisa el instructivo de tu medicamento para ver si produce aumento de peso como efecto secundario. De ser así, coméntaselo al doctor.

Hipotiroidismo La glándula tiroides está ubicada en la parte frontal del cuello y produce una hormona —tiroxina— que regula el metabolismo; si funciona de manera deficiente, deja de secretar tiroxina y el metabolismo se hace más lento. El efecto es que aumentas de peso.

Tratamiento Consulta a tu médico; él te ordenará análisis de sangre si cree que padeces hipotiroidismo. El tratamiento es sencillo: tabletas que deberás tomar el resto de tu vida.

Otros trastornos médicos Hay algunos muy poco frecuentes, pero que pueden hacer que engordes, como problemas hormonales e insuficiencia cardiaca o renal.

Tratamiento Es casi nula la probabilidad de que estos problemas se manifiesten primero por aumento de peso y, seguramente, el médico te lo dirá cuando lo visites; por supuesto, si tiene alguna duda te hará algunos exámenes.

Ausencia de periodos (amenorrea)

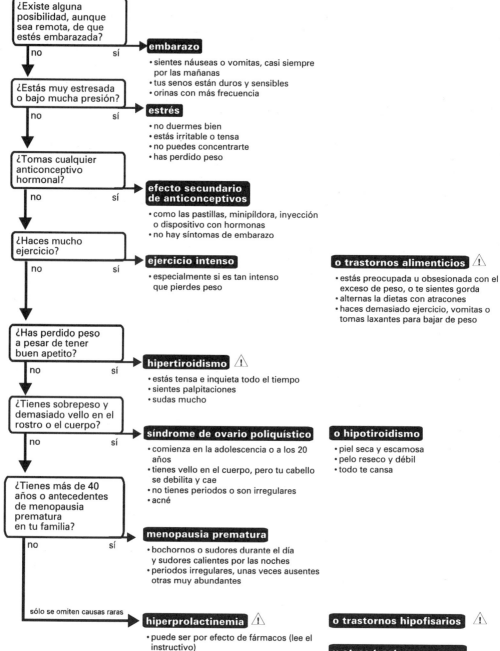

¿Existe alguna posibilidad, aunque sea remota, de que estés embarazada?

no — sí →

embarazo

- sientes náuseas o vomitas, casi siempre por las mañanas
- tus senos están duros y sensibles
- orinas con más frecuencia

¿Estás muy estresada o bajo mucha presión?

no — sí →

estrés

- no duermes bien
- estás irritable o tensa
- no puedes concentrarte
- has perdido peso

¿Tomas cualquier anticonceptivo hormonal?

no — sí →

efecto secundario de anticonceptivos

- como las pastillas, minipíldora, inyección o dispositivo con hormonas
- no hay síntomas de embarazo

¿Haces mucho ejercicio?

no — sí →

ejercicio intenso

- especialmente si es tan intenso que pierdes peso

o trastornos alimenticios ⚠

- estás preocupada u obsesionada con el exceso de peso, o te sientes gorda
- alternas la dietas con atracones
- haces demasiado ejercicio, vomitas o tomas laxantes para bajar de peso

¿Has perdido peso a pesar de tener buen apetito?

no — sí →

hipertiroidismo ⚠

- estás tensa e inquieta todo el tiempo
- sientes palpitaciones
- sudas mucho

¿Tienes sobrepeso y demasiado vello en el rostro o el cuerpo?

no — sí →

síndrome de ovario poliquístico

- comienza en la adolescencia o a los 20 años
- tienes vello en el cuerpo, pero tu cabello se debilita y cae
- no tienes periodos o son irregulares
- acné

o hipotiroidismo

- piel seca y escamosa
- pelo reseco y débil
- todo te cansa

¿Tienes más de 40 años o antecedentes de menopausia prematura en tu familia?

no — sí →

menopausia prematura

- bochornos o sudores durante el día y sudores calientes por las noches
- periodos irregulares, unas veces ausentes otras muy abundantes

sólo se omiten causas raras →

hiperprolactinemia ⚠

- puede ser por efecto de fármacos (lee el instructivo)
- por un tumor cerebral en la glándula hipófisis (con dolores de cabeza/ alteraciones en la visión)

o trastornos hipofisarios ⚠

u otros trastornos graves

Embarazo Es en lo primero que piensan muchas mujeres cuando les falta uno o dos periodos; tienen razón, pues es la causa más probable. Nunca supongas que no estás embarazada sólo porque utilizas un método anticonceptivo ¡Los accidentes ocurren!

Tratamiento Sal de dudas con una prueba de embarazo de la farmacia, ya que son confiables. Después, ve con tu doctora para confirmar el resultado.

Estrés Si estás muy tensa, puedes tener alteraciones hormonales en especial si has perdido peso, lo cual elimina tus periodos. La preocupación que causa un posible embarazo también ocasiona este trastorno.

Tratamiento Consulta *Estilo de vida y estrés* de la sección *Tensión emocional* (p. 161) y come bien para que recuperes tu peso.

Efecto secundario de anticonceptivos Muy pocas mujeres que toman la píldora o la minipíldora, observan la interrupción de su periodo, eso no significa que el anticonceptivo no funcione, ni que retengas la sangre; simplemente quiere decir que lo que tomas no permite que se forme el revestimiento de tu matriz; o sea, lo que se desprende cada mes. Cerca de la mitad de las mujeres que usan la inyección anticonceptiva, y muchas de las que usan el dispositivo que libera progesterona, no tienen la menstruación.

Tratamiento En tanto no estés segura de que no te has embarazado (es lo primero que piensas cuando no te baja), no necesitas tratamiento. Sin embargo, si es la primera vez que te ocurre, te tranquilizará realizarte la prueba de embarazo, ya que es una posibilidad remota si omitiste una o más píldoras. La ausencia de periodo con este tipo de anticonceptivos no es peligrosa, pero si no estás satisfecha con tu situación y quieres tener tu ciclo menstrual normal, necesitarás cambiar de método anticonceptivo, bajo la supervisión de tu doctora.

Exceso de ejercicio El acondicionamiento físico de bailarines y atletas profesionales, sobre todo en combinación con la pérdida de peso, ocasiona cambios hormonales que impiden que baje el periodo.

Tratamiento Entrena con menos intensidad y, si es posible, recupera los kilos perdidos.

Síndrome de ovario poliquístico Esta enfermedad se caracteriza por formación de bultos pequeños en los ovarios, los cuales producen la hormona *testosterona* que ocasiona desequilibrio hormonal que detiene tus periodos y causa otros problemas como el crecimiento excesivo de vello.

Tratamiento Muchas mujeres que padecen este síndrome tienen sobrepeso. Todo lo que necesitas es una dieta balanceada para reducirlo. Si lo consigues y no se normaliza tu ciclo, será mejor que veas a tu doctora. El tratamiento que te indique dependerá de si quieres embarazarte o no. Si ya lo estás, necesitas estimular los ovarios para lo cual te enviarán con el ginecólogo. Si no, requerirás un tratamiento hormonal (como pastillas anticonceptivas) para restablecer tu ciclo menstrual. Para controlar el exceso de vello debes leer la sección con el mismo nombre.

Trastornos alimenticios La pérdida de peso causada por trastornos como la anorexia nerviosa ocasiona cambios hormonales que suspenden el ciclo menstrual normal. Para más detalles lee *Pérdida de peso* (p. 123). Muchas mujeres hacen dietas de moda, lo que puede afectar a la regla. Casi siempre es temporal, pero si el problema es grave y prolongado, puede degenerar en anorexia nerviosa.

Menopausia prematura Este tema se trata en la sección *Bochornos* (p. 31).

Hiperprolactinemia La prolactina es una hormona producida, en pequeñas cantidades, por la hipófisis, que se halla en el cerebro. Sus niveles aumentan durante el embarazo, pues es la causante del crecimiento de los senos y la producción de leche. Algunas enfermedades (como crecimiento hipofisario) y ciertas drogas (como las que usan en tratamientos psiquiátricos) pueden elevar mucho los niveles de prolactina, esto se conoce como hiperprolactinemia, y el desequilibrio que ocasiona hace que se detengan los periodos.

Tratamiento Si el problema se debe al efecto secundario de medicamentos, lo mejor es ignorarlo o cambiar de medicina; coméntalo con tu doctor. El crecimiento hipofisario requerirá que te atienda un especialista, tu doctor te recomendará uno.

Problemas tiroideos Una tiroides hipo o hiperactiva puede alterar los ciclos menstruales normales. Estos problemas se abordan, así como su tratamiento respectivo en *Pérdida de peso* (p. 123) y en *Transpiración excesiva* (p. 167).

Trastornos raros Algunos problemas, como los trastornos hipofisiarios u otras enfermedades pueden detener tus periodos.

Tratamiento Si te preocupa, ve al doctor, aunque cualquier problema grave probablemente se manifieste con otros síntomas no relacionados con tu ciclo menstrual.

Bochornos

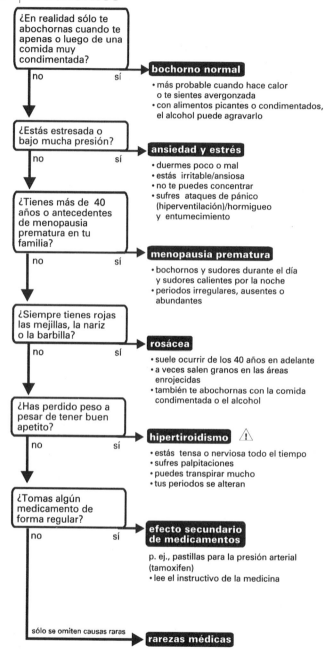

¿En realidad sólo te abochornas cuando te apenas o luego de una comida muy condimentada?

no — sí

bochorno normal
- más probable cuando hace calor o te sientes avergonzada
- con alimentos picantes o condimentados, el alcohol puede agravarlo

¿Estás estresada o bajo mucha presión?

no — sí

ansiedad y estrés
- duermes poco o mal
- estás irritable/ansiosa
- no te puedes concentrar
- sufres ataques de pánico (hiperventilación)/hormigueo y entumecimiento

¿Tienes más de 40 años o antecedentes de menopausia prematura en tu familia?

no — sí

menopausia prematura
- bochornos y sudores durante el día y sudores calientes por la noche
- periodos irregulares, ausentes o abundantes

¿Siempre tienes rojas las mejillas, la nariz o la barbilla?

no — sí

rosácea
- suele ocurrir de los 40 años en adelante
- a veces salen granos en las áreas enrojecidas
- también te abochornas con la comida condimentada o el alcohol

¿Has perdido peso a pesar de tener buen apetito?

no — sí

hipertiroidismo ⚠
- estás tensa o nerviosa todo el tiempo
- sufres palpitaciones
- puedes transpirar mucho
- tus periodos se alteran

¿Tomas algún medicamento de forma regular?

no — sí

efecto secundario de medicamentos

p. ej., pastillas para la presión arterial (tamoxifen)
- lee el instructivo de la medicina

sólo se omiten causas raras

rarezas médicas

Recuerda que: ⚠ debes ver pronto al médico; 🏥 acude de inmediato al hospital.

Bochorno normal Es muy común cuando estás turbada o muy cohibida. A algunas personas les ocurre más que a otras. Este tipo de bochorno es inofensivo y no requiere ningún tratamiento.

Ansiedad y estrés Si estás tensa tenderás a sonrojarte más o incluso a sentirte abochornada casi todo el tiempo. Probablemente también sufres otros síntomas, como transpiración o palpitaciones.

Tratamiento Consulta la sección *Tensión emocional* (p.161).

Menopausia prematura Durante este "cambio", tus ovarios dejan de producir estrógeno (hormonas). Esto conlleva numerosos efectos en tu cuerpo, como los bochornos, que al parecer ocurren por las hormonas que ajustan tu "termostato" interno. Tus periodos pueden ausentarse, aunque también ocurren si sigues menstruando. La menopausia suele ocurrir alrededor de los 50 años. Aunque este libro se dirige a mujeres entre los 15 y 45 años, si crees que tus bochornos se deben a que tus ovarios están cerrando la tienda, tal vez tengas menopausia prematura (la que ocurre antes de los 45 años), que puede ser causada por algunas cirugías como la remoción definitiva de los ovarios, así como la histerectomía (extirpación del útero), aunque tus ovarios queden intactos. Hay tratamientos contra el cáncer (quimioterapia o radioterapia) que pueden interrumpir en forma permanente las funciones ováricas, aunque quizás ése no sea tu caso. Sin embargo, la menopausia prematura suele ocurrir sin ninguna razón aparente.

Tratamiento Durante la menopausia, muchas mujeres sienten bochornos. Sólo requieren tratamiento si duran mucho tiempo o causan problemas, para eso consulta a tu doctora. Ella te hablará de los pros y los contras de una terapia de reemplazo hormonal, y te la prescribirá si estás de acuerdo y es la adecuada. Otros síntomas, como irritabilidad, dolores, malestares y cansancio, se atribuyen a la menopausia, pero pueden derivarse de otros problemas, como estrés y depresión. La terapia de reemplazo hormonal suele brindar una sensación de bienestar, así como eliminar los bochornos causados por la menopausia, aunque no hay que considerarla una panacea. Por otro lado, hay muchos aspectos de tu estilo de vida que debes corregir respecto de la menopausia para mantenerte sana: no fumar, ni beber alcohol sino dentro de límites aceptables, ejercitarte lo suficiente, e incluir calcio en tu dieta (se encuentra en leche, yogurt, queso y sardinas).

Si lo que te aqueja es la menopausia prematura, deberías ver a tu doctora, ya que, además de los bochornos que sufres, la falta de estrógenos en una edad joven puede generar problemas a largo plazo como el adelgazamiento de los huesos u osteoporosis, que conlleva un riesgo de fracturas cuando seas mayor. También en esta situación, la terapia de reemplazo hormonal es una buena idea; tu doctora puede determinar si tienes o no una menopausia prematura e indicarte tratamiento. Si empiezas el reemplazo hormonal, tal vez lo uses hasta que llegues a la edad de la menopausia "normal" (alrededor de los 50 años). No olvides modificar tu estilo de vida con las medidas antes indicadas.

Asimismo es importante emplear algún anticonceptivo por un tiempo, a menos que, por supuesto, tú o tu pareja hayan sido esterilizados: la anticoncepción es necesaria durante los dos años posteriores a tu último periodo si éste se interrumpe antes de los 50 y un año si se detiene después de esa edad. La terapia con hormonas no actúa como anticonceptivo.

Rosácea El sonrojo es uno de los síntomas de este problema en la piel. Para tener más detalles de su tratamiento, lee la sección *Erupción en la cara* (p. 83).

Hipertiroidismo Esta enfermedad ocasiona muchos síntomas, entre ellos, bochornos. Para más detalles, consulta la sección *Transpiración excesiva* (p. 167).

Efecto secundario de medicamentos Algunas prescripciones médicas, en especial ciertas pastillas para la presión arterial y el tratamiento contra el cáncer de mama (tamoxifén), pueden causar bochornos.

Tratamiento Si representa una verdadera molestia y crees que tu medicina es la causa, coméntaselo a tu doctora, para cambiar el tratamiento.

Rarezas médicas Algunas enfermedades raras pueden causar bochornos, aunque también presentan otros síntomas.

Tratamiento Es poco probable que tengas uno de estos trastornos; si te preocupa, habla con tu doctora ella dispondrá los exámenes necesarios.

Bultos en el ano

¿Aparece una protuberancia al defecar o pujar y luego desaparece?

no   sí

hemorroides
• puede acompañarse de comezón o hemorragia

¿Has tenido el bulto durante varios días y no cambia de tamaño?

no   sí

hematoma perianal
• protuberancia azulosa y sensible al dolor

o hemorroides
• que no regresaron a su lugar
• pueden ser dolorosas

¿Te ha crecido la protuberancia y aumenta el dolor?

no   sí

absceso ⚠
• inflamación y dolor creciente durante 2 o 3 días
• como todo furúnculo, puede formar una especie de barro y reventar

¿Tienes uno o más bultos pequeños que se sienten como colgajos de piel?

no   sí

pólipos
• son resultado de antiguos hematomas perianales

¿Tienes muchos bultos pequeños alrededor del ano?

no   sí

verrugas anales
• son signo de enfermedad de transmisión sexual
• son más comunes si practicas el coito anal

sólo se omiten causas raras

prolapso

o cáncer rectal o anal ⚠

Recuerda que: ⚠ debes ver pronto al médico; ⚠ acude de inmediato al hospital.

Hematoma perianal Se explica este trastorno en la sección *Dolor en el ano* (p. 63), donde también se dice cómo tratarlo.

Hemorroides Son venas varicosas (vasos sanguíneos hinchados) en la región anorrectal. Por lo regular se deben a estreñimiento que te obliga a pujar demasiado cuando vas al baño, lo cual fuerza la sangre hacia las venas; cuando éstas aumentan de tamaño, forman protuberancias que sobresalen de tu orificio anal al sentarte en la taza. A veces regresan por sí solas a su posición normal, pero en ocasiones hay que empujarlas con un dedo para acomodarlas. En algunos casos permanecen fuera siempre y, si son aprisionadas (estranguladas) por el esfínter (músculo anular) anal, causan mucho dolor (consulta el apartado *Prolapso de hemorroides* en la sección *Dolor en el ano*, p. 63). A veces estas venas sangran por rotura del vaso sanguíneo (consulta la sección *Hemorragia anorrectal*, p. 93).

Tratamiento Se explica ampliamente en la sección *Hemorragia anorrectal* (p. 93).

Pólipos anales Son *"souvenirs"* de hematomas perianales pasados (consulta el apartado anterior). La sangre que hay dentro de estas protuberancias sale poco a poco, pero antes distiende la piel en torno al ano; por tanto, queda un pequeño colgajo, o sea un pólipo anal.

Tratamiento Estos pólipos son completamente inocuos y por lo regular no causan problema alguno, de modo que se debe dejarlos en paz.

Abscesos En la sección *Dolor en el ano* (p. 63) se explica qué son y cómo se tratan. Casi siempre, el dolor aparece antes de que se pueda sentir un bulto.

Verrugas anales Son causadas por un virus y generalmente se transmiten por vía sexual; es más probable que surjan si practicas el coito anal. Pueden ser como la punta de un alfiler o tan grandes como una cereza.

Tratamiento Consulta la sección *Irritación o dolor en la vagina* (p. 107).

Otras causas raras Por ejemplo, prolapso rectal o cáncer anorrectal. Un prolapso es cuando algo "se sale"; en este caso, las paredes del conducto anorrectal. Casi siempre se debe a esfuerzo excesivo por estreñimiento y es muy raro en menores de 50 años de edad. Por fortuna, el cáncer anorrectal también es muy poco frecuente.

Tratamiento Para evitar que el prolapso empeore, debes eliminar el estreñimiento. Para ello se requiere mayor consumo de alimentos con fibra y muchos líquidos, así como hacer más ejercicio. Si estás desesperada, toma los laxantes que se surtan en la farmacia, pero sólo por una o dos semanas. En sí, el prolapso no es dañino, pero puede resultar muy molesto y causar irritación o hemorragia. Únicamente se cura con cirugía, por lo que deberás comentar tu caso con el médico si el problema aumenta. Si te preocupa la posibilidad de tener cáncer, obviamente deberá examinarte el doctor, aunque es mucho más probable que te tranquilice o te diagnostique un trastorno benigno, como hemorroides, en vez de darte malas noticias o decir que debes ver con urgencia a un especialista en trastornos anorrectales.

Bultos en los senos

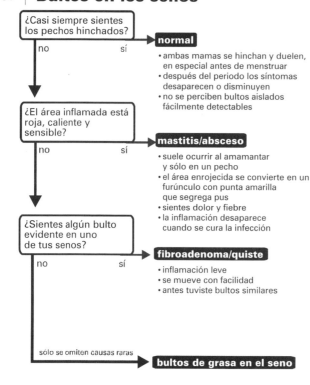

¿Casi siempre sientes los pechos hinchados?

no   sí

normal

- ambas mamas se hinchan y duelen, en especial antes de menstruar
- después del periodo los síntomas desaparecen o disminuyen
- no se perciben bultos aislados fácilmente detectables

¿El área inflamada está roja, caliente y sensible?

no   sí

mastitis/absceso

- suele ocurrir al amamantar y sólo en un pecho
- el área enrojecida se convierte en un furúnculo con punta amarilla que segrega pus
- sientes dolor y fiebre
- la inflamación desaparece cuando se cura la infección

¿Sientes algún bulto evidente en uno de tus senos?

no   sí

fibroadenoma/quiste

- inflamación leve
- se mueve con facilidad
- antes tuviste bultos similares

o cáncer de mama

- la masa puede ser suave, pero lo más probable es que sea dura y con forma irregular
- puede estar adherida a la piel superficial o formar un hoyuelo
- tienes inflamados los ganglios de las axilas
- casi no duele
- el pezón puede estar sumido o sangrar

sólo se omiten causas raras

bultos de grasa en el seno

⚠ Sin importar la causa probable, cualquier bulto que notes en el pecho debe ser examinado por tu doctora lo antes posible.

Normal Es común que, en ocasiones, tus senos se sientan más hinchados que de costumbre especialmente antes de tu periodo. También es probable que sientas tus costillas debajo del tejido mamario, lo que da la impresión de una protuberancia, cuando en realidad todo es perfectamente normal.

Tratamiento Si tienes un bulto definido, debe examinarte tu médico. Pero si no lo es, trata de palparlo en tu siguiente periodo. Si desapareció, no hay por qué preocuparse. Si no, tampoco te alarmes, aunque es importante acudir con tu doctora para que te examine; ella te mandará con un especialista si sospecha algo anormal. Hoy día la mayoría de doctores no insiste mucho en la autoexploración mensual de mama porque se ha demostrado que la palpación, aunque en apariencia es un buen método de detección, no es tan eficaz para encontrar bultos peligrosos y sin embargo causa mucha ansiedad pues se confunden problemas leves con graves. Por ello, muchos doctores recomiendan la vigilancia, lo que significa que estés atenta a la apariencia de tus pechos y sientas si notas un cambio importante.

Fibroadenoma Es un bulto cartilaginoso inofensivo en la mama. Es muy común en mujeres de 15 a 30 años de edad. Se mueve con facilidad y es escurridizo al palparlo con las yemas de los dedos.

Tratamiento Aunque estas formaciones no son malignas y no generan problemas, debe revisarlas un especialista para que tengas la seguridad de que no padeces nada serio; así es que ve con tu doctora.

Quiste Es un bultito lleno de líquido; casi siempre es benigno y afecta con mayor frecuencia a mujeres de 40 a 50 años de edad.

Tratamiento Como en los demás casos, necesitas que te revise la doctora. Si cree que es un quiste, tal vez drene el líquido del quiste mediante una aguja, o te envíe con un especialista para que te revise y te prescriba un tratamiento.

Mastitis/absceso Se aborda este tema, junto con su tratamiento en la sección *Dolor en el pecho* (p. 67).

Cáncer de mama Esta enfermedad es, por fortuna, poco frecuente en mujeres menores de 35 años.

Tratamiento Acude de inmediato con la doctora, ella te enviará de urgencia con el especialista para que te trate.

Otras causas raras Como lesiones graves o lipomas (bolitas de grasa).

Tratamiento Sería poco probable que uno de estos problemas ocasione inflamación; además, la mayoría son inofensivos. Sin embargo, necesitas que te revise tu médico.

Bultos y manchas en la piel

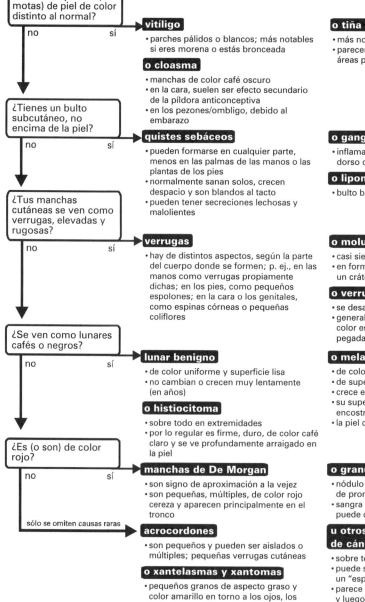

¿Tienes un parche (no motas) de piel de color distinto al normal?

no   sí

vitíligo
- parches pálidos o blancos; más notables si eres morena o estás bronceada

o cloasma
- manchas de color café oscuro
- en la cara, suelen ser efecto secundario de la píldora anticonceptiva
- en los pezones/ombligo, debido al embarazo

o tiña versicolor
- más notorio en pecho y axilas
- parecen áreas "sucias" en piel clara, o áreas pálidas en piel oscura o bronceada

¿Tienes un bulto subcutáneo, no encima de la piel?

no   sí

quistes sebáceos
- pueden formarse en cualquier parte, menos en las palmas de las manos o las plantas de los pies
- normalmente sanan solos, crecen despacio y son blandos al tacto
- pueden tener secreciones lechosas y malolientes

o ganglio
- inflamación dura, lisa y redondeada en el dorso de la mano o el pie

o lipoma
- bulto blando bajo la piel

¿Tus manchas cutáneas se ven como verrugas, elevadas y rugosas?

no   sí

verrugas
- hay de distintos aspectos, según la parte del cuerpo donde se formen; p. ej., en las manos como verrugas propiamente dichas; en los pies, como pequeños espolones; en la cara o los genitales, como espinas córneas o pequeñas coliflores

o molusco contagioso
- casi siempre en el tronco o el área genital
- en forma de copa de color aperlado, con un cráter central

o verrugas seborreicas
- se desarrollan al avanzar la edad
- generalmente no aparece una sola, su color es café claro uniforme; parecen pegadas a la superficie cutánea

¿Se ven como lunares cafés o negros?

no   sí

lunar benigno
- de color uniforme y superficie lisa
- no cambian o crecen muy lentamente (en años)

o histiocitoma
- sobre todo en extremidades
- por lo regular es firme, duro, de color café claro y se ve profundamente arraigado en la piel

o melanoma
- de color no uniforme o negro
- de superficie irregular
- crece en semanas o meses
- su superficie puede erosionarse o encostrarse
- la piel circundante puede pigmentarse

¿Es (o son) de color rojo?

no   sí

sólo se omiten causas raras

manchas de De Morgan
- son signo de aproximación a la vejez
- son pequeñas, múltiples, de color rojo cereza y aparecen principalmente en el tronco

acrocordones
- son pequeños y pueden ser aislados o múltiples; pequeñas verrugas cutáneas

o xantelasmas y xantomas
- pequeños granos de aspecto graso y color amarillo en torno a los ojos, los codos o las rodillas

o estrías
- marcas de color violáceo en el estómago
- suelen comenzar a aparecer al final del embarazo, pero también por obesidad

o granuloma piógeno
- nódulo rojo brillante que puede surgir de pronto
- sangra fácilmente y con tal frecuencia que puede cubrirlo una costra oscura

u otros tipos de cáncer cutáneo
- sobre todo en cara, espalda, manos y pies
- puede ser pigmentado, costroso o formar un "espolón" de piel endurecida
- parece que sana, pero vuelve a crecer y luego sana de nuevo

⚠ Es necesario que el médico revise toda mancha que cambie de color o de tamaño, y que sangre con facilidad.

Bultos y manchas en la piel | 37

Lunares benignos Pequeños cúmulos de células cutáneas productoras de pigmento.

Tratamiento Puedes dejarlos, pero hay que distinguirlos de los melanomas (consulta el diagrama).

Verrugas y molusco contagioso Las verrugas son causadas por un virus y pueden formarse en cualquier parte del cuerpo, sobre todo en manos y pies. El molusco contagioso es parecido a las verrugas y también viral. Las que aparecen en la región genital o bajo vientre pueden contagiarse por contacto sexual.

Tratamiento Las verrugas suelen desaparecer espontáneamente, aunque pueden tardar años. Si deseas eliminarlas, utiliza una loción farmacológica para suavizar la piel, luego frótalas con piedra pómez, pero tal vez tarde semanas en hacer efecto. Si te desesperan, ve al doctor, quien puede ordenar la erradicación por congelamiento. Las verrugas genitales necesitan revisión y tratamiento especial (consulta la sección *Irritación o dolor en la vagina*, p. 107). El molusco contagioso desaparecerá por sí solo, pero se puede acelerar el proceso punzando la lesión con una aguja esterilizada; también puedes ir al doctor para que lo elimine por congelamiento.

Acrocordones Son pequeños abultamientos de piel, cuya causa precisa es desconocida.

Tratamiento Se pueden dejar, pero si quieres deshacerte de ellos, consulta a tu médico.

Quistes sebáceos Si se bloquea una de las glándulas productoras de sebo cutáneo, la grasa queda atrapada y forma un bulto, conocido como quiste sebáceo.

Tratamiento Son lesiones inocuas y no requieren tratamiento alguno. Si un quiste te resulta molesto, es posible extirparlo; ve al médico, quien puede quitártelo (mediante una operación muy sencilla).

Manchas de De Morgan Numerosas máculas rojo cereza que se forman a finales del tercer decenio de la vida o principios del cuarto.

Tratamiento No se requiere ninguno porque son completamente normales.

Cloasma Se explica este tema en la sección *Erupción en la cara* (p. 83).

Vitíligo Consiste en una aglomeración de células cutáneas productoras de pigmento; se desconoce cuál es la causa, pero a veces es mal de familia.

Tratamiento Desafortunadamente, la mayoría de las que padecen vitíligo no se puede curar. Muchos de los tratamientos probados no han logrado grandes resultados, pero puedes consultar a tu médico. Usa bloqueador solar durante el verano, porque es mucho más notorio cuando el resto de la piel se broncea. Puedes usar cosméticos para ocultarlo.

Ganglio Es una masa dura llena de líquido que se forma sobre una articulación. Se desconoce la causa.

Tratamiento No hay problema si lo dejas. Se puede extirpar, pero la operación no es sencilla y el ganglio puede reaparecer.

Lipoma Es una acumulación de grasa bajo la piel; se desconoce la causa.

Tratamiento Puedes dejarlo, sin problemas.

Queratosis seborreica Es un tipo de verruga. Es mucho más frecuente en ancianos, pero también puede afectar a personas más jóvenes.

Tratamiento Es totalmente inocua, pero si las lesiones te molestan se puede congelarlas.

Estrías Son líneas de piel estirada, por lo general en la parte inferior del abdomen. Sus causas principales son embarazo y obesidad.

Tratamiento Son permanentes, no existe tratamiento efectivo contra ellas.

Xantelasmas y xantomas Son acumulaciones de grasa (los xantelasmas alrededor de los ojos y los xantomas en codos o rodillas). A veces se deben a concentraciones elevadas de colesterol en la sangre.

Tratamiento No se requiere ninguno, pero vale la pena que revisen tus niveles de colesterol.

Granuloma piógeno Bulto pequeño, probablemente causado por una lesión muy pequeña.

Tratamiento Ve al doctor para que te revise el granuloma y, si es necesario, lo extirpe.

Histiocitoma Diminuta masa cutánea que tal vez se deba a una picadura de insecto.

Tratamiento No se requiere ninguno.

Tiña versicolor Infección causada por un hongo.

Tratamiento Casi siempre, el problema se resuelve con cremas de antibióticos que conseguirás en la farmacia, pero puede tardar algunas semanas. También sirven los champús de sulfuro de selenio (que se venden sin receta). Durante 8 semanas, aplica el medicamento una vez por semana y lávate algunas horas después. También, ponte medicamento en el cabello, pues el hongo puede estar allí y reinfectar la piel. Estas erupciones pueden ocasionar adelgazamiento cutáneo en parches, lo que tal vez tarde meses en sanar, aún con tratamiento.

Melanoma Es un cáncer que se desarrolla en las células productoras de pigmento. A veces crece a partir de un lunar. Se cree que lo causa la exposición a la luz solar (sobre todo quemaduras solares graves en la niñez). En las mujeres es más común en las piernas.

Tratamiento Ve de inmediato al doctor. Si él cree que tienes un melanoma te enviará con un dermatólogo (especialista en piel).

Otros cánceres cutáneos Son raros en personas jóvenes y es probable que se deban a exposición al sol.

Tratamiento Ve a tu médico, quien te enviará con un dermatólogo.

Caída del cabello

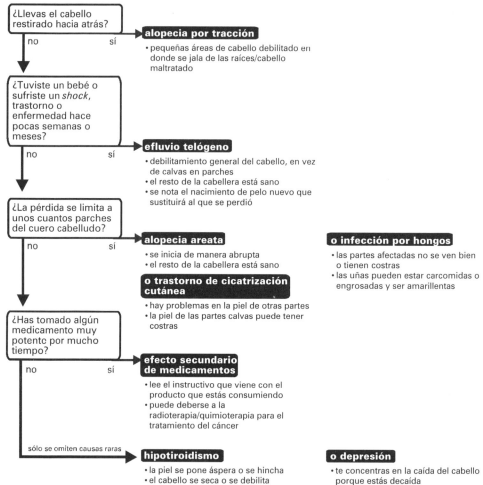

¿Llevas el cabello restirado hacia atrás?

no — sí

alopecia por tracción
- pequeñas áreas de cabello debilitado en donde se jala de las raíces/cabello maltratado

¿Tuviste un bebé o sufriste un *shock*, trastorno o enfermedad hace pocas semanas o meses?

no — sí

efluvio telógeno
- debilitamiento general del cabello, en vez de calvas en parches
- el resto de la cabellera está sano
- se nota el nacimiento de pelo nuevo que sustituirá al que se perdió

¿La pérdida se limita a unos cuantos parches del cuero cabelludo?

no — sí

alopecia areata
- se inicia de manera abrupta
- el resto de la cabellera está sano

o trastorno de cicatrización cutánea
- hay problemas en la piel de otras partes
- la piel de las partes calvas puede tener costras

o infección por hongos
- las partes afectadas no se ven bien o tienen costras
- las uñas pueden estar carcomidas o engrosadas y ser amarillentas

¿Has tomado algún medicamento muy potente por mucho tiempo?

no — sí

efecto secundario de medicamentos
- lee el instructivo que viene con el producto que estás consumiendo
- puede deberse a la radioterapia/quimioterapia para el tratamiento del cáncer

sólo se omiten causas raras

hipotiroidismo
- la piel se pone áspera o se hincha
- el cabello se seca o se debilita
- cualquier actividad requiere de un gran esfuerzo

o depresión
- te concentras en la caída del cabello porque estás decaída

Alopecia por tracción Algunos peinados, en los que el cabello se estira mucho hacia atrás, ejercen demasiada tirantez (tracción) en el pelo. Como consecuencia el cabello estirado se vuelve más delgado y termina por romperse. Conforme se repite la misma operación se generan parches o calvas (alopecia por tracción).

Tratamiento Sería cuestión simplemente de cambiar el estilo de peinado que maltrata el cabello.

Efluvio telógeno Es la forma humana de mudar el pelo. Por lo regular lo causa algún "acontecimiento" ocurrido tres meses antes, como un cambio en el estilo de vida, por ejemplo una dieta muy estricta, un "trauma" como la maternidad, una enfermedad grave o un trastorno psicológico. Con frecuencia no se logra relacionar el trastorno causal con la caída del cabello, debido a la diferencia de meses entre uno y otro.

Tratamiento No gastes tu dinero ni tu tiempo en nada: tu cabello volverá a ser normal después de unos tres meses de muda.

Alopecia areata Es una calvicie por "parches" en una cabellera de aspecto normal. Se desconoce la causa, pero a veces es hereditaria. En raras ocasiones provoca calvicie completa; más aún, en casos extremos, causa la pérdida de todo el pelo corporal y también problemas en las uñas.

Tratamiento Lo bueno es que normalmente el problema se resuelve solo, con el tiempo, por lo general en cosa de un año. Lo malo es que, si no lo hace, los tratamientos no sirven de mucho. Es posible que te envíen con un dermatólogo, pero más con esperanza que con seguridad; con frecuencia se usan tratamientos a base de cremas e inyecciones en el cuero cabelludo, pero sus efectos suelen ser muy desalentadores. En determinados casos, la alopecia dura más de lo normal o empeora; a estas personas les aparecen muchos parches calvos, pierden cejas y pestañas, han tenido antes el trastorno y se les cae el pelo de la nuca.

Efecto secundario de medicamentos Algunos tratamientos pueden ocasionar caída del pelo. La mayoría de personas sabe que los potentes medicamentos que se dan contra el cáncer (quimioterapia) generalmente ocasionan calvicie, pero no es probable que tú padezcas este problema en particular. Hay otros fármacos, como los anticoagulantes o los antitiroideos que pueden tener el mismo efecto.

Tratamiento Si crees que el medicamento que estás tomando es la causa de la caída de tu cabello, coméntalo con quien te lo haya prescrito, tu médico particular o un especialista.

Infección por hongos Ciertos hongos microscópicos pueden llegar a la cabeza y afectar la cabellera. Este trastorno se conoce como *tiña*, y es una infección que causa calvicie en "parches". Es mucho más común en niños que en adultos.

Tratamiento Ve al doctor, quien te dará tratamiento con antimicóticos.

Trastornos raros Hay diversos trastornos (como la anemia o el hipotiroidismo) que pueden causar caída del cabello. Sin embargo, la posibilidad de diagnosticar tales trastornos a partir de la calvicie es remota.

Tratamiento Si tu doctor sospecha que hay un problema médico, ordenará los análisis de sangre necesarios y te dará tratamiento según los resultados.

Trastornos cutáneos con cicatrices Algunas enfermedades de la piel que producen cicatrices pueden provocar caída del cabello en "parches", porque no crecerá donde estén las cicatrices. Tales trastornos son muy raros.

Tratamiento Con toda seguridad, el médico te enviará con un dermatólogo para que te ponga un tratamiento.

Depresión Si te sientes desanimada, es posible que te fijes en pequeñeces que de otro modo no notarías, como la cantidad de pelo que se te cae cuando te cepillas a diario. Como andas de capa caída exageras esta caída de cabello y te convences de que estás perdiendo cantidades desproporcionadas o que estás a punto de quedarte calva.

Tratamiento La clave reside en dejar de darle importancia a la aparente caída de cabello y solucionar el problema real: la depresión. Tal vez te cueste un poco, pero si tus amigos o familiares te repiten constantemente que te olvides del pelo y busques ayuda para superar tu depresión, vale la pena que te dejes convencer y hables del probema con tu médico. Puedes encontrar más consejos en la sección *Desánimo* (p. 45).

Comezón en el cuero cabelludo

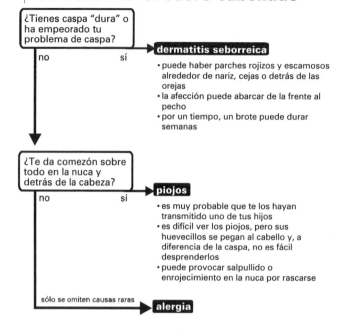

¿Tienes caspa "dura" o ha empeorado tu problema de caspa?

no   sí

dermatitis seborreica

- puede haber parches rojizos y escamosos alrededor de nariz, cejas o detrás de las orejas
- la afección puede abarcar de la frente al pecho
- por un tiempo, un brote puede durar semanas

o psoriasis

- es probable que haya psoriasis en otra parte del cuerpo, más en rodillas y codos
- en el cuero cabelludo se forman gruesas masas escamosas que atoran el peine o el cepillo

¿Te da comezón sobre todo en la nuca y detrás de la cabeza?

no   sí

piojos

- es muy probable que te los hayan transmitido uno de tus hijos
- es difícil ver los piojos, pero sus huevecillos se pegan al cabello y, a diferencia de la caspa, no es fácil desprenderlos
- puede provocar salpullido o enrojecimiento en la nuca por rascarse

o liquen simple

- parche que da comezón en la nuca o detrás de la cabeza
- es probable que el problema se agrave por estrés o tensión emocional

sólo se omiten causas raras

alergia

Dermatitis seborreica Es un tipo de eczema en la cabeza debido a infección por un hongo, que causa sequedad, descamación y a veces dolor en el cuero cabelludo. Este trastorno es el causante de la caspa; cuando es leve puede provocar un poco de descamación del cuero cabelludo, pero causará sólo poco dolor o ninguno.

Tratamiento Si tu problema de caspa es leve, deberá resolverse si te lavas la cabeza con algún producto contra la caspa o champú contra hongos. Los champús a base de alquitrán son buenos contra la comezón, pero no te libran del trastorno que la causa. Si padeces muchos problemas de caspa e irritación ve con tu médico, quien te podrá prescribir otro champú o una loción eficaz contra la comezón y los hongos. Es posible que la dermatitis seborreica te ataque de nuevo, de modo que deberás repetir el tratamiento de vez en cuando.

Psoriasis Puede afectar varias partes del cuerpo, incluso el cuero cabelludo, y provoca una erupción escamosa en parches que a veces da comezón. En la cabeza, la piel se engruesa mucho y se arruga causando caspa "dura". Se desconoce la causa del trastorno, pero a veces es mal de familia.

Tratamiento Pueden servirte los champús de alquitrán potentes (que pueden conseguirse en la farmacia); si no te ayudan, tendrás que comentarlo con tu doctor, quien te recomendará distintos champús o lociones para aliviar el problema. Es posible que se dificulte hallar la solución y tengas que probar diferentes productos hasta que tengas suerte. Como la dermatitis seborreica, este trastorno puede repetirse. Si tu problema de psoriasis es muy grande y no parece que nada te sirva, tu médico podrá enviarte con un dermatólogo (especialista en la piel).

Piojos Son pequeños insectos que pueden vivir en tu cuero cabelludo y dan mucha comezón debido a que te pican para chupar sangre. El problema es mucho más frecuente en niños, pero a veces también afecta a mayores y puede transmitirse por contacto cercano o a través de cepillos y peines que se compartan. Otro tipo de piojo prefiere la región púbica

(comúnmente conocido como ladilla); por lo general, éste se transmite durante la relación sexual con una pareja infectada.

Tratamiento Compra en la farmacia un peine escarmenador y una loción contra piojos y sigue las instrucciones. Revisa también a las personas que viven junto a ti para verificar que no tengan estos animalitos, porque te pueden volver a contagiar (busca las liendres, que son los huevecillos que se adhieren a la base del pelo, sobre todo detrás de las orejas; puedes distinguirlas de la caspa porque cuesta trabajo despegarlas del cabello). Si te pegaron ladillas, aplícate una loción para pelo púbico que puedes conseguir en la farmacia; además, revisa otras áreas con pelo porque estos animalillos pueden diseminarse, incluso a las cejas y las pestañas. Por supuesto, deberás investigar con delicadeza si tu pareja ha notado algo de vida "silvestre" en su "selva" púbica.

Liquen simple Se forma una especie de parche que da comezón en el cuero cabelludo de la nuca. Es probable que se deba a estrés, pues cuando estás nerviosa te rascas atrás de la cabeza, lo cual ocasiona inflamación cutánea que, a su vez, provoca comezón y que te rasques más y así sucesivamente.

Tratamiento Es probable que te ayude algún champú de alquitrán o crema con hidrocortisona a 1%, que puedes conseguir en la farmacia; pero tal vez necesites que el médico te recete algo más potente. Sin embargo, no lograrás la curación si no dejas de rascarte o tallarte el área afectada. Trata de resolver lo que causa estrés y prueba algunas de las medidas de relajación tratadas en la sección *Tensión emocional* (p. 161).

Alergias En alguna ocasión se te puede inflamar el cuero cabelludo a causa del contacto con algo que te hayas puesto. Los que más provocan esto son los tintes para cabello y ciertos champús.

Tratamiento El problema se resolverá por sí solo en un par de días. Asegúrate de no usar en el futuro lo que te causa el trastorno.

Comezón en la piel

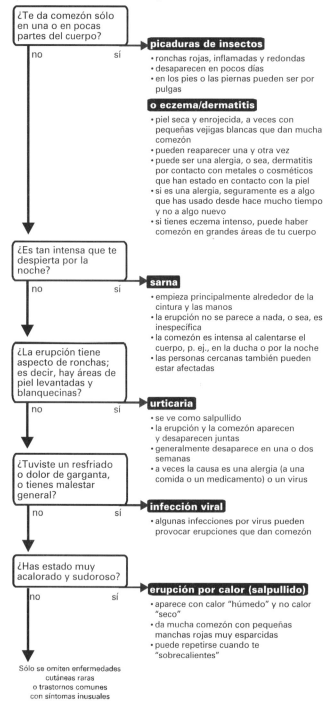

¿Te da comezón sólo en una o en pocas partes del cuerpo?

no   sí

picaduras de insectos
- ronchas rojas, inflamadas y redondas
- desaparecen en pocos días
- en los pies o las piernas pueden ser por pulgas

o eczema/dermatitis
- piel seca y enrojecida, a veces con pequeñas vejigas blancas que dan mucha comezón
- pueden reaparecer una y otra vez
- puede ser una alergia, o sea, dermatitis por contacto con metales o cosméticos que han estado en contacto con la piel
- si es una alergia, seguramente es a algo que has usado desde hace mucho tiempo y no a algo nuevo
- si tienes eczema intenso, puede haber comezón en grandes áreas de tu cuerpo

o infección por hongos
- puede estar bajo la axila, en el cuerpo (tiña), en las ingles o en los pies (pie de atleta)
- piel seca y enrojecida, con rubor más notable en las orillas del área infectada, aunque en las ingles o entre los dedos de los pies puede ser húmeda y con la piel abierta

o psoriasis
- placas cutáneas escamosas, rojas y gruesas; más en codos, rodillas y cuero cabelludo
- las placas pueden dar comezón (leve por lo general)

¿Es tan intensa que te despierta por la noche?

no   sí

sarna
- empieza principalmente alrededor de la cintura y las manos
- la erupción no se parece a nada, o sea, es inespecífica
- la comezón es intensa al calentarse el cuerpo, p. ej., en la ducha o por la noche
- las personas cercanas también pueden estar afectadas

¿La erupción tiene aspecto de ronchas; es decir, hay áreas de piel levantadas y blanquecinas?

no   sí

urticaria
- se ve como salpullido
- la erupción y la comezón aparecen y desaparecen juntas
- generalmente desaparece en una o dos semanas
- a veces la causa es una alergia (a una comida o un medicamento) o un virus

¿Tuviste un resfriado o dolor de garganta, o tienes malestar general?

no   sí

infección viral
- algunas infecciones por virus pueden provocar erupciones que dan comezón

¿Has estado muy acalorado y sudoroso?

no   sí

erupción por calor (salpullido)
- aparece con calor "húmedo" y no calor "seco"
- da mucha comezón con pequeñas manchas rojas muy esparcidas
- puede repetirse cuando te "sobrecalientes"

Sólo se omiten enfermedades cutáneas raras o trastornos comunes con síntomas inusuales

Picaduras de insectos Estas picaduras provocan un exantema característico.

Tratamiento El trastorno se alivia con loción de calamina y antihistamínicos (mira más adelante). Si tienes un perro en casa, revisa si tiene pulgas.

Eczema y dermatitis Estos términos significan inflamación de la piel, que enrojece, da comezón y se reseca o supura líquido. Estos trastornos pueden ser de distintas clases, cada una con patrones característicos. En la mayoría de casos, la causa es desconocida, pero a veces se debe a una alergia (p. ej., al níquel que tiene la hebilla de tus *jeans* o al metal del extensible de tu reloj, pero casi nunca a cosas que hayas comido). Algunas veces el trastorno comienza en la niñez (sobre todo cuando está relacionado con fiebre del heno o asma) y otras a mayor edad.

Tratamiento Es prácticamente igual para cualquier tipo de eczema que padezcas. Primero que todo, cuídate la piel: lávate con regularidad, pero evita jabones perfumados o baños de espuma y, si tienes la afección en las manos, no las metas en detergentes; si tienes que lavar tu ropa, usa guantes de goma (comprueba que tengan cubierta interna de algodón, porque el hule puede agravar el problema). Es importante que uses humectantes cuando tengas seca la piel; puedes conseguir productos de diversos tipos en la farmacia (como las cremas hidratantes), que algunas personas emplean como sustitutos del jabón. También sirve utilizar una crema suave con esteroides, como las de hidrocortisona a 1% que se puede comprar sin receta médica y se puede aplicar con toda seguridad, aun en la cara. Recuerda que estos productos sólo alivian, pero no curan el trastorno; desafortunadamente, el eczema puede volver y se requiere repetir el tratamiento siempre que reaparezca. No estropees tu dieta, porque casi nunca sirve de nada. Si el patrón de tu eczema es indicativo de alergia, tendrás que evitar lo que creas que puede provocarlo. Y si has intentado de todo sin resultado, consulta a tu médico para que te recomiende un tratamiento que resuelva el problema.

Sarna Es causada por un gusano microscópico que hace surcos en la piel. La comezón que causa se debe a los excrementos del insecto y puede ser terrible. Se transmite por contacto físico directo, pero puede tardar algunas semanas en manifestarse.

Tratamiento Puedes conseguir lociones contra la sarna en la farmacia. Es imprescindible que leas con cuidado las instrucciones y la apliques exactamente como se indica o no te funcionará. Asegúrate de que las personas que viven cerca de ti (la familia y tu pareja) también reciban tratamiento. La comezón puede tardar algunas semanas en desaparecer. No cometas el error de creer que el tratamiento no sirvió, pues si aplicas la loción más de lo que debes sólo empeorarás la irritación de la piel.

Urticaria Es una erupción cutánea, generalmente causada por alergia a una cosa que hayas comido (como nueces, moluscos o fresas) o a un medicamento (como los antibióticos). También pueden ocasionarla ciertos virus y algunas enfermedades raras. La irritación de la piel o el contacto prolongado con agua llegan a causar otro tipo de urticaria, que puede repetirse una y otra vez.

Tratamiento Aplícate loción de calamina y toma antihistamínicos (como los que se usan contra la fiebre del heno y que puedes adquirir en la farmacia). Si resultas alérgico, en el futuro evita la comida o el medicamento que te hagan daño.

Infección por hongos Consulta la sección *Salpullido* (p. 145).

Virus Este problema se trata en la sección *Salpullido* (p. 145). Algunos virus, en especial la varicela, pueden ocasionar exantema que da mucha comezón.

Erupción por calor Es una erupción que puede causar mucha comezón y brota en las áreas del cuerpo expuestas al sol. Se desconoce su causa, pero es común que reaparezca durante unos cuantos años cuando te asoleas, antes de que finalmente desaparezca.

Tratamiento Pueden ayudar la conocida loción de calamina y un antihistamínico. Evita exponerte al sol todo lo posible, consérvate fresca y lávate la piel con regularidad.

Psoriasis En la sección *Salpullido* (p. 145) se explica este trastorno y la forma de tratarlo; a veces causa comezón.

Embarazo Ocasiona mucha comezón en la piel (a veces con salpullido, otras no). Puede deberse al cambio hormonal que sucede durante el embarazo.

Tratamiento Por lo general se alivia usando una loción hidratante o de calamina. El problema se resuelve una vez que tengas al bebé. Si la piel te da mucha comezón deberás consultar con tu doctora para confirmar cuál es la causa; tal vez necesites análisis de sangre o, en casos muy raros, un tratamiento con el dermatólogo. Unas veces este malestar regresa en los siguientes embarazos; otras veces, no. Tu doctora te aconsejará.

Por otras causas menos comunes Entre ellas están enfermedades de la piel (como liquen plano; lee la sección *Salpullido*, p. 145); ciertos trastornos (como diabetes y enfermedades renales) pueden provocar comezón en la piel sin erupción; problemas psicológicos (el estrés puede generar un círculo vicioso de rascado, irritación de la piel, comezón, más rascado y mayor irritación), y efecto secundario de medicamentos.

Tratamiento Si crees que tu problema es de este tipo, coméntaselo a tu médico.

Desánimo

¿Hay algo que te tenga harta?

no   sí

infelicidad "normal"/reacción por cosas que te pasan

- cambia tu estado de ánimo durante un lapso corto
- hay días o momentos en que te sientes bien
- todavía tienes ganas de disfrutar y sientes interés por cosas nuevas
- te resulta difícil conciliar el sueño, pero cuando lo logras, duermes bien

¿Solamente te sientes decaída antes de que te baje la regla?

no   sí

síndrome premenstrual

- los sintomas sólo ocurren o empeoran durante la semana anterior al periodo
- desaparece en cuanto te baja la regla

¿Le has estado dando duro al chupe?

no   sí

alcoholismo

- cruda constante
- recuerda que el alcohol aumenta tu percepción, así que si estás hasta la coronilla no te va a poner de buenas

¿Te has sentido decaída durante semanas o meses?

no   sí

depresión ⚠️

- siempre estás triste, pero más en la mañana y menos a medida que transcurre el día
- no disfrutas realmente de nada, ni nada te hace ilusión
- no duermes bien o te despiertas temprano (p. ej., a las 3 o 4 a. m.) y no puedes volver a dormir, o duermes más tiempo, pero el sueño no es reparador
- no tienes ganas de comer ni de sexo
- si es grave, puede que pienses en el suicidio

¿Te sientes más bien tensa o irritable, en vez de deprimida o decaída?

no   sí

tensión emocional

- si la ansiedad y el estrés duran mucho tiempo, te sientes decaído
- dificultad para despertar o no descansas; tu sueño es fragmentado y despiertas preocupado en las noches
- te enojas fácilmente

sólo se omiten causas raras

problemas de drogas   **o la píldora**

- por el consumo de sustancias ilícitas como marihuana o anfetaminas

o menopausia prematura

- múltiples bochornos/sudores durante el día y sudores calientes durante la noche
- irregularidad en los periodos/unos son muy abundantes y otros no aparecen

Recuerda que: ⚠️ debes ver pronto al médico; 🏥 acude de inmediato al hospital.

Infelicidad "normal"/reacción a los sucesos de la vida

Los cambios de carácter sin motivo aparente por periodos breves son muy normales, unos días no aguantas nada y otros caminas llena de brío. Es normal que las crisis de la vida te depriman, pero el desánimo que causan suele desaparecer en poco tiempo.

Tratamiento Lo que más ayuda es dar tiempo al tiempo y el apoyo de tus amigos y familiares. No intentes refugiarte en el alcohol o las drogas, pues lo empeoran. Si tienes dificultades para resolver tus problemas, consulta a tu médico, él puede recomendarte un terapeuta para que hables sobre tus problemas y emociones con alguien capacitado para escuchar.

Depresión Es una sensación de desánimo que dura semanas y que no se te quita. Por lo regular se acompaña de otros síntomas (mira el diagrama de esta sección). A veces, se debe a sucesos desagradables de la vida, aunque te puede dar sin ningún motivo aparente. Es muy frecuente. Se desconoce la causa precisa, pero en la actualidad, muchos médicos piensan que se relaciona con la carencia de ciertos elementos químicos en el cerebro. Cuando es muy fuerte, puede hacer que te enfermes gravemente e incluso que te suicides.

Tratamiento Platica tus problemas con la persona más cercana y querida para ti y sigue los consejos que se dan en el apartado *Tensión emocional*. Pero si no te sientes mejor, consulta a tu médico. Él te puede aconsejar o recetar antidepresivos; no resulta adictivo, y este tratamiento realmente ayuda y no provoca efectos secundarios graves. Siempre será mejor que sentirse como una basura todo el tiempo. Si has tenido ideas suicidas, recurre al médico de inmediato o permite que quienes se preocupan por ti hagan una cita con el doctor, si es que tú no eres capaz de darte cuenta de tu problema.

Síndrome premenstrual Este problema ocasiona sensación de desánimo, así como tensión. Para obtener más detalles, lee la sección *Tensión emocional* (p. 161).

Tensión emocional Sensación constante de opresión, que por lo regular se debe al estrés.

Tratamiento Trata de resolver lo que te está provocando tensión e intenta sortear la sensación estresante. En *Estilo de vida/estrés* de la sección *Tensión emocional* (p. 161) encontrarás más detalles al respecto.

Alcoholismo Irse de juerga muy seguido puede deprimir de dos formas: produce un efecto químico en el cerebro e, indirectamente, te provoca sufrimiento a través de las catástrofes sociales que acarrea, como problemas en tus relaciones personales o la pérdida de tu licencia de manejo.

Tratamiento Disminuye las borracheras o mejor aún, olvídalas. Si te cuesta trabajo, comunícate con los centros para alcohólicos (busca en el directorio telefónico o pregunta en el consultorio de tu doctor); también puedes contarle a tu médico sobre tu problema.

La píldora Las hormonas de la píldora, en escasas ocasiones, tienen el efecto secundario de deprimirte, aunque es mucho menos frecuente desde que se utilizan dosis cada vez más ínfimas.

Tratamiento Algunas mujeres han notado mejoría gracias a la vitamina B_6, que se puede conseguir sin receta, pese a que la dosis que se adquiere es bastante baja debido a que se ha demostrado que demasiada vitamina B_6 puede resultar dañina. Por otro lado, tienes la opción de visitar a tu doctora e intentar con otra marca de píldora, o incluso cambiar de método de planificación familiar. Desde luego, es tentador y fácil culpar a la píldora de los ataques depresivos, cuando en realidad, la mayoría de veces el problema reside en otra cosa, por lo que te recomiendo que tengas en cuenta que no sólo sería una desilusión dejar la píldora para no conseguir ninguna diferencia, sino que a tu depresión le añadirás la preocupación de encontrar otro modo de prevenir el embarazo.

Problema causado por drogas El consumo de drogas ilícitas ocasiona depresión. Como ocurre con el alcohol, el efecto puede ser directo (fumar marihuana por mucho tiempo causa apatía, mientras que interrumpir el consumo regular de anfetaminas suele producir síntomas depresivos) o indirecto, por una vida muy desordenada.

Tratamiento Se trata igual que los problemas de alcoholismo (consulta el apartado anterior).

Diarrea

¿Te da diarrea cuando estás estresada o ansiosa?

no   sí

ansiedad aguda
- no es raro que antes de un suceso importante y estresante tengas algo de diarrea, retortijones o ambas cosas

o síndrome de intestino irritable
- a menudo sufres diarrea por la mañana, nunca por la noche (no te despierta)
- heces con mucosidad, sin sangre
- todos los síntomas, como gases, inflamación y cólicos, empeoran o sólo aparecen con estrés

¿Te da diarrea cuando tomas mucho alcohol o comes platillos muy condimentados?

no   sí

consumo excesivo de alcohol
- o demasiadas botanas, por ejemplo. Si consumes ambas cosas, tienen un efecto de "cocktail Molotov"

¿Estás tomando algún medicamento?

no   sí

efecto secundario de medicamentos
- en especial de antibióticos
- lee el instructivo del producto

¿Sufres ataques súbitos de diarrea, con cólicos o náuseas y vómito?

no   sí

gastroenteritis
- si afectó a más personas, puede ser intoxicación
- los retortijones se alivian al vaciar los intestinos
- a veces hay diarrea con sangre, pero no es lo predominante

o infección parasitaria
- puede comenzar después de un viaje
- los síntomas persisten o regresan hasta que recibes el tratamiento adecuado

o malabsorción
- si padeces intolerancia a la lactosa, parecerá gastroenteritis, pero ocurrirá siempre que consumas lácteos

¿Has sentido malestar general por algún tiempo y diarrea intermitente, con o sin sangre?

no   sí

inflamación intestinal ⚠
- la sangre es un síntoma importante de colitis ulcerativa
- sufres diarrea nocturna
- pierdes peso

o cáncer de colon ⚠
- sangre mezclada con heces
- dolor abdominal o pérdida del apetito
- pierdes peso

sólo se omiten causas raras

hipertiroidismo ⚠
- siempre te sientes ansiosa o inquieta
- pierdes peso a pesar de tener buen apetito

u otros tipos de malabsorción
- heces pálidas, pestilentes que flotan
- pierdes peso

Recuerda que: ⚠ debes ver pronto al médico; Ⓗ acude de inmediato al hospital.

Ansiedad aguda Los sucesos importantes en tu vida, como exámenes, pruebas de manejo, bodas, comparecencias ante tribunales y otros, pueden provocar que se vacíen tus intestinos, sobre todo al despertar por la mañana.

Tratamiento Esto es del todo normal, así que no requieres tomar nada.

Gastroenteritis Causada por microbios en el intestino por algo que comiste, también se llama intoxicación por alimentos.

Tratamiento Se describe en la sección *Dolor abdominal aislado* (p. 51).

Síndrome de intestino irritable El intestino es un largo tubo muscular. Cuando está "irritable" se contrae demasiado, muy poco o sin coordinación, lo que genera los síntomas típicos del síndrome.

Tratamiento Casi todo se explica en la sección *Dolor abdominal recurrente* (p. 53). Si la diarrea es el síntoma principal, te puede servir un medicamento de la farmacia, como loperamida, aunque se sugiere consumir esos fármacos lo menos posible. Además, ayuda consumir menos fibra; sin embargo, también te puede dar problemas si el síndrome te ocasiona estreñimiento.

Excesivo consumo de alcohol Con frecuencia, las grandes borracheras causan diarrea. Unas veces es resultado del exceso de alcohol; otras, de que padeces síndrome de intestino irritable leve, que se agrava con estas bebidas. Por otra parte, el consumo de alcohol se relaciona con el de otros irritantes, como las botanas.

Tratamiento No bebas alcohol y evita las borracheras.

Efecto secundario de medicamentos Casi cualquier medicina (de venta libre o con receta) puede causar diarrea. Tal vez, los más dañinos sean los antibióticos y los antiinflamatorios, como el ibuprofeno.

Tratamiento Intenta sonreír y aguantar cuando el tratamiento dure poco; por ejemplo, si tomas antibióticos contra una infección. Si te parece imposible, busca otra medicina; el farmacéutico o tu médico te ayudarán a encontrarla. Cuando creas que la diarrea se debe a un medicamento a largo plazo, coméntalo con él; tal vez te interrumpa el tratamiento o quizá te prescriba otro.

Malabsorción Algunas enfermedades intestinales impiden que la comida o que tu organismo absorba los nutrimentos adecuadamente, lo que ocasiona diarrea, a esto se llama malabsorción. Dos de sus causas más frecuentes son enfermedad celiaca, que no te permite absorber el gluten (que contienen el tri-go, el centeno, la cebada y la avena), así como la intolerancia a la lactosa (un azúcar que hay en la leche).

Tratamiento Tendrás que acudir a tu médico, el cual ordenará algunas pruebas especiales o te enviará con un dietista, quien restringirá algunos alimentos de tu dieta para ayudar al médico a determinar el problema. Por supuesto, la participación del dietista también ayuda al tratamiento, pues en muchos casos la cura depende de saber qué alimentos evitar. Otros tipos de malabsorción requieren un especialista.

Infecciones parasitarias Algunas infecciones intestinales son causadas por parásitos (organismos que viven a costa de otros). Estos microbios viven en las paredes intestinales y causan diarrea, entre otros síntomas. Por lo regular, aunque no siempre, entran al organismo por el agua que se bebe.

Tratamiento Si crees que tu problema es de este tipo, consulta al médico. Tendrán que hacerte análisis y, si confirman el diagnóstico, recetarte antibióticos.

Inflamación intestinal La enfermedad de Crohn y la colitis ulcerosa pertenecen a este grupo de trastornos que inflama la cubierta intestinal y provoca diarrea, la cual puede contener sangre, además de otros síntomas, como pérdida de peso. Aún se desconoce la causa precisa.

Tratamiento Ve con el doctor. Él ordenará análisis y probablemente te envíe con un especialista. La prescripción dependerá del tipo de parásito que tengas y puede incluir medicamentos ingeribles (a veces de por vida) y enemas (líquidos que se introducen a presión por vía anal).

Hipertiroidismo La glándula tiroides está en el centro de la cara anterior del cuello, en torno a la manzana de Adán. Produce la hormona tiroidea, que regula las actividades corporales. Cuando se elevan los niveles de esta hormona (hipertiroidismo) uno de los efectos es la diarrea persistente.

Tratamiento Se explica en la sección *Transpiración excesiva* (p. 167).

Cáncer de colon El colon es el intestino grueso (el último segmento que termina en el recto y el ano). Este cáncer es raro en menores de 40 años. Sin embargo, el riesgo es mayor si tienes pólipos (pequeñas formaciones benignas) en el colon (o si hay familiares que lo padecieron) o si has padecido colitis ulcerativa por años.

Tratamiento Consulta a tu médico, quien ordenará los estudios necesarios y te enviará con un especialista.

Dificultad para respirar

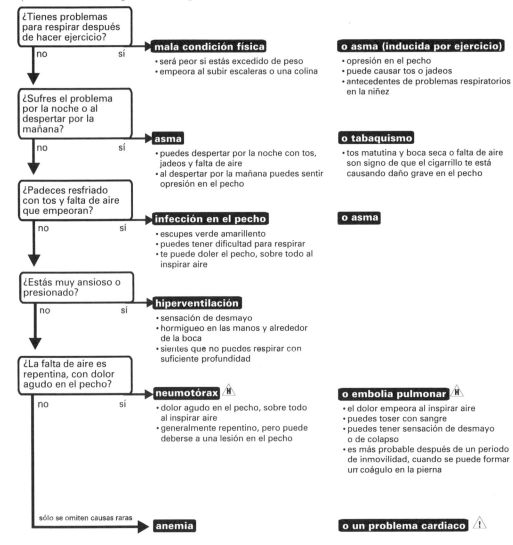

¿Tienes problemas para respirar después de hacer ejercicio?

no — sí →

mala condición física
- será peor si estás excedido de peso
- empeora al subir escaleras o una colina

o asma (inducida por ejercicio)
- opresión en el pecho
- puede causar tos o jadeos
- antecedentes de problemas respiratorios en la niñez

¿Sufres el problema por la noche o al despertar por la mañana?

no — sí →

asma
- puedes despertar por la noche con tos, jadeos y falta de aire
- al despertar por la mañana puedes sentir opresión en el pecho

o tabaquismo
- tos matutina y boca seca o falta de aire son signo de que el cigarrillo te está causando daño grave en el pecho

¿Padeces resfriado con tos y falta de aire que empeoran?

no — sí →

infección en el pecho
- escupes verde amarillento
- puedes tener dificultad para respirar
- te puede doler el pecho, sobre todo al inspirar aire

o asma

¿Estás muy ansioso o presionado?

no — sí →

hiperventilación
- sensación de desmayo
- hormigueo en las manos y alrededor de la boca
- sientes que no puedes respirar con suficiente profundidad

¿La falta de aire es repentina, con dolor agudo en el pecho?

no — sí →

neumotórax ⚠ℍ
- dolor agudo en el pecho, sobre todo al inspirar aire
- generalmente repentino, pero puede deberse a una lesión en el pecho

o embolia pulmonar ⚠ℍ
- el dolor empeora al inspirar aire
- puedes toser con sangre
- puedes tener sensación de desmayo o de colapso
- es más probable después de un periodo de inmovilidad, cuando se puede formar un coágulo en la pierna

sólo se omiten causas raras →

anemia

o un problema cardiaco ⚠

Recuerda que: ⚠ debes ver pronto al médico; ℍ acude de inmediato al hospital.

Mala condición física y peso corporal excesivo Si no estás en forma, después de correr o subir escaleras sentirás más dificultad respiratoria de lo normal. Lo notarás más si también estás pasada de peso, sencillamente porque todo el tiempo vas cargando equipaje.

Tratamiento Ponte en forma, pero poco a poco; si desde el principio te pones a hacer aeróbics desenfrenadamente correrás peligro de lesionarte o enfermar. Mejora gradualmente tu condición física mediante unas tres sesiones semanales de ejercicio de más o menos media hora cada una (lo suficiente para que sudes). Esto te ayudará a deshacerte de los "kilos de más", junto con modificaciones en tu dieta.

Tabaquismo Todo mundo sabe que el humo del cigarrillo puede causar lesiones permanentes en los pulmones y agravar otros trastornos pulmonares (como el asma; consulta el siguiente apartado); además, reduce la concentración de nitrógeno en la sangre, causa constricción de las vías respiratorias y disminuye el volumen pulmonar.

Tratamiento Deja de fumar, de preferencia definitivamente. Haz esto sólo si realmente te sientes motivada, porque de otra manera no lo lograrás y nunca serás capaz de hacerlo. Consigue todas las ayudas que puedas; lee algún folleto o libro sobre cómo dejarlo, convence a tu pareja de que tampoco fume y deshazte de todos los cigarrillos y ceniceros que haya en tu casa. Para dar el gran paso, elige un día de una temporada en que no estés muy tensa y, simplemente deja de fumar; no intentes dejarlo poco a poco. El verdadero secreto es mantener la abstinencia. Para ello, evita circunstancias que te induzcan a fumar y, si te mueres por un cigarrillo, considera la posibilidad de emplear sustitutos de la nicotina (que puedes hallar en la farmacia, como goma de mascar, parches o *spray* nasal). Si lo primero que haces al despertar es fumar un cigarrillo o consumes más de 20 al día, es muy probable que necesites tratamiento nicotínico; el farmacéutico te puede explicar cómo hacerlo. No te preocupes si aumentas de peso, pues podrás atacar ese problema después de resolver el del tabaco. A la mayoría le basta con un simple consejo, pero puedes recurrir al tratamiento de reemplazo de nicotina. Algunas aplican otras medidas, como la hipnoterapia, pero es posible que si consideras a fondo por qué no has logrado dejarlo y corriges el problema, consigas más beneficios que si gastas tu dinero en una "cura milagrosa". Si no deseas abandonar el hábito, ningún tratamiento en el mundo te servirá para dejarlo.

Asma En la sección *Tos* (p. 165) se explica este trastorno y la manera de tratarlo.

Infección en el pecho Lee la sección *Tos* (p. 165).

Hiperventilación Si sientes que no introduces suficiente aire a tus pulmones, tratarás de respirar más profundo o con mayor rapidez; esto causa hiperventilación. Por lo regular, el motivo es ansiedad, pues las presiones hacen que se tensen los músculos de la caja torácica, por lo cual sentirás que tu pecho no se expande lo suficiente. Entonces, se forma un círculo vicioso, porque la sensación de falta de aire crea más ansiedad, que aumenta la tensión muscular. Si el trastorno es intenso y repentino, se dice que es un "ataque de pánico".

Tratamiento Trata de llegar a la raíz del problema mediante la solución de las principales causas de estrés en tu vida. Te puede servir el tratamiento de relajación (no importa cuál sea la causa del trastorno); el ejercicio físico también te permitirá "quemar" algo de energía nerviosa. En caso de ataque de pánico, te ayudará estar segura de que quienes te rodean sepan qué te sucede (de otra manera, también entrarán en pánico y te harán sentir peor); trata de permanecer calmada y respira dentro de una bolsa de papel. Si no aprecias ninguna mejoría, consulta a tu médico, quien podrá resolver el problema mediante sesiones para tratar la ansiedad. En raros casos se requieren medicamentos, sobre todo cuando la hiperventilación es parte de un estado depresivo (consulta la sección *Desánimo*, p. 45).

Embolia pulmonar Es un coágulo de sangre en el pulmón. Suele comenzar en las piernas (trombosis profunda) y ocasiona que se inflamen y duelan las pantorrillas (consulta *Dolor en las pantorrillas*, p. 75). De ahí puede ascender al pulmón. Por lo regular se atribuye a la falta de movimiento —por ejemplo, cuando te quedas sentada mucho tiempo por tener una pierna rota— y es un poco más frecuente en embarazadas y en mujeres que utilizan la píldora, sobre todo si además fuman.

Tratamiento Un coágulo en el pulmón requiere de hospitalización urgente. En adelante, debes evitar la píldora pues incrementa el riesgo de padecer otro.

Neumotórax Se trata de un colapso pulmonar; se produce cuando, de pronto, el aire escapa hacia el espacio que hay entre los pulmones y las costillas, de modo que un pulmón se desinfla. Por lo regular sucede sin ningún motivo. También lo puede ocasionar una lesión, como la fractura de una costilla o una herida con objeto punzocortante.

Tratamiento Si crees que padeces neumotórax, lo mejor que puedes hacer es ir de inmediato a un servicio de urgencias.

Otros trastornos médicos Hay muchas enfermedades que pueden provocar dificultad para respirar. Algunos ejemplos son: anemia, trastornos de válvulas cardiacas, bronquitis crónica, angina de pecho y embolia pulmonar (un coágulo de sangre en un pulmón). Por fortuna, es muy improbable que padezcas alguno de estos males.

Tratamiento Si la falta de aire te ocurre de pronto y es intensa, ve directo al hospital; también puedes pedir una cita con tu médico.

Dolor abdominal aislado

Nota: No están incluidas las causas de dolor abdominal por embarazo (de más de 12 semanas de gestación). Si estás embarazada y es obvio que tu dolor no es provocado por una distensión muscular o por gastroenteritis, acude al médico.

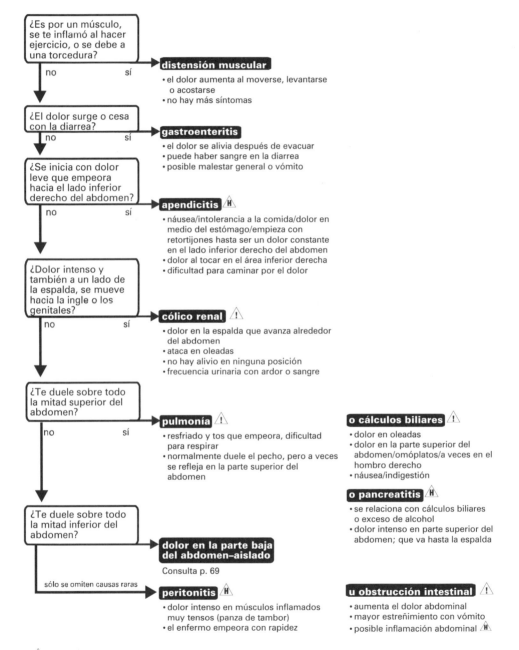

¿Es por un músculo, se te inflamó al hacer ejercicio, o se debe a una torcedura?

no · sí

distensión muscular
- el dolor aumenta al moverse, levantarse o acostarse
- no hay más síntomas

¿El dolor surge o cesa con la diarrea?

no · sí

gastroenteritis
- el dolor se alivia después de evacuar
- puede haber sangre en la diarrea
- posible malestar general o vómito

¿Se inicia con dolor leve que empeora hacia el lado inferior derecho del abdomen?

no · sí

apendicitis
- náusea/intolerancia a la comida/dolor en medio del estómago/empieza con retortijones hasta ser un dolor constante en el lado inferior derecho del abdomen
- dolor al tocar en el área inferior derecha
- dificultad para caminar por el dolor

¿Dolor intenso y también a un lado de la espalda, se mueve hacia la ingle o los genitales?

no · sí

cólico renal
- dolor en la espalda que avanza alrededor del abdomen
- ataca en oleadas
- no hay alivio en ninguna posición
- frecuencia urinaria con ardor o sangre

¿Te duele sobre todo la mitad superior del abdomen?

no · sí

pulmonía
- resfriado y tos que empeora, dificultad para respirar
- normalmente duele el pecho, pero a veces se refleja en la parte superior del abdomen

o cálculos biliares
- dolor en oleadas
- dolor en la parte superior del abdomen/omóplatos/a veces en el hombro derecho
- náusea/indigestión

o pancreatitis
- se relaciona con cálculos biliares o exceso de alcohol
- dolor intenso en parte superior del abdomen; que va hasta la espalda

¿Te duele sobre todo la mitad inferior del abdomen?

dolor en la parte baja del abdomen–aislado

Consulta p. 69

sólo se omiten causas raras

peritonitis
- dolor intenso en músculos inflamados muy tensos (panza de tambor)
- el enfermo empeora con rapidez

u obstrucción intestinal
- aumenta el dolor abdominal
- mayor estreñimiento con vómito
- posible inflamación abdominal

Si el dolor abdominal es tan intenso que te hace sentir muy mal o desmayarte, no importa el diagnóstico real, la causa puede ser grave y debes buscar atención médica inmediata.

Gastroenteritis Bacterias en el intestino, en general por algo que comiste; también se llama *intoxicación por alimentos.*

Tratamiento El problema se resuelve, pero tarda de algunas horas a diez días. Necesitas beber muchos líquidos y una dieta ligera cuando ya no vomites (la diarrea dura más). Si ésta es muy intensa, estarás tentado a tomar alguna medicina que la controle, pero es mejor dejar salir las bacterias. Toma agua caliente con paracetamol para aliviar los retortijones. Si pasados diez días no cede la diarrea y tiene rastros de sangre, o recién regresaste de un lugar tropical, llama al doctor. Si manipulas alimentos, no vuelvas al trabajo sino hasta 48 horas después de que haya desaparecido la diarrea; y no olvides lavarte muy bien las manos.

Distensión muscular En los músculos abdominales puede ocasionar dolor leve.

Tratamiento Sólo necesitas un analgésico y compresas calientes; no hagas deporte durante una o dos semanas y, en adelante, haz ejercicios de calentamiento; así sanarás pronto.

Apendicitis El apéndice es una pequeña prolongación delgada y hueca del intestino. Cuando se inflama provoca un intenso dolor de vientre.

Tratamiento Generalmente hay que ir al hospital para que lo extraigan mediante cirugía.

Cólico renal Se debe a cálculos (pequeñas piedrecillas de grava) que se hallan en el conducto muscular que va del riñón a la vejiga, el cual es muy delgado y debe contraerse mucho para expulsar la piedrita, lo que causa un dolor horrible. Algunas personas tienden a producir cálculos y sufren ataques repetidos.

Tratamiento Depende de adónde acudas: al hospital o al consultorio de tu doctor. Sentirás tal dolor que no importará quién te atienda; sólo desearás que todo termine pronto. Se requieren analgésicos muy potentes, generalmente inyectados, y tomar mucha agua. Si te atiende tu médico, de todas maneras te enviará al hospital si el cálculo no pasa rápido, sobre todo si es tu primer ataque. Seguramente necesitarás hacerte más estudios.

Cálculos biliares Son piedras en la vesícula biliar, otra parte poco útil de la anatomía (es una pequeña bolsa ubicada bajo el hígado). Nadie sabe qué los ocasiona, pero suele ser mal de familia. Causan repetidos ataques de dolor intenso en el vientre.

Tratamiento Durante los ataques de dolor (*cólicos biliares*) necesitarás que el médico te aplique analgésicos potentes o ir al hospital. Si los episodios son frecuentes y muy dolorosos la única cura es la cirugía para extirpar la vesícula biliar. Luego, debes seguir una dieta baja en grasas.

Pulmonía Es una infección grave en los pulmones, con inflamación de su cubierta (pleura), llamada *pleuresía.* Da dolor reflejo (dolor que se origina en un lugar y se siente en otro) en el abdomen.

Tratamiento Ve pronto al doctor porque necesitas antibióticos. La enfermedad puede agravarse a tal grado que requieras hospitalización.

Pancreatitis y peritonitis Inflamación del páncreas y la cubierta de los intestinos, respectivamente. La pancreatitis puede deberse a un virus, a exceso de alcohol y cálculos biliares, entre otras cosas. Por lo regular, la peritonitis es un orificio (perforación) del intestino a causa de, por ejemplo, apendicitis o úlcera duodenal.

Tratamiento Atención hospitalaria urgente.

Obstrucción intestinal Cuando algo bloquea el intestino, sus paredes musculares se contraen para expulsarlo. Esto provoca intenso dolor en el vientre, entre otros signos. Es un trastorno muy raro, pero hay distintas razones por las que se obstruye el intestino; las más comunes son las adherencias (algunas porciones del intestino son pegajosas y se adhieren entre sí después de una cirugía, por ejemplo, de apendicitis).

Tratamiento Si el médico cree que tienes obstrucción te enviará al hospital.

Dolor abdominal recurrente

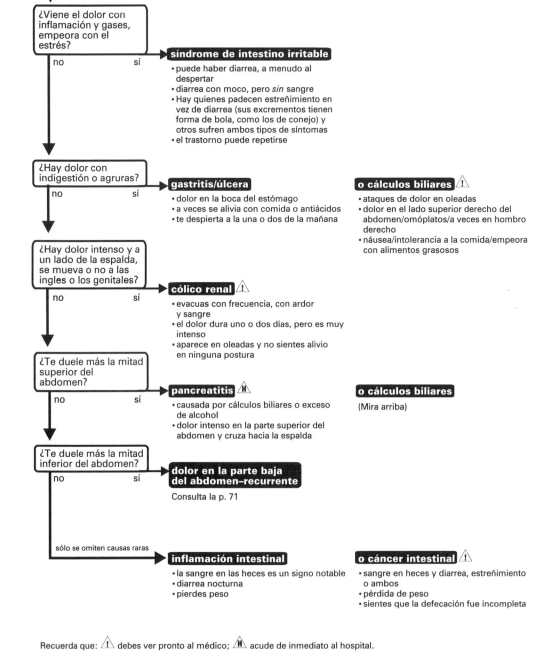

¿Es el mismo dolor que la vez anterior?
sí / no

dolor abdominal aislado
(Consulta p. 69)

¿Viene el dolor con inflamación y gases, empeora con el estrés?
no / sí

síndrome de intestino irritable
• puede haber diarrea, a menudo al despertar
• diarrea con moco, pero *sin* sangre
• Hay quienes padecen estreñimiento en vez de diarrea (sus excrementos tienen forma de bola, como los de conejo) y otros sufren ambos tipos de síntomas
• el trastorno puede repetirse

¿Hay dolor con indigestión o agruras?
no / sí

gastritis/úlcera
• dolor en la boca del estómago
• a veces se alivia con comida o antiácidos
• te despierta a la una o dos de la mañana

o cálculos biliares ⚠
• ataques de dolor en oleadas
• dolor en el lado superior derecho del abdomen/omóplatos/a veces en hombro derecho
• náusea/intolerancia a la comida/empeora con alimentos grasosos

¿Hay dolor intenso y a un lado de la espalda, se mueva o no a las ingles o los genitales?
no / sí

cólico renal ⚠
• evacuas con frecuencia, con ardor y sangre
• el dolor dura uno o dos días, pero es muy intenso
• aparece en oleadas y no sientes alivio en ninguna postura

¿Te duele más la mitad superior del abdomen?
no / sí

pancreatitis 🏥
• causada por cálculos biliares o exceso de alcohol
• dolor intenso en la parte superior del abdomen y cruza hacia la espalda

o cálculos biliares
(Mira arriba)

¿Te duele más la mitad inferior del abdomen?
no / sí

dolor en la parte baja del abdomen–recurrente
Consulta la p. 71

sólo se omiten causas raras

inflamación intestinal
• la sangre en las heces es un signo notable
• diarrea nocturna
• pierdes peso

o cáncer intestinal ⚠
• sangre en heces y diarrea, estreñimiento o ambos
• pérdida de peso
• sientes que la defecación fue incompleta

Recuerda que: ⚠ debes ver pronto al médico; 🏥 acude de inmediato al hospital.

Síndrome de intestino irritable

El intestino es sencillamente un tubo muscular largo; cuando está "irritable" se contrae demasiado, muy poco o sin coordinación, lo que origina los síntomas típicos del síndrome.

Tratamiento Nadie sabe con certeza qué lo causa, pero es muy común y, aunque es molesto, no resulta peligroso. Evita los alimentos que te hagan sentir peor; si sufres estreñimiento, consume más fibra, pero ingiere menos si se te inflama el vientre. Conviene no fumar, ni ingerir alcohol ni bebidas con cafeína (café, té y refrescos de cola). Haz ejercicio físico y de relajación para reducir el estrés. Si el dolor es intenso, podrás sentir alivio con antiespasmódicos que se venden en la farmacia, pero si es muy fuerte o te deprime, díselo a tu médico, él podrá prescribir otros tratamientos, aunque recuerda que no hay soluciones mágicas.

Gastritis/úlcera

El estómago produce ácido para digerir los alimentos, pero a veces el ácido inflama la cubierta estomacal (gastritis), esto causa molestias similares a la indigestión. A veces, las quemaduras por ácido abren pequeños cráteres en la cubierta estomacal, es decir, una úlcera duodenal. También puede ser un mal de familia. Lo causan y lo agravan: el alcohol, los medicamentos ácidos (como aspirina o ibuprofeno) y las dietas inadecuadas. Las úlceras gástricas son parecidas, pero las estomacales son más frecuentes en personas mayores de 40 años, mientras que las de duodeno afectan entre los 20 y los 50 años.

Tratamiento Si tienes problemas leves de acidez, revisa tu dieta y estilo de vida. Evita alimentos condimentados, come en horario regular y suprime los cigarrillos y el alcohol. Tampoco tomes analgésicos ácidos, como aspirina e ibuprofeno; mejor usa paracetamol. El farmacéutico podrá darte un antiácido que te alivie, pero si persiste el problema o tienes síntomas de úlcera, ve con tu médico, quien te prescribirá algo más potente para eliminar la acidez y, en algunos casos, tratamientos que te curen de una vez por todas.

Cólico renal

Se describe en *Dolor abdominal aislado*, p. 51. Algunas personas tienden a formar cálculos y, en consecuencia, sufren cólicos renales repetidos.

Tratamiento En la sección *Dolor abdominal aislado*, p. 51, puedes ver cómo se trata un ataque de este tipo. Si los episodios se repiten, tu médico deberá examinarte para ver cuál es la causa de que formes piedras. Es importante que bebas mucha agua y tal vez requieras una dieta especial o alguna medicina para evitar mayores problemas.

Cálculos biliares

Se describieron en *Dolor abdominal aislado*, p. 51. La molestia puede volver, sobre todo después de comer alimentos grasosos, mientras el problema no se haya atacado de raíz.

Tratamiento Lee *Dolor abdominal aislado*, p. 51. Si hay ataques frecuentes y muchas molestias, la única cura es operar para extraer la vesícula biliar.

Pancreatitis

Es la inflamación del páncreas, una víscera ubicada detrás de la boca del estómago y que ayuda a digerir la comida. Suele inflamarse por cálculos biliares o exceso de alcohol.

Tratamiento No dudes acerca de qué hacer durante un ataque (el dolor es intenso y te sientes muy enfermo), así que el hospital es la única opción. La prevención de los ataques recurrentes dependerá de la causa; puede implicar la extracción de los cálculos o que dejes de beber por completo.

Otros trastornos

Pocas veces los dolores repetidos en el vientre se deben a otras causas, como inflamación renal, inflamación intestinal (lee la sección *Diarrea*, p. 47), efectos colaterales de medicamentos o cáncer intestinal (raro en menores de 50 años).

Tratamiento Si crees que tienes uno de estos trastornos, consulta a tu médico; él ordenará los estudios necesarios.

Dolor de cabeza

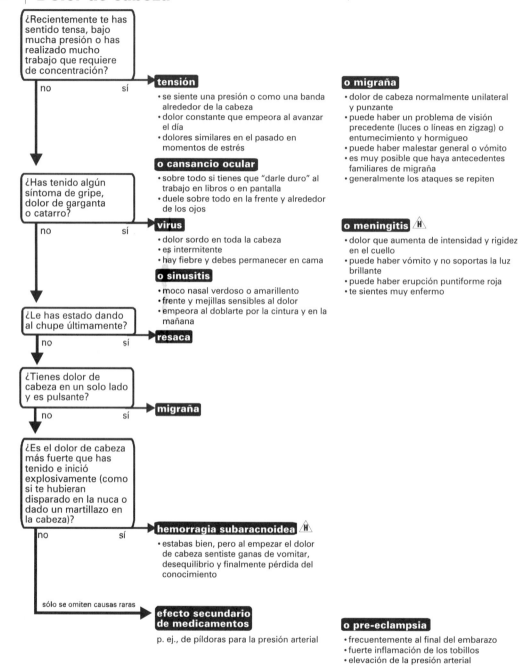

¿Recientemente te has sentido tensa, bajo mucha presión o has realizado mucho trabajo que requiere de concentración?

no   sí

tensión
- se siente una presión o como una banda alrededor de la cabeza
- dolor constante que empeora al avanzar el día
- dolores similares en el pasado en momentos de estrés

o cansancio ocular
- sobre todo si tienes que "darle duro" al trabajo en libros o en pantalla
- duele sobre todo en la frente y alrededor de los ojos

o migraña
- dolor de cabeza normalmente unilateral y punzante
- puede haber un problema de visión precedente (luces o líneas en zigzag) o entumecimiento y hormigueo
- puede haber malestar general o vómito
- es muy posible que haya antecedentes familiares de migraña
- generalmente los ataques se repiten

¿Has tenido algún síntoma de gripe, dolor de garganta o catarro?

no   sí

virus
- dolor sordo en toda la cabeza
- es intermitente
- hay fiebre y debes permanecer en cama

o sinusitis
- moco nasal verdoso o amarillento
- frente y mejillas sensibles al dolor
- empeora al doblarte por la cintura y en la mañana

o meningitis ⚕
- dolor que aumenta de intensidad y rigidez en el cuello
- puede haber vómito y no soportas la luz brillante
- puede haber erupción puntiforme roja
- te sientes muy enfermo

¿Le has estado dando al chupe últimamente?

no   sí

resaca

¿Tienes dolor de cabeza en un solo lado y es pulsante?

no   sí

migraña

¿Es el dolor de cabeza más fuerte que has tenido e inició explosivamente (como si te hubieran disparado en la nuca o dado un martillazo en la cabeza)?

no   sí

hemorragia subaracnoidea ⚕
- estabas bien, pero al empezar el dolor de cabeza sentiste ganas de vomitar, desequilibrio y finalmente pérdida del conocimiento

sólo se omiten causas raras

efecto secundario de medicamentos
p. ej., de píldoras para la presión arterial

o pre-eclampsia
- frecuentemente al final del embarazo
- fuerte inflamación de los tobillos
- elevación de la presión arterial

⚕ Si sientes un dolor de cabeza repentino o muy fuerte en la nuca, o el dolor de cabeza va en aumento y te ocasiona rigidez en el cuello, recurre a un médico de inmediato para que vea si padeces hemorragia subaracnoidea o meningitis.

Virus Es un germen que causa fiebre o catarro. El dolor de cabeza sólo es parte del malestar general que ocasionan los virus.

Tratamiento Toma paracetamol o aspirina a intervalos regulares y muchos líquidos.

Cefalea por tensión La tensión ocasiona que los músculos se tensen, sobre todo en la frente o el cuello. Los músculos se vuelven sensibles y causan dolor de cabeza.

Tratamiento Ayudan los masajes, la relajación y el ejercicio físico (lee también la sección *Tensión emocional*, p. 161). Si es posible, evita los analgésicos, porque pueden empeorarte.

Migraña Se debe a la dilatación excesiva de los vasos sanguíneos cerebrales; la sangre bombeada a través de ellos causa un dolor martilleante. Se desconoce la causa, pero en muchos casos es mal de familia y los ataques pueden relacionarse con la dieta, el estrés o el agotamiento.

Tratamiento Cuando se sufre un ataque de migraña se necesita reposo y tranquilidad, además de analgésicos potentes, como una combinación de paracetamol y codeína (que puedes conseguir en la farmacia sin receta médica). Generalmente, los preparados solubles son eficaces y actúan más rápido. Si sufres ataques repetidos, intenta descubrir qué lo provoca y evítalo. Por lo regular resulta obvio cuando se trata de algo en tu dieta (como queso, chocolate o vino tinto). Recuerda que omitir una comida también puede causar un ataque, por tanto trata de comer a horas regulares. Conviene que veas al doctor si los analgésicos indicados no te ayudan o si sufres ataques con mucha frecuencia (más de una vez a la quincena); en ambos casos, el médico te podrá prescribir algo que te ayude.

Sinusitis Es una infección de los senos paranasales, que son los huecos que hay entre la frente y las mejillas. La infección causa aumento de presión que provoca dolor sobre el seno afectado. Si sufres de nariz tapada la mayor parte del tiempo, es probable que sufras ataques de sinusitis.

Tratamiento Toma analgésicos e inhalaciones de vapor; si no mejoras en pocos días, ve a ver al doctor porque tal vez debas tomar antibióticos. Si continúan los ataques, también necesitarás un tratamiento para limpiar la nariz; la congestión nasal constante tiende a bloquear los senos paranasales y, por tanto, causar repetidas infecciones. Se puede tratar este trastorno con *sprays* nasales o cirugía.

Cansancio ocular Cuando no puedes ver con claridad, tiendes a torcer los ojos hacia arriba. Esto causa dolor en los músculos que rodean a los ojos y provoca dolor de cabeza.

Tratamiento Consulta a un oculista.

Resaca No hay que ser Einstein para deducir por qué tienes un fuerte dolor de cabeza (junto con otros síntomas) a la mañana siguiente de una buena juerga.

Tratamiento Toma muchos líquidos (de preferencia jugo de fruta) y analgésicos; además, puedes tomar antiácidos si sufres acidez estomacal. Las principales medidas preventivas para el futuro son evitar las borracheras y tomar mucha agua antes del desastre.

Efecto secundario de medicamentos Algunos fármacos recetados, como las píldoras para la presión arterial, pueden ocasionar dolor de cabeza. Resulta irónico que también puedan hacerlo los analgésicos (incluso los que se venden sin receta) cuando se consumen con regularidad.

Tratamiento Si crees que un medicamento prescrito es la causa de tus dolores de cabeza, infórmalo al médico. No abuses de los analgésicos.

Hemorragia subaracnoidea La causa es la rotura de un vaso sanguíneo en el cerebro. Es un trastorno muy grave y muy raro.

Tratamiento Ve directamente al hospital.

Meningitis Es una infección de la cubierta cerebral. También es grave, pero menos frecuente de lo que pudieras pensar, considerando que se trata de una membrana muy protegida.

Tratamiento Requiere atención inmediata. Ve con tu médico o al hospital, lo que sea más rápido.

Otros problemas médicos raros Los dolores de cabeza pueden deberse a problemas muy poco frecuentes, como tumores cerebrales o presión arterial en extremo alta.

Tratamiento Por fortuna, los tumores cerebrales son muy poco frecuentes, aunque son lo que más preocupa cuando uno consulta al doctor. Por tanto, cuando vayas al médico, lo más normal será que te tranquilice en vez de que te mande hacer radiografías del cerebro.

Dolor de espalda

¿El dolor comenzó después de hacer un gran esfuerzo con la espalda (p. ej., al voltear o flexionarte bruscamente) o luego de mucho ejercicio?

no   sí

dolor de espalda mecánico
- empeora al moverte y mejora si reposas
- sientes que baja hacia las nalgas o los muslos

o ciática
- el dolor desciende a la pierna y llega hasta el pie
- sientes hormigueo, entumecimiento en la pierna o el pie
- si te afecta ambas piernas o tienes algún problema para orinar, ve pronto al doctor porque puede deberse a un disco vertebral que comprime la médula espinal

¿Sientes el dolor en la parte baja de la espalda y empeora, o sólo ocurre durante el periodo?

no   sí

origen ginecológico
- empeora antes o durante la regla
- puede haber también flujo vaginal, dolor en la parte inferior del abdomen, o dolor durante el coito

¿El dolor se centra en un costado, o se desplaza a las ingles?

no   sí

cólico renal ⚠
- dolor intenso no relacionado con movimiento o reposo que aparece en oleadas
- no encuentras una postura cómoda
- orinas con sangre

o infección renal ⚠
- dolor leve y constante
- no cesa el dolor con el movimiento
- tienes náuseas, fiebre y dolores
- tal vez orines más seguido o con sensación de ardor

¿Además del dolor de espalda, sientes dolor en otras articulaciones?

no   sí

artritis

p. ej., artritis reumatoide, que afecta también las pequeñas articulaciones de manos/pies; u osteoartritis, que afecta caderas/rodillas

sólo se omiten causas raras

espondilolistesis
- dolor similar al mecánico, pero que puede repetirse

o cáncer o tuberculosis ⚠
- dolor de espalda tan intenso que te despierta en la noche
- pierdes peso/malestar general

Recuerda que: ⚠ debes ver pronto al médico; acude de inmediato al hospital.

Dolor de espalda mecánico La espalda tiene tantas partes interconectadas (músculos, huesos, articulaciones, discos vertebrales, ligamentos y tendones) que al doctor le resulta imposible decir con certeza cuál está distendida o inflamada. Pero esto no importa tanto porque el tratamiento es casi el mismo y, por ello, estas lesiones se clasifican como dolor de espalda mecánico.

Tratamiento Los días de guardar reposo absoluto quedaron atrás. Ahora se debe prestar atención a dos aspectos. El primero el alivio del dolor, el farmacéutico puede sugerirte analgésicos, antiinflamatorios (ibuprofeno) o mezclas de paracetamol y codeína. La aplicación de calor y los masajes también ayudan a reducir el dolor, sobre todo si hay muchos espasmos (contracciones tipo calambre) en los músculos dorsales. El segundo aspecto es mover la espalda. Si evitas cargar cosas pesadas, torceduras y otros riesgos, levantarte y voltear a los lados te ayudará a sanar, aunque sientas un poco de molestia al iniciar estos movimientos; la natación es lo ideal. Además, sé optimista: cualquiera que sea el tratamiento, tienes de 80 a 90% de probabilidades de estar mejor en seis u ocho semanas. Es importante que vuelvas al trabajo lo más pronto posible, aunque no te hayas recuperado por completo. Si en una o dos semanas no sientes mejoría, acude con un quiropráctico para que acelere tu recuperación con manipulaciones. No esperes que el doctor ordene radiografías, pues no ayudan mucho.

Si sufres episodios repetidos de dolor, toma medidas preventivas; por ejemplo: haz dieta, si tienes sobrepeso; ejercicios leves para la espalda y natación de manera regular; cuida tu postura, no levantes objetos pesados y duerme sobre un colchón firme.

Ciática En cada hueso de la columna hay amortiguadores de golpes llamados discos vertebrales; si alguno se sale de su lugar (protrusión) o hay derrame de líquido, puede afectar un nervio cercano (casi siempre el ciático que corre hacia abajo por el dorso de la pierna) y se produce *ciática* o *protrusión discal*.

Tratamiento Es muy parecido al de dolor mecánico. Sin embargo, la sensación puede ser muy intensa y el doctor tendrá que prescribirte un medicamento, porque las medicinas de venta libre no son tan potentes. En pocos casos, la molestia persiste o el nervio ciático está muy dañado; por tanto, es probable que el médico te envíe con un cirujano ortopedista (especialista en huesos) para ver si te puede ayudar la cirugía. Muy rara vez, el disco desplazado presiona la médula espinal, ocasiona dolor en ambas piernas y dificultad para orinar. Cuando esto ocurre se requiere hospitalización urgente.

De origen ginecológico El dolor de espalda proviene de los ovarios o el útero. El más típico es el que ocurre durante el periodo. Algunas enfermedades ginecológicas como inflamación pélvica y endometriosis pueden provocar dolor que empeora —o sólo ocurre— durante el periodo. Asimismo, el dolor de espalda mecánico (mira arriba) puede ser agravado por la regla, sea porque el ciclo hormonal distiende los ligamentos que sujetan los huesecillos de la columna vertebral, o bien porque tu tolerancia al dolor disminuye, o por ambas cosas. Un prolapso uterino grave también puede ocasionar un fuerte dolor de espalda, sobre todo al estar de pie.

Tratamiento El dolor de espalda que forma parte de los dolores menstruales es normal; su tratamiento se explica en el apartado de *Dismenorrea* de la sección *Menstruación dolorosa* (p. 115). El tratamiento del prolapso uterino se aborda en la sección *Problemas para orinar* (p. 137) y la inflamación pélvica y la endometriosis en *Dolor en la parte baja del abdomen–recurrente* (p. 71).

Infección renal Es una infección de los riñones.

Tratamiento Toma mucho líquido y ve con tu médico; necesitarás antibióticos. Este trastorno es muy raro en jóvenes y quizá requieras algunos estudios de riñón para encontrar la causa de la infección; tu doctor puede hacerlos o enviarte a un hospital.

Cólico renal Lo causa un cálculo (una piedrecilla) alojado en el conducto que une el riñón con la vejiga, un tubo muscular muy delgado, el cual se contrae con fuerza para expulsar la piedra; esto causa un dolor horrible.

Tratamiento Depende de adónde acudas primero, al hospital o con el médico. Te dolerá tanto que no te importará quién te vea, sólo querrás alivio inmediato. Se requieren analgésicos potentes, casi siempre inyectados, y tomar muchos líquidos. Si el primero que te atiende es tu doctor y no consigue una mejoría inmediata, de todos modos te enviará al hospital. Cuando sufres la molestia por primera vez, tienes que hacerte exámenes.

Artritis Varios tipos de artritis, como la artritis reumatoide o la osteoartritis provocan dolor de espalda. Se explican con más detalle, junto con su tratamiento, en la secciones *Dolor en varias articulaciones* (p. 81) y *Dolor en la rodilla* (p. 73).

Espondilolistesis Es el desplazamiento de una vértebra con respecto a la que está debajo.

Tratamiento Casi siempre se requieren analgésicos y seguir las indicaciones que dimos para el dolor de espalda. Si el desplazamiento es muy grande y el dolor persistente e intenso, quizá la única solución sea la cirugía.

Causas graves infrecuentes El dolor de espalda puede deberse a un montón de cosas, como cánceres o infecciones óseas. Por fortuna, son casos muy raros.

Tratamiento Si después de consultar el diagrama crees que tu dolor es por una de estas causas, ve con un doctor. Si él concuerda contigo —lo que es muy difícil— ordenará algunos estudios o pedirá la opinión de un especialista.

Dolor de garganta

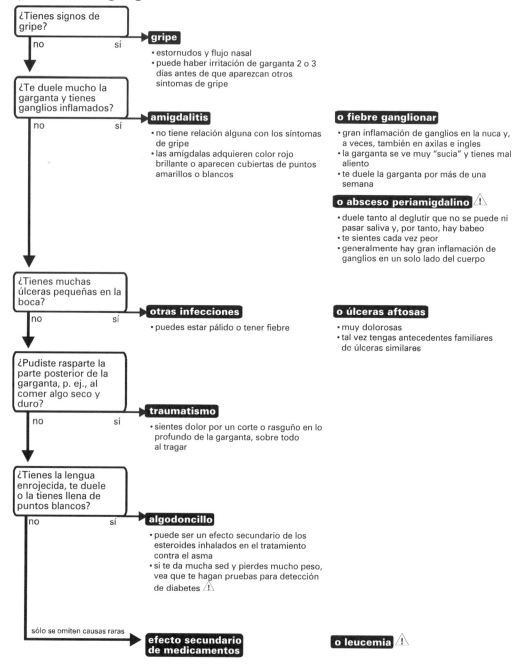

¿Tienes signos de gripe?

gripe
- estornudos y flujo nasal
- puede haber irritación de garganta 2 o 3 días antes de que aparezcan otros síntomas de gripe

no — sí

¿Te duele mucho la garganta y tienes ganglios inflamados?

amigdalitis
- no tiene relación alguna con los síntomas de gripe
- las amígdalas adquieren color rojo brillante o aparecen cubiertas de puntos amarillos o blancos

o fiebre ganglionar
- gran inflamación de ganglios en la nuca y, a veces, también en axilas e ingles
- la garganta se ve muy "sucia" y tienes mal aliento
- te duele la garganta por más de una semana

o absceso periamigdalino ⚠
- duele tanto al deglutir que no se puede ni pasar saliva y, por tanto, hay babeo
- te sientes cada vez peor
- generalmente hay gran inflamación de ganglios en un solo lado del cuerpo

no — sí

¿Tienes muchas úlceras pequeñas en la boca?

otras infecciones
- puedes estar pálido o tener fiebre

o úlceras aftosas
- muy dolorosas
- tal vez tengas antecedentes familiares de úlceras similares

no — sí

¿Pudiste rasparte la parte posterior de la garganta, p. ej., al comer algo seco y duro?

traumatismo
- sientes dolor por un corte o rasguño en lo profundo de la garganta, sobre todo al tragar

no — sí

¿Tienes la lengua enrojecida, te duele o la tienes llena de puntos blancos?

algodoncillo
- puede ser un efecto secundario de los esteroides inhalados en el tratamiento contra el asma
- si te da mucha sed y pierdes mucho peso, vea que te hagan pruebas para detección de diabetes ⚠

no — sí

sólo se omiten causas raras

efecto secundario de medicamentos

o leucemia ⚠

Recuerda que: ⚠ debes ver pronto al médico; Ⓗ acude de inmediato al hospital.

Gripe Este trastorno es una infección viral que irrita la porción superior de las vías respiratorias, que abarcan oídos, nariz y garganta.

Tratamiento No hay cura para la gripe, de modo que no tiene caso ir al doctor. Los antibióticos no ayudan en este caso. Los síntomas desaparecen por sí solos en pocos días. Lo que puede ayudar a tu garganta es aspirina soluble o paracetamol y tomar mucha agua.

Amigdalitis Las amígdalas son dos masas de tejido linfoide que forman parte del sistema inmunológico y están localizadas en la garganta, una a cada lado de la campanilla (o *úvula*). Al infectarse con bacterias, se hinchan, duelen y adquieren color rojo fresa o quedan cubiertas de pus.

Tratamiento Ni los médicos se ponen de acuerdo en esto. Algunos siempre recetan antibióticos, otros nunca los prescriben, pero la mayoría toma una decisión específica para cada caso. Los investigadores han demostrado que los antibióticos, si es que ayudan, todo lo que hacen es que la recuperación tarde uno o dos días menos. Si el trastorno es leve y te sientes más o menos bien, prueba las medidas de autoayuda mencionadas en el apartado anterior (*Gripe*), pero si te duele mucho la garganta, tienes fiebre y te sientes muy mal, conviene que llames al doctor.

Fiebre ganglionar Se debe a un virus que generalmente se transmite por cercanía estrecha y provoca síntomas similares a los de la amigdalitis. En algunos casos, la garganta duele mucho, se te dificulta la deglución y puedes sentirte "fuera de combate" por algunas semanas, aun después de desaparecer la irritación.

Tratamiento Algunos médicos ordenan análisis de sangre para confirmar que padeces fiebre ganglionar; sin embargo, no siempre es necesario, pues el doctor puede hacer su diagnóstico a partir de lo que ve en tu garganta e informarte que sólo se trata de un virus que persiste un poco más que la mayoría. También es posible que tu enfermedad sea tan leve que no tengas que visitar al médico. Además, no hay tratamiento específico contra este trastorno aparte de las sencillas medidas ya indicadas. Por tanto, saber que padeces fiebre ganglionar no servirá de mucho, además de saber por qué el dolor de garganta o tu malestar son peores que de costumbre. Por supuesto que si no puedes tragar y te sientes realmente mal debes ir al médico.

Traumatismo Un hueso o algo difícil de masticar (como frituras o tostadas) pueden lastimar el fondo de la garganta al tragarlos, causando dolor.

Tratamiento Si hace falta, toma analgésicos, bebe mucho líquido y mastica cuidadosamente la comida, para no agravar la lesión, que sanará en pocos días.

Absceso periamigdalino Es uno que se forma en torno a las amígdalas; constituye una rara complicación de la amigdalitis.

Tratamiento Ve al doctor. Al principio, se puede curar con antibióticos, pero si está plenamente desarrollado, tendrás que ir al hospital para que lo traten con una punción, bajo anestesia.

Otras infecciones Hay muchos otros patógenos (sobre todo virus) que pueden causar dolor de garganta. Muchos de ellos producen numerosas úlceras pequeñas que duelen y también pueden aparecer en labios, encías y lengua.

Tratamiento Normalmente, todo lo que se requiere es tratamiento común con aspirina o paracetamol y tomar mucho líquido fresco. Sólo vale la pena consultar al médico cuando te sientas muy mal o se te dificulte tomar líquidos a causa del dolor.

Algodoncillo Es una infección por hongos. Generalmente, dichos hongos causan infecciones vaginales en la mujer, que les provocan mucha comezón y secreciones, pero también pueden afectar la garganta, tanto en hombres como en mujeres.

Tratamiento Ve al doctor para que te prescriba algún medicamento antimicótico. Este problema es raro en adultos menores de 45 años (en quienes lo más común es que se deba a un efecto secundario de inhaladores para asmáticos). Los inhaladores con esteroides propician el crecimiento de los hongos del algodoncillo en la garganta. Si eres asmático y empleas estos dispositivos, procura mejorar tu técnica de inhalación (revisa el instructivo del producto) y toma un poco de agua después de cada dosis. Es probable que el médico te prescriba un dispositivo que se adhiere al inhalador y dirige el *spray* para que llegue a los pulmones y no al fondo de la garganta. En raros casos, para la gente que no utiliza inhaladores, esta infección por hongos en la garganta constituye un signo de diabetes o problemas del sistema inmunológico; el doctor podrá analizar estas posibilidades.

Úlceras aftosas Se explica este trastorno en la sección *Úlceras en la boca* (p. 175). Estas úlceras se forman en cualquier parte de la cavidad bucal, de modo que a veces crean una zona dolorosa en la garganta.

Tratamiento No hay manera de curarlas, pero en la farmacia puedes conseguir diversos geles y pastas que, usados a tiempo, ayudan a concluir el ataque, pero puede resultar riesgosa su aplicación en la garganta, ya que frecuentemente hacen vomitar.

Rarezas médicas Hay algunas enfermedades poco frecuentes que pueden causar dolor de garganta persistente e intenso; las más graves son los trastornos de la sangre y efectos secundarios de algunos medicamentos (como algunos fármacos antitiroideos y antiepilépticos).

Tratamiento Si crees que padeces algo de esto, lo cual es muy improbable, consulta a tu médico para que revise tu problema.

Dolor de oídos

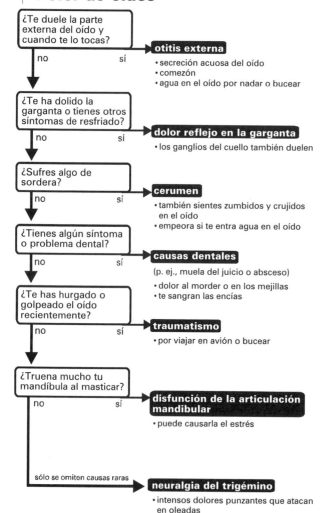

¿Te duele la parte externa del oído y cuando te lo tocas?

no   sí

otitis externa
- secreción acuosa del oído
- comezón
- agua en el oído por nadar o bucear

o furúnculo

en el conducto auditivo

¿Te ha dolido la garganta o tienes otros síntomas de resfriado?

no   sí

dolor reflejo en la garganta
- los ganglios del cuello también duelen

u otitis media
- después de un fuerte resfriado con catarro

¿Sufres algo de sordera?

no   sí

cerumen
- también sientes zumbidos y crujidos en el oído
- empeora si te entra agua en el oído

¿Tienes algún síntoma o problema dental?

no   sí

causas dentales

(p. ej., muela del juicio o absceso)
- dolor al morder o en los mejillas
- te sangran las encías

¿Te has hurgado o golpeado el oído recientemente?

no   sí

traumatismo
- por viajar en avión o bucear

¿Truena mucho tu mandíbula al masticar?

no   sí

disfunción de la articulación mandibular
- puede causarla el estrés

sólo se omiten causas raras

neuralgia del trigémino
- intensos dolores punzantes que atacan en oleadas

Otitis externa Es una infección del conducto auditivo externo (el hueco donde puedes introducir tu dedo meñique).

Tratamiento El problema se cura solo si evitas que entre agua en tus oídos y dejas de introducirte hisopos o cotonetes de algodón. Practica siempre estas medidas para evitar que se repitan los ataques. El conducto auditivo no requiere tu ayuda para limpiarse; si deseas impedir que se te meta el agua, usa tapones (p. ej., algodón con vaselina) al lavar tu pelo o nadar. Si tienes algo grave, necesitarás que tu médico te recete gotas o un atomizador. Si además te da eczema en el conducto auditivo, aplica hidrocortisona en crema a 1%, que consigues en la farmacia.

Furúnculos Los del canal auditivo son como los que brotan en cualquier parte del cuerpo; se trata de infecciones cutáneas que se convierten en un bulto lleno de pus. La diferencia es que por hallarse dentro del conducto auditivo, causan un dolor terrible.

Tratamiento Toma analgésicos y cruza los dedos; para que desaparezca pronto, pero si empeora, el doctor te prescribirá antibióticos.

Cerumen Mucha gente quiere extraerlo atacando sus oídos con hisopos de algodón empeora las cosas, pues al empujar tan adentro y comprimirlo contra el tímpano, sólo consiguen mucho dolor.

Tratamiento Primero, olvídate de los cotonetes y luego, ponte gotas para los oídos (que compras en la farmacia) para ablandar el cerumen. Con esto resolverás el problema, pero si disminuye tu audición, acude con una enfermera para que extraiga el tapón con una jeringa.

Otitis media Es una infección del tímpano, normalmente se debe a un resfriado. Es la causa más común de dolor de oídos en niños.

Tratamiento Toma durante 24 horas algún analgésico. Si no mejoras, llama a tu médico; tal vez requieras antibióticos.

Dolor reflejo Los trastornos en otras áreas pueden "enviar" el dolor al oído. Las infecciones de garganta, así como el deterioro y fractura de huesos en el cuello producen un dolor que se siente en el oído.

Tratamiento Averigua dónde se origina el dolor, busca la sección adecuada en esta guía y, listo, problema resuelto.

Causas dentales El tipo de problemas, como el brote de la muela del juicio o los abscesos, suele ocasionar dolor de oído.

Tratamiento Ármate de valor y acude al dentista.

Traumatismo Si hurgas tus oídos puedes lesionarlos; tal vez sólo te rasguñes el conducto, pero si lo haces con mucha fuerza puedes desgarrar tu tímpano. Un ruido muy fuerte o un golpe al lado de la cabeza (como el que ocurre con un clavado mal ejecutado en la piscina) también puede causar una lesión dolorosa. Además, los cambios de presión (*barotraumas*) que sientes cuando vuelas o buceas también causan dolor de oídos.

Tratamiento Los dolores repentinos luego de un traumatismo, sobre todo si hay sordera, no son buenas noticias, pues tal vez sufriste una lesión importante. Ve de inmediato con tu doctor o a urgencias. Por lo regular, el dolor por barotrauma se alivia pronto, aunque no oigas bien durante una o dos semanas.

Disfunción de la articulación mandibular Es un problema en las uniones laterales entre la mandíbula y el cráneo, junto al oído. Si tu mordida está algo desviada o aprietas los dientes por hábito, esta articulación mandibular puede inflamarse y doler.

Tratamiento Toma analgésicos contra el dolor, pero conviene ir con el dentista.

Neuralgia del trigémino Las neuralgias son dolores agudos que se originan en un nervio; en este caso el trigémino, que da sensibilidad al oído.

Tratamiento Espera que el problema desaparezca solo en poco tiempo. Si no es así, comenta la situación con tu médico.

Dolor en el ano

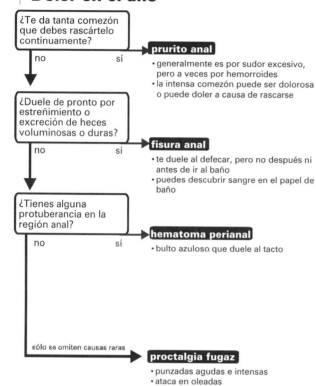

¿Te da tanta comezón que debes rascártelo continuamente?

no   sí

prurito anal
- generalmente es por sudor excesivo, pero a veces por hemorroides
- la intensa comezón puede ser dolorosa o puede doler a causa de rascarse

¿Duele de pronto por estreñimiento o excreción de heces voluminosas o duras?

no   sí

fisura anal
- te duele al defecar, pero no después ni antes de ir al baño
- puedes descubrir sangre en el papel de baño

¿Tienes alguna protuberancia en la región anal?

no   sí

hematoma perianal
- bulto azuloso que duele al tacto

o prolapso de hemorroides
- la inflamación aparece al defecar y desaparece al terminar
- se acompaña de comezón y hemorragia

o absceso ⚠
- inflamación y dolor que aumenta durante 2 o 3 días
- como todo furúnculo, puede formar una especie de barro y romperse

sólo se omiten causas raras

proctalgia fugaz
- punzadas agudas e intensas
- ataca en oleadas

Recuerda que: ⚠ debes ver pronto al médico; 🏥 acude de inmediato al hospital.

Prurito anal Comezón en el ano. Puede provocar mucho dolor, sobre todo si te rascas demasiado. Hay varias cosas que pueden causarlo de inmediato, como sudor o eczema, pero es el rascado lo que provoca la comezón al hacer que se inflame la piel sensible.

Tratamiento Hay dos acciones clave para resolver este problema. La primera es mantener el área limpia y seca (la manera más fácil de hacerlo es limpiarte bien después de defecar) y la segunda es dejar de rascarte (si te rascas, no permitirás la cicatrización porque te desgarrarás la piel). También puedes conseguir en la farmacia crema de hidrocortisona a 1% y aplicarte pequeñas cantidades dos veces al día, con lo que se alivia la comezón. Si todo esto falla, coméntalo al doctor, pues tal vez necesitas una crema que sólo se venda con receta, u otro tratamiento, para resolver el problema.

Hematoma perianal Se debe a rotura de un vaso sanguíneo próximo al ano. La sangre se derrama hacia la piel y la distiende, con lo que se forma una masa sensible al dolor, de color morado y del tamaño de una cereza (en términos técnicos, un hematoma). Generalmente lo causa el pujar cuando una está estreñida o con un ataque de diarrea.

Tratamiento El trastorno desaparece por sí solo en unos cinco días. Pero te quedará una pequeña protuberancia suave (un pólipo anal) que no hace daño y se puede ignorar. El hematoma es doloroso y, por ende, estarás tentada a no ir al baño con regularidad, aunque debes hacerlo porque, de otro modo, te estreñirás y al hacer más esfuerzo para evacuar se corre el riesgo de que se forme otro hematoma. Si el dolor es insoportable, puedes ir a un servicio de urgencias, donde pueden abrir el hematoma para que salga la sangre y disminuya la presión. Por otro lado, tal vez quieras soportar el dolor con los dientes apretados, por algunos días. Vale la pena que consumas más fibra en el futuro para anular la posibilidad de otros problemas.

Fisura anal Es una pequeña grieta en la región anal. La causa lo mismo que provoca hematoma perianal (consulta el apartado anterior).

Tratamiento Por lo regular, este trastorno se resuelve por sí solo, aunque puede tardar una o dos semanas. También es importante que no te abstengas de defecar por el dolor, para que no te estriñas (el esfuerzo o la excreción de heces muy grandes abrirán la fístula otra vez). De ser posible, siempre que termines de evacuar, sumerge el trasero en agua, porque así se calmará el dolor y podrás conservar limpia el área. Asimismo, te puedes aplicar crema o gel de linocaína (un anestésico) que puedes adquirir en la farmacia; frota la crema o gel en el área adolorida, durante una media hora antes de defecar y poco después de hacerlo. En raras ocasiones, la fístula no cierra; por tanto, si dura semanas sin mejoría, ve al doctor, quien tal vez deba enviarte con un especialista para una pequeña operación.

Prolapso de hemorroides Las hemorroides (o almorranas) sólo son venas varicosas (vasos sanguíneos inflamados) en la región anorrectal (consulta la sección *Bultos en el ano*, p. 33). Generalmente no duelen, pero si salen de su lugar y sobresalen del ano (es decir, se prolapsan) pueden volverse dolorosas.

Tratamiento Si las venas vuelven a su lugar después de que hayas defecado, lo más seguro es que no te causen problemas; sólo debes evitar el estreñimiento (como ya se dijo). Si permanecen fuera, es más probable que te duelan y haya hemorragia. Cualquiera de las cremas que puedes comprar en la farmacia te aliviará el dolor, pero es muy probable que necesites otro tratamiento (quizás una operación sencilla), por lo que deberás ir al doctor. Muy raras veces, las hemorroides prolapsadas se *estrangulan* (son atrapadas por el músculo anal), lo que causa intenso dolor, y tendrás que ir a un hospital.

Absceso Es una infección cutánea que forma una acumulación de pus, caliente y dolorosa.

Tratamiento En el mejor de los casos, se requiere tratamiento con antibióticos; en el peor, habrás de ir al hospital para que lo perforen. Por tanto, debes ver a la doctora con urgencia si el absceso es grande, muy doloroso, te sientes mal y tienes fiebre.

Proctalgia fugaz Dolor anorrectal intenso y pasajero. Lo malo es que nadie sabe qué lo provoca; lo bueno, que no es dañino.

Tratamiento Es muy difícil. No tiene cura y no hay tratamiento eficaz. En algunos casos sirven los baños calientes; en otros, las compresas de hielo, y en unos más, los masajes alrededor del ano detienen el ataque. Si esto no te ayuda, necesitarás tomar un analgésico potente o visitar al doctor para que te prescriba un medicamento que sólo se venda con receta. Algunos médicos descubrieron que los ungüentos utilizados para tratar angina de pecho también sirven contra la proctalgia cuando son aplicados en la región anal (pero no preguntes cómo lo descubrieron).

Dolor en el brazo

¿Apareció de pronto el dolor mientras hacías ejercicio?

no — sí

distensión muscular

- si hay dolor o rigidez muscular más o menos un día después de hacer ejercicio intenso, es una reacción normal al esfuerzo físico

¿Duele principalmente alrededor del codo?

no — sí

codo de tenista o de golfista

- el dolor sube o baja a partir del codo
- duele cuando se presiona alrededor del codo
- dificultad para asir con las manos
- los síntomas empeoran al girar el antebrazo; p. ej., al atornillar o al vertir una jarra

¿Duele principalmente en el antebrazo o en la muñeca?

no — sí

tenosinovitis

- la causan movimientos repetidos de la muñeca
- el dolor aumenta al mover la muñeca
- el área afectada del antebrazo "cruje" al tocarla

¿Duele principalmente el hombro?

no — sí

hombro paralizado o adolorido

- el dolor aumenta si tratas de levantar el brazo por encima de la cabeza
- los movimientos de hombro o brazo son limitados por el dolor o la rigidez

¿Además del dolor, hay hormigueo o entumecimiento?

no — sí

nervio pellizcado

- en la muñeca; afecta los dedos pulgar, índice y medio
- en el codo; afecta el meñique y la mitad del dedo medio
- en el cuello; afecta varias áreas del brazo

sólo se omiten causas raras

angina ⚠

- el dolor aumenta con el ejercicio y se calma con reposo

Recuerda que: ⚠ debes ver pronto al médico; 🏥 acude de inmediato al hospital.

Distensión muscular Dentro del brazo hay diversos músculos que se lesionan fácilmente por tensión (por estiramiento); por ejemplo, al levantar objetos pesados o al practicar deporte.

Tratamiento No es necesario si la lesión es leve, ya que sanará en uno o dos días. Cuando es más grave, se requiere reposo por más tiempo, compresas de hielo sobre la parte afectada y algunos analgésicos o antiinflamatorios (como ibuprofeno, que se vende sin receta médica).

Codo de tenista o de golfista La mano y la muñeca emplean muchos músculos para moverse; varios de ellos están unidos al codo (los que levantan el brazo están unidos al lado externo del codo y los que lo bajan al lado interno). Las uniones entre dichos músculos y el hueso se pueden inflamar —a veces sin motivo, pero otras por lesión o esfuerzo repetido en el deporte— (codo de tenista, en el lado externo, y de golfista, en el lado interno). No es necesario practicar estos deportes para sufrir este problema.

Tratamiento La lesión se cura con el tiempo, aunque puede tardar meses. También ayuda la aplicación de calor (frascos con agua caliente o una lámpara de rayos infrarrojos), el masaje suave, vendaje de soporte y antiinflamatorios, (ibuprofeno). Si no mejoras y sientes mucha molestia, una inyección de cortisona te aliviará (te la puede aplicar tu médico o un especialista). Si juegas tenis, pide asesoría en cuanto a tu técnica y al grosor del mango de la raqueta; con estos pequeños cambios se puede resolver el problema.

Tenosinovitis Los tendones son unas ligas resistentes que unen los músculos al hueso. Estas fibras están envueltas por una envoltura que les permite deslizarse unas sobre otras. La repetición de movimientos o ejercicios a los que no estás acostumbrado hace que la cubierta se inflame y ejerza fricción, lo que causa dolor. Esto es la tenosinovitis, que casi siempre ocurre en la muñeca.

Tratamiento Si ocurre por hacer un ejercicio al que no estás acostumbrada, sanará sola en pocos días. El problema es más complicado si se debe a movimientos repetitivos. Usar muñequeras, compresas calientes y antiinflamatorios, como en el caso anterior, puede ser de ayuda. También da buen resultado inyectar cortisona dentro de la cubierta tendinosa, aunque es mejor que lo realice un especialista. Hay que eliminar la causa, cualquiera que sea. Por ejemplo, el trabajo mecánico repetitivo o largas horas de captura o mecanografía en postura inadecuada pueden impedir que sane la inflamación. Para resolver el problema, debes cambiar tu postura habitual al trabajar o comentárselo a tu jefe.

Hombro paralizado o adolorido Cuando el brazo se mueve, se usan diversos músculos que, al inflamarse (no se sabe bien por qué), provocan dolor en el hombro y sus movimientos se ven limitados. A esto se le llama hombro adolorido. En los casos más graves, hay tanta molestia que no se puede mover el hombro y se dice que está "congelado".

Tratamiento Los cuidados que se indican para otros trastornos de los brazos también sirven en este caso, como aplicar calor o tomar los antiinflamatorios disponibles en la farmacia. Es muy importante mover el hombro para que no se ponga demasiado rígido. Un ejercicio sencillo consiste en levantar el brazo, suavemente, balancearlo como péndulo e incrementar cada día los movimientos. El hombro adolorido o paralizado tarda varios meses —incluso uno o dos años— en sanar. También en este caso son útiles las inyecciones de cortisona (consulta a tu médico). En los casos graves se emplea la fisioterapia o la cirugía; por tanto, si no sientes mejoría acude con el doctor.

Nervio pellizcado Los nervios salen de la médula espinal, pasan a través de varios huesos del cuello y cruzan varios rincones y huecos antes de extenderse por los brazos. Pueden quedar atrapados en cualquier punto de su trayecto, aunque esto ocurre casi siempre en el cuello, el codo o las muñecas, lo que ocasiona dolor, hormigueo o entumecimiento.

Tratamiento En casi todos los casos, los nervios pellizcados se liberan en dos o tres días. Si la molestia persiste, toma antiinflamatorios y haz ejercicio ligero; si continúa, es grave o empeora con rapidez, ve con el médico. El tratamiento varía según el sitio exacto del nervio atrapado, pero casi siempre se usan antiinflamatorios, férulas, cortisona inyectada y masajes; y en los casos más graves, cirugía.

Angina En la sección *Dolor en el pecho* (p. 67) se aborda este trastorno. En ocasiones duele el brazo izquierdo y también el pecho. Pero recuerda que es muy poco probable que cause dolor en el brazo antes de los 45 años.

Tratamiento Consulta la sección *Dolor en el pecho* (p. 67).

Dolor en el pecho

Nota: Si tienes dolor en los senos, consulta *Dolor en los senos*, p. 76.

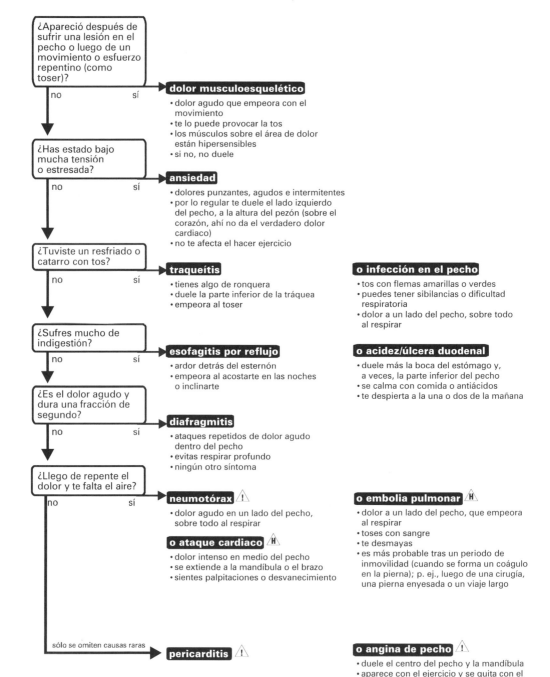

¿Apareció después de sufrir una lesión en el pecho o luego de un movimiento o esfuerzo repentino (como toser)?

no   sí

dolor musculoesquelético
- dolor agudo que empeora con el movimiento
- te lo puede provocar la tos
- los músculos sobre el área de dolor están hipersensibles
- si no, no duele

¿Has estado bajo mucha tensión o estresada?

no   sí

ansiedad
- dolores punzantes, agudos e intermitentes
- por lo regular te duele el lado izquierdo del pecho, a la altura del pezón (sobre el corazón, ahí no da el verdadero dolor cardiaco)
- no te afecta el hacer ejercicio

¿Tuviste un resfriado o catarro con tos?

no   sí

traqueítis
- tienes algo de ronquera
- duele la parte inferior de la tráquea
- empeora al toser

o infección en el pecho
- tos con flemas amarillas o verdes
- puedes tener sibilancias o dificultad respiratoria
- dolor a un lado del pecho, sobre todo al respirar

¿Sufres mucho de indigestión?

no   sí

esofagitis por reflujo
- ardor detrás del esternón
- empeora al acostarte en las noches o inclinarte

o acidez/úlcera duodenal
- duele más la boca del estómago y, a veces, la parte inferior del pecho
- se calma con comida o antiácidos
- te despierta a la una o dos de la mañana

¿Es el dolor agudo y dura una fracción de segundo?

no   sí

diafragmitis
- ataques repetidos de dolor agudo dentro del pecho
- evitas respirar profundo
- ningún otro síntoma

¿Llego de repente el dolor y te falta el aire?

no   sí

neumotórax ⚠
- dolor agudo en un lado del pecho, sobre todo al respirar

o ataque cardiaco Ⓗ
- dolor intenso en medio del pecho
- se extiende a la mandíbula o el brazo
- sientes palpitaciones o desvanecimiento

o embolia pulmonar Ⓗ
- dolor a un lado del pecho, que empeora al respirar
- toses con sangre
- te desmayas
- es más probable tras un periodo de inmovilidad (cuando se forma un coágulo en la pierna); p. ej., luego de una cirugía, una pierna enyesada o un viaje largo

sólo se omiten causas raras

pericarditis ⚠

o angina de pecho ⚠
- duele el centro del pecho y la mandíbula
- aparece con el ejercicio y se quita con el reposo

Dolor musculoesquelético Los músculos y huesos que forman la caja torácica pueden inflamarse por una distensión muscular, golpes o infección viral.

Tratamiento. Se alivia solo, pero puede tardar algunas semanas, ya que la caja torácica es muy sensible y está en uso constante (se expande o contrae con cada respiración). Te ayudará tomar analgésicos o antiinflamatorios (como ibuprofeno) que compras en la farmacia; también sirve la aplicación de calor (p. ej., con una lámpara o compresas).

Ansiedad El estrés emocional hace que se tensen los músculos de la caja torácica, lo cual ocasiona diversos dolores. Si sufres ansiedad y sientes molestias en el pecho, es muy probable que pienses que tienes algo grave, como un trastorno cardiaco. Esto te pone más nerviosa y el malestar empeora, y se crea un círculo vicioso.

Tratamiento Lo más importante es aceptar que no tienes nada grave, ya que esto te ayudará a relajarte, y aliviará la tensión muscular. Si no estás convencida, coméntalo con tu médico. Además, primero trata de resolver lo que te causa estrés; también te ayudaría hacer deporte o ejercicios de relajación. En *Tensión emocional* (p. 161) hallarás más detalles al respecto.

Traqueítis Cuando padeces resfriado o gripa, el virus puede diseminarse hasta la tráquea, y ocasionar este problema.

Tratamiento No sirven los antibióticos. El trastorno desaparecerá solo en unos cuantos días; mientras tanto, toma analgésicos y haz inhalaciones de vapor; además, no fumes.

Esofagitis por reflujo Se explica este trastorno y cómo tratarlo en la sección *Indigestión* (p. 97). Si el ácido te irrita mucho el esófago, puede causar dolores en el pecho.

Diafragmitis El diafragma es una lámina muscular interna que separa el pecho del abdomen. Se cree que la diafragmitis se debe a la irritación de dicho músculo, aunque nadie sabe qué la ocasiona; sin embargo, es totalmente inofensiva.

Tratamiento Como se desconoce la causa, no se puede prevenir. Aparece y se va tan rápido que no vale la pena tomar analgésicos, ya que el dolor se aliviará antes de que cualquier tableta pueda surtir efecto. Por tanto, intenta ignorar la molestia.

Acidez o úlcera duodenal En la sección *Dolor abdominal recurrente* (p. 53) se explican estos trastornos y cómo tratarlos. Algunas veces, el dolor se siente en el pecho y no en el estómago.

Infección en el pecho Un tipo grave de este trastorno es la neumonía que puede causar *pleuresía*. En la sección *Tos* (p. 165) se explica este problema con más detalle.

Angina de pecho o ataque cardiaco Si los vasos sanguíneos que irrigan tu corazón se obstruyen, la sangre tendrá dificultades para llegar al miocardio. Por consiguiente, el músculo cardiaco sufrirá la falta de oxígeno y se quejará provocando un dolor opresivo en el pecho, sobre todo cuando te ejercitas; esto es la *angina de pecho*, un trastorno poco probable en menores de 35 años. Cuando se bloquea totalmente un vaso sanguíneo, la parte de músculo cardiaco que irriga morirá; esto ocasionará un dolor repentino e intenso en el pecho (ataque cardiaco o infarto del miocardio). Todo el mundo puede padecer trastornos del corazón, especialmente al envejecer; sin embargo, corres riesgo de sufrirlo si fumas o tienes alguna enfermedad cardiaca de familia, estás excedida de peso, tu dieta es inadecuada, tienes alta concentración de colesterol (un tipo de grasa en la sangre), padeces hipertensión o te ejercitas; la probabilidad es mayor cuando reúnes uno o más de estos factores. Pero, por encima de todo, estos trastornos son muy poco probables en mujeres que no hayan llegado a la menopausia.

Tratamiento Si crees tener angina de pecho, debes ver a tu médico. Probablemente, él te dará algún medicamento o envía con un cardiólogo para que te practique más pruebas, ratifique el diagnóstico y determine si requieres algún otro tipo de tratamiento. Es muy importante que corrijas tu estilo de vida; el doctor te recomendará cómo cambiar tu dieta, cuánto peso perder y qué ejercicios realizar; además debes dejar de fumar. Si sientes que estás sufriendo un ataque cardiaco, no lo dudes y pide una ambulancia de inmediato. Los doctores del hospital te darán tratamiento para aliviar el dolor y proteger tu corazón, pero es importante hacerlo lo más pronto posible. Mientras esperas a los paramédicos, mastica una aspirina, ya que aligera la sangre y ayuda a desbloquear los vasos sanguíneos.

Pericarditis Es una inflamación de la cubierta cardiaca, por lo regular causada por un virus.

Tratamiento Necesitas consultar a tu médico, el te enviará al hospital si lo considera pertinente.

Neumotórax y embolia pulmonar Se explican en las secciones *Dificultad para respirar* (p. 49) y *Sangre al escupir* (p. 149).

Dolor en la parte baja del abdomen–aislado

Nota: No se cubren las causas específicas del dolor abdominal en el embarazo (más de 12 semanas de gestación). Si estás embarazada y tu dolor no tiene como obvio origen la cistitis o la gastroenteritis, busca atención médica rápidamente.

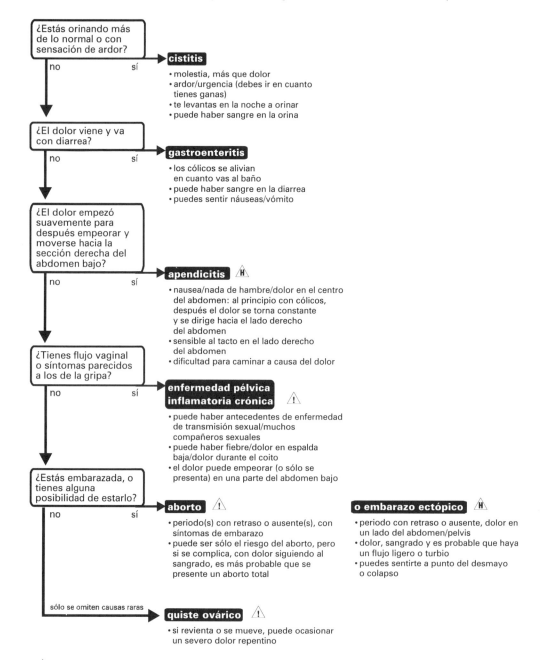

¿Estás orinando más de lo normal o con sensación de ardor?
no — sí

cistitis
- molestia, más que dolor
- ardor/urgencia (debes ir en cuanto tienes ganas)
- te levantas en la noche a orinar
- puede haber sangre en la orina

¿El dolor viene y va con diarrea?
no — sí

gastroenteritis
- los cólicos se alivian en cuanto vas al baño
- puede haber sangre en la diarrea
- puedes sentir náuseas/vómito

¿El dolor empezó suavemente para después empeorar y moverse hacia la sección derecha del abdomen bajo?
no — sí

apendicitis ⚕
- nausea/nada de hambre/dolor en el centro del abdomen: al principio con cólicos, después el dolor se torna constante y se dirige hacia el lado derecho del abdomen
- sensible al tacto en el lado derecho del abdomen
- dificultad para caminar a causa del dolor

¿Tienes flujo vaginal o síntomas parecidos a los de la gripa?
no — sí

enfermedad pélvica inflamatoria crónica ⚠
- puede haber antecedentes de enfermedad de transmisión sexual/muchos compañeros sexuales
- puede haber fiebre/dolor en espalda baja/dolor durante el coito
- el dolor puede empeorar (o sólo se presenta) en una parte del abdomen bajo

¿Estás embarazada, o tienes alguna posibilidad de estarlo?
no — sí

aborto ⚠
- periodo(s) con retraso o ausente(s), con síntomas de embarazo
- puede ser sólo el riesgo del aborto, pero si se complica, con dolor siguiendo al sangrado, es más probable que se presente un aborto total

o embarazo ectópico ⚕
- periodo con retraso o ausente, dolor en un lado del abdomen/pelvis
- dolor, sangrado y es probable que haya un flujo ligero o turbio
- puedes sentirte a punto del desmayo o colapso

sólo se omiten causas raras

quiste ovárico ⚠
- si revienta o se mueve, puede ocasionar un severo dolor repentino

⚕ Si tu dolor abdominal es severo, o si te sientes muy enferma o desfalleciente con él, entonces no importa tanto cuál sea el diagnóstico; es probable que sea una causa grave y debes buscar atención médica inmediatamente.

Cistitis Se explica, junto con su tratamiento, en la sección *Problemas para orinar* (p. 137). La vejiga (la bolsita muscular en la que se acumula la orina) se encuentra en la parte inferior del abdomen y, cuando se inflama por una infección, puede ocasionar dolor.

Gastroenteritis Se explica, junto con su tratamiento, en la sección *Dolor abdominal aislado* (p. 51).

Aborto Se explica, junto con su tratamiento, en el apartado *Aborto/riesgo de aborto* de la sección *Sangrado vaginal anormal o irregular* (p. 147).

Apendicitis Se expone en la sección *Dolor abdominal aislado* (p. 51).

Enfermedad pélvica inflamatoria crónica Los órganos de la pelvis —el útero, los ovarios, y los conductos que los conectan (las trompas de Falopio)— en ocasiones llegan a infectarse. Dichas infecciones pueden ser ocasionadas por una enfermedad de transmisión sexual (como chlamydia o gonorrea), o los gérmenes pueden llegar a los órganos de tu pelvis por cualquier otra vía; por ejemplo, si has tenido recientemente un bebé, un aborto, o el ajuste del DIU. Eso causa la inflamación (enfermedad pélvica inflamatoria crónica) que provoca dolor y, posiblemente, sangrado anormal o flujos vaginales. En ocasiones, la infección "se instala", generando ataques repetidos, menstruación abundante y, en algunos casos, problemas de fertilidad (revisa la sección *Menstruación abundante*, p. 113).

Tratamiento Necesitas ir con tu médico general urgentemente. Ella podrá resolver el problema con antibióticos si se trata de un ataque ligero. De otra manera, serás enviada al hospital, sobre todo si el problema es consecuencia de un parto o un aborto, pues significa que se quedó dentro algo de gasa o sangre, ocasionando la infección. Requiere de antibióticos y, normalmente, un raspado; la remoción de la gasa bajo anestesia.

Embarazo ectópico Se le llama ectópico a un embarazo que se desarrolla fuera del útero, por lo regular en las trompas de Falopio. Conforme avanza el embarazo, inflama las trompas, provocando dolor o una pérdida repentina de sangre. En ocasiones, los embarazos ectópicos se dan a causa de alguna lesión y por tanto son más frecuentes en mujeres que han tenido alguna cirugía o infección en las trompas. Los embarazos de mujeres que tienen el DIU o que toman pastillas de progesterona (la minipíldora) tienen más probabilidades de ser ectópicos.

Tratamiento Si sospechas que tienes un embarazo ectópico debes buscar atención médica sin demora, así es que ve al médico o al hospital. Seguramente se te internará de urgencia si es que en verdad lo tienes, pues hay un gran riesgo de ruptura; en otras palabras, que las trompas de Falopio revienten, provoquen una hemorragia y te pongas en grave riesgo.

Quiste ovárico Un quiste ovárico es un bulto, a menudo lleno de líquido, que se desarrolla en tu ovario. Puede reventar o moverse, lo que conlleva un severo dolor repentino.

Tratamiento El dolor repentino ocasionado por un quiste ovárico requiere hospitalización.

Dolor en la parte baja del abdomen–recurrente

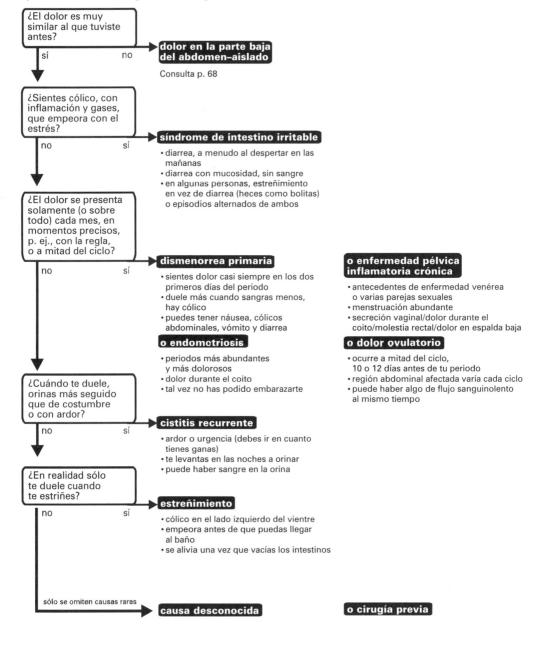

¿El dolor es muy similar al que tuviste antes?

sí　no

dolor en la parte baja del abdomen–aislado

Consulta p. 68

¿Sientes cólico, con inflamación y gases, que empeora con el estrés?

no　sí

síndrome de intestino irritable

- diarrea, a menudo al despertar en las mañanas
- diarrea con mucosidad, sin sangre
- en algunas personas, estreñimiento en vez de diarrea (heces como bolitas) o episodios alternados de ambos

¿El dolor se presenta solamente (o sobre todo) cada mes, en momentos precisos, p. ej., con la regla, o a mitad del ciclo?

no　sí

dismenorrea primaria

- sientes dolor casi siempre en los dos primeros días del periodo
- duele más cuando sangras menos, hay cólico
- puedes tener náusea, cólicos abdominales, vómito y diarrea

o endometriosis

- periodos más abundantes y más dolorosos
- dolor durante el coito
- tal vez no has podido embarazarte

o enfermedad pélvica inflamatoria crónica

- antecedentes de enfermedad venérea o varias parejas sexuales
- menstruación abundante
- secreción vaginal/dolor durante el coito/molestia rectal/dolor en espalda baja

o dolor ovulatorio

- ocurre a mitad del ciclo, 10 o 12 días antes de tu periodo
- región abdominal afectada varía cada ciclo
- puede haber algo de flujo sanguinolento al mismo tiempo

¿Cuándo te duele, orinas más seguido que de costumbre o con ardor?

no　sí

cistitis recurrente

- ardor o urgencia (debes ir en cuanto tienes ganas)
- te levantas en las noches a orinar
- puede haber sangre en la orina

¿En realidad sólo te duele cuando te estriñes?

no　sí

estreñimiento

- cólico en el lado izquierdo del vientre
- empeora antes de que puedas llegar al baño
- se alivia una vez que vacías los intestinos

sólo se omiten causas raras

causa desconocida

o cirugía previa

Dolor en la parte baja del abdomen–recurrente

Dismenorrea primaria Es el nombre médico para los dolores normales de la menstruación. Consulta la sección *Menstruación dolorosa* (p. 115).

Síndrome de intestino irritable (SII) Se explica, junto con su tratamiento, en la sección *Dolor abdominal recurrente* (p. 53).

Enfermedad pélvica inflamatoria crónica Los órganos pélvicos: el útero, los ovarios y los tubos que los conectan (trompas de Falopio), pueden infectarse con gérmenes que no desaparecen solos y en ocasiones ni siquiera con antibióticos. Provocan inflamación que, a su vez, causa episodios repetidos de dolor y, a veces, menstruación abundante.

Tratamiento Ve con tu doctora. Un tratamiento repetido o de larga duración con antibióticos puede servir, o quizá te envíe al ginecólogo para una posible cirugía, sobre todo si existe inflamación de las trompas de Falopio.

Endometriosis La cubierta del útero (el endometrio) se adhiere a lugares inesperados como el ovario, los ligamentos que sostienen la matriz o las paredes musculares del útero. No se sabe cuál es la causa específica. Puede ocasionar infertilidad y menstruación abundante, así como dolor en el vientre.

Tratamiento Este problema se presenta de manera distinta en cada mujer. Algunas tienen una endometriosis terrible con pocos o ningún síntoma, otras, pocas áreas afectadas, pero sufren mucho. Y como este diagnóstico no significa que ésta sea la causa de un síntoma específico, tal vez los resultados del tratamiento puedan parecer decepcionantes. Un diagnóstico definitivo requiere estudios hospitalarios, por lo que quizás el ginecólogo aplique un tratamiento que normalmente consiste en pastillas o inyecciones de hormonas, e incluso cirugía.

Dolor ovulatorio Cuando el ovario produce el óvulo en la mitad del ciclo, tal vez experimentes un dolor en el abdomen.

Tratamiento Es normal. Un simple analgésico como el paracetamol puede aliviarte, así como la píldora, pues evita la producción de óvulos, aunque para aplicar este tratamiento tu dolor ovulatorio debe ser muy intenso.

Cistitis recurrente Consulta la sección *Problemas para orinar* (p. 137).

Estreñimiento Si el intestino se sobrecarga porque no estás yendo al baño regularmente, tal vez sientas un malestar indefinido casi todo el tiempo y sufras cólicos, porque el intestino se contrae para intentar expulsar las heces.

Tratamiento Consume más líquidos y fibra. El ejercicio físico también ayuda. Algunos medicamentos, en especial los analgésicos, pueden estreñir, así que si tomas uno con frecuencia, consulta al farmacéutico.

Si nada te funciona, puedes usar un laxante de la farmacia —sólo por unos días— para darle una ayudadita a tu intestino.

Cirugía previa Estas operaciones (en el abdomen u órganos pélvicos) pueden ocasionar problemas que provocan ataques repetidos de dolor abdominal. Un ejemplo es la adherencia: en la que los órganos abdominales y pélvicos manipulados durante la intervención desarrollan áreas pegajosas que se adhieren a los órganos adyacentes, lo que culmina en ataques de dolor. Otra causa es el "síndrome del ovario atrapado", resultado de una cirugía en la que un ovario queda adherido al tejido de la parte superior de la vagina.

Tratamiento Las adherencias se tratan con analgésicos. Puede realizarse una operación posterior, aunque tal vez empeore las cosas. El síndrome del ovario atrapado requiere usualmente otra cirugía; por ello, si tu doctora cree que ése es el problema, seguro que te enviará de vuelta con tu ginecólogo.

Causa desconocida Desafortunadamente, algunas mujeres sufren repetidos ataques de dolor abdominal por causas desconocidas, y por tanto resulta muy difícil de curar. Algunos médicos lo llaman "dolor pélvico crónico", las mujeres con este problema terminan yendo con distintos doctores y ginecólogos, se someten a muchas pruebas, a menudo difíciles, para encontrar una respuesta. A veces los doctores hallan alguna anormalidad, como una pequeña área de endometriosis (mira arriba), que parece explicar el problema, aunque luego resulta que no, porque el tratamiento no funciona. No sorprende que muchas mujeres con dolor pélvico tengan depresión, que en algunos casos, parece ser el origen del problema, y en otros, el resultado del dolor y las frustraciones. Los trastornos psicológicos juegan un papel importante, pues hay mujeres con dolor pélvico que han sufrido algún trauma emocional, como abuso sexual, que quizá sea la causa subyacente del problema.

Tratamiento Obviamente resulta muy difícil, pues no hay una causa clara. Si los especialistas ya te revisaron a profundidad y no encontraron ningún problema específico, quizá tu doctora se resista a hacerte más exámenes y podría empezar a creer que las causas son psicológicas. Intenta platicarlo con la mente abierta; después de todo, si tienes depresión, no importa si es la causa o el resultado de tu dolor.

Causas raras Los quistes (bultos en el ovario, a menudo llenos de líquido) e incluso el cáncer (de ovario, matriz o intestino), pueden causar dolor abdominal recurrente.

Tratamiento Es poco probable que estos trastornos sea el origen del síntoma. Pero si estás preocupada, habla con tu doctora.

Dolor en la rodilla

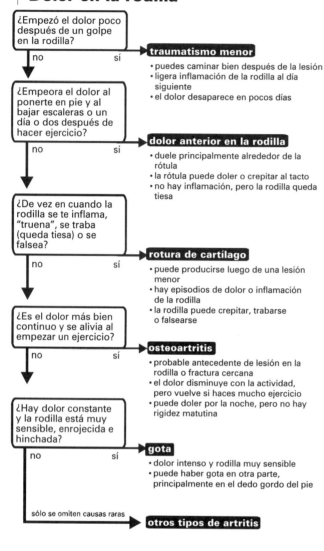

¿Empezó el dolor poco después de un golpe en la rodilla?

no   sí

traumatismo menor
- puedes caminar bien después de la lesión
- ligera inflamación de la rodilla al día siguiente
- el dolor desaparece en pocos días

o traumatismo mayor
- dolor intenso
- dificultad inmediata para apoyarte en la pierna afectada y para caminar
- gran inflamación o contusión en cosa
- de horas
- puede haber rotura completa de cartílago o de un ligamento cruzado

¿Empeora el dolor al ponerte en pie y al bajar escaleras o un día o dos después de hacer ejercicio?

no   sí

dolor anterior en la rodilla
- duele principalmente alrededor de la rótula
- la rótula puede doler o crepitar al tacto
- no hay inflamación, pero la rodilla queda tiesa

¿De vez en cuando la rodilla se te inflama, "truena", se traba (queda tiesa) o se falsea?

no   sí

rotura de cartílago
- puede producirse luego de una lesión menor
- hay episodios de dolor o inflamación de la rodilla
- la rodilla puede crepitar, trabarse o falsearse

o cuerpos sueltos
- un pedazo de hueso que "flota" en la rodilla se encaja y provoca dolor y trabamiento de la rodilla

¿Es el dolor más bien continuo y se alivia al empezar un ejercicio?

no   sí

osteoartritis
- probable antecedente de lesión en la rodilla o fractura cercana
- el dolor disminuye con la actividad, pero vuelve si haces mucho ejercicio
- puede doler por la noche, pero no hay rigidez matutina

¿Hay dolor constante y la rodilla está muy sensible, enrojecida e hinchada?

no   sí

gota
- dolor intenso y rodilla muy sensible
- puede haber gota en otra parte, principalmente en el dedo gordo del pie

o artritis séptica ⚠
- se manifiesta con dolores, calor en el sitio y temblores de frío

sólo se omiten causas raras

otros tipos de artritis

Recuerda que: ⚠ debes ver pronto al médico; 🏥 acude de inmediato al hospital.

Traumatismo menor Un golpe o una torcedura leve puede ocasionar una contusión o la distensión de un ligamento (los que mantienen unidos los huesos de la rodilla). A veces, una lesión hace que se inflame la cubierta de la rodilla y se derrame un poco de líquido, ocasionando una inflamación que dura un día o dos.

Tratamiento Necesitas reposo, hielo, compresión y elevación de la pierna, sobre todo cuando se hincha un poco la rodilla. Es decir, debes dejar que la rodilla descanse uno o dos días (con la pierna elevada sobre un taburete), aplicarle hielo (puede ser en cubos envueltos en una franela) y colocarte un vendaje firme (no tan apretado que dificulte la circulación). El dolor debe desaparecer en un par de días; también te puede ayudar un analgésico (sobre todo un antiinflamatorio, como el ibuprofeno, que puedes comprar en la farmacia). Cuando estés en franca mejoría, fortalece tu rodilla mediante ejercicios para los cuadríceps (músculos del muslo que puedes ejercitar si colocas un peso en tus pies y repetidamente estiras las piernas elevándolas al frente). Cuando recuperes la confianza en tu rodilla, reanuda tus actividades normales, incluso las deportivas, pero hazlo poco a poco y no olvides los ejercicios de calentamiento. Consulta a tu médico si continúan los problemas; él te puede recomendar algún otro tratamiento, como la fisioterapia.

Dolor anterior en la rodilla Se trata simplemente de un dolor en la parte delantera de la rodilla, que se repite. La causa más común es el endurecimiento de la parte interna de la rótula o que los músculos del muslo inflaman la parte del hueso que mueven.

Tratamiento El dolor suele desaparecer, aunque tarde meses. Si corres mucho, intenta otro ejercicio menos rudo (como nadar) durante un tiempo y luego reanuda paulatinamente tus rutinas normales. No realices flexión forzada excesiva de la rodilla, es decir, procura no permanecer en cuclillas ni arrodillada. Y si practicas el ciclismo, asegúrate de que el asiento de la bicicleta está a la altura suficiente para que tus piernas se estiren totalmente cuando pedaleas. También te pueden ayudar los ejercicios de cuadríceps y los antiinflamatorios, como en el trastorno anterior.

Rotura de cartílago Un torcedura puede provocar el desgarre del cartílago de la rodilla cuya misión es amortiguar los impactos.

Tratamiento Si el desgarre es muy pequeño puede repararse con las medidas indicadas para traumatismo menor. De otra forma, deberás ver a tu médico, quien probablemente te enviará con un cirujano ortopedista (especialista en huesos).

Osteoartritis A medida que se desgasta el cartílago de la rodilla, los huesos tienden a friccionarse entre sí, lo que causa dolores repetitivos; en esto consiste la osteoartritis. Es más común en las personas que pesan demasiado y sufren en la rodilla una lesión grave, o una operación en las rodillas; también ocurre cuando las rodillas deben soportar esfuerzos excesivos por actividad laboral o deportiva.

Tratamiento Sirven los analgésicos, antiinflamatorios y ejercicios de cuadríceps que se describieron en párrafos anteriores. Si estás excedido de peso, trata de adelgazar. Continúa con el ejercicio, ya que esto ayuda a mantener la flexibilidad de las articulaciones, pero practica deportes poco rudos, como la natación, pues son mejores que aquellos que incluyen traqueteos, como trotar. También puedes utilizar calzado con suela ancha de goma o utilizar plantillas suaves, que actúan como amortiguadores al caminar y alivian la presión sobre las rodillas. Si no mejoras, consulta a tu doctor (pero no esperes que ordene una radiografía, porque generalmente no ayuda mucho). Las artritis graves de la rodilla se resuelven con cirugía, pero a menudo esto queda reservado para ancianos que sufren gran discapacidad por tal problema.

Cuerpos sueltos Un trozo de hueso o cartílago que anda suelto por ahí como resultado de una lesión.

Tratamiento Este tipo de tratamientos los aplica un ortopedista; por tanto, consulta a tu médico, quien probablemente te enviará con ese especialista.

Traumatismo mayor Los golpes fuertes en la rodilla (como los sufridos en accidentes automovilísticos) pueden ocasionar fractura de hueso o rotura de un ligamento grande (p. ej., en los ligamentos cruzados, que son los principales de la rodilla). Por supuesto, estas lesiones son muy dolorosas y generalmente se hinchan mucho y pronto (más o menos en una hora).

Tratamiento Ve directo a un servicio de urgencias.

Gota Se trata este trastorno en la sección *Dolor en tobillo, pie o dedo gordo* (p. 79). La rodilla ocupa el segundo lugar en frecuencia como sitio de gota, después del dedo gordo del pie.

Artritis séptica Infección originada por un germen que penetra en la articulación. A veces se origina en una herida infectada o, en muy raros casos, la causa es una bacteria transmitida por vía sexual que entra a la corriente sanguínea, que la lleva hasta la articulación.

Tratamiento Acude rápidamente al doctor; es probable que te envíe a un hospital para que te traten con antibióticos potentes.

Otras formas de artritis Hay numerosas clases de enfermedades articulares que pueden afectar la rodilla, pero todas son muy raras. El síndrome de Reiter es una de ellas y ataca sobre todo a hombres; a veces se desarrolla después de un ataque de diarrea o de una enfermedad de transmisión sexual y también causa problemas oculares y cutáneos. Otra es la artritis reumatoide, que a veces se manifiesta por inflamación y dolor en la rodilla.

Tratamiento Si crees que tienes alguno de estos problemas, consulta a tu médico; si él confirma tu preocupación, es probable que te envíe con un especialista en articulaciones.

Dolor en las pantorrillas

¿Sentiste un dolor repentino al hacer ejercicio o al caminar de puntas?

no — sí

distensión muscular

• si es realmente grave (sientes un tirón en la parte posterior de la pierna), tal vez se te desgarró el tendón de Aquiles ⚠

¿El dolor surgió un día después de hacer mucho ejercicio?

no — sí

rigidez muscular

• es normal y saludable

¿Sientes dolor sobre todo después de haber estado parada durante mucho tiempo?

no — sí

venas varicosas

• molestia, más que dolor
• empeora después de estar mucho tiempo parada
• puede haber inflamación en los tobillos al final del día
• venas abultadas en las piernas

¿Sientes más la molestia en las noches o cuando descansas?

no — sí

calambres

• también afecta el pie
• tus músculos se ponen tensos y duros
• después te queda adolorido

¿Además te duele la espalda, y se te adormece la pierna?

no — sí

dolor reflejo de la espalda (ciática)

• empeora al inclinarte o voltear la espalda
• se agrava si toses o estornudas

¿Tu pantorrilla está muy hinchada?

no — sí

trombosis venosa profunda ⚕

• se siente caliente al tacto y está enrojecida

¿El dolor surge sólo después del ejercicio y se alivia pronto con reposo?

no — sí

enfermedad vascular

• empieza antes si subes una colina o intentas caminar más rápido que de costumbre
• relacionado con tabaquismo

sólo se omiten causas raras

neuropatía

• por alcoholismo o diabetes

Recuerda que: ⚠ debes ver pronto al médico; ⚕ acude de inmediato al hospital.

Distensión muscular Si estiras demasiado un músculo, algunas de las fibras que lo conforman pueden desgarrarse y ocasionar un dolor repentino.

Tratamiento Si la lesión es grave, tienes que mantener la pantorrilla en reposo por algunos días, colocarte bolsas de hielo y tomar analgésicos y antiinflamatorios (como el ibuprofeno, que consigues en la farmacia). Cuando se te pase deberás tener cuidado con el ejercicio; si lo reanudas demasiado pronto, reaparecerá el problema. Recuerda calentar y estirar los músculos, como se indica en el siguiente apartado. Una distensión leve sanará en pocos días y no requiere tratamiento; si es más grave tardará de seis a ocho semanas en curarse.

Rigidez muscular (por falta de costumbre) Si no has ejercitado los músculos por algún tiempo, después de hacer ejercicio se inflaman y duelen.

Tratamiento El dolor desaparecerá en uno o dos días. Tal vez requieras tomar un analgésico común, como el paracetamol. Para evitar que se repita este problema, mejora tu condición física e incrementa tu actividad y no olvides calentar y estirar los músculos antes de iniciar tus rutinas.

Calambres Los músculos de la pantorrilla pueden contraerse y causar dolor intenso; además, el área puede seguir adolorida durante uno o dos días. Por lo regular esto se debe a la mala condición física o por hacer ejercicio en exceso.

Tratamiento Para aliviar un calambre basta estirar el músculo de la pantorrilla, enderezar la pierna y, con la mano, jala tu pie hacia arriba. Las principales medidas preventivas son: tomar suficiente líquido (especialmente antes y después del ejercicio), mantenerte en buena condición física y hacer calentamiento antes de ejercitarte. También ayuda hacer estiramiento muscular antes de ejercitarte o ir a la cama; estira los músculos durante algunos minutos, como lo haces al sufrir un calambre. Si todo esto falla y el problema se agrava, consulta a tu médico; a veces los analgésicos son de ayuda.

Dolor reflejo de la espalda Un dolor reflejo es el que se siente en algún lado, pero se origina en otro. Los trastornos en la espalda (en especial la ciática) pueden referir el dolor a la pantorrilla.

Tratamiento Consulta la sección *Dolor de espalda* (p. 57).

Venas varicosas Se explica en la sección *Tobillos inflamados* (p. 163). A veces provocan un dolor leve en las pantorrillas, o cuando se inflaman, zonas blandas (flebitis).

Tratamiento Se trata en *Tobillos inflamados* (p. 163).

La flebitis se cura con un par de días de reposo, unas medias especiales y antiinflamatorios como la aspirina y el ibuprofeno (disponibles en la farmacia).

Desgarro del tendón de Aquiles Este tendón es el grueso cordón que puedes sentir atrás del tobillo y une el extremo inferior de la pantorrilla con el talón; puede romperse por estiramiento repentino, especialmente si caminas de puntillas.

Tratamiento Si tienes probable desgarro del tendón de Aquiles, necesitas atención de inmediato; ve a un departamento de urgencias.

Trombosis venosa profunda Las arterias llevan sangre del corazón a los músculos y las venas la regresan al corazón. En los conductos venosos mayores de las piernas se puede formar un coágulo, que es una especie de grumo. Esto ocurre rara vez en hombres y, cuando sucede, generalmente se debe a una combinación de tabaquismo con inmovilidad, por ejemplo, debido a tener una pierna enyesada por alguna fractura.

Tratamiento Consulta con urgencia a tu médico; si él cree que tienes trombosis te podrá enviar al hospital para que te traten con anticoagulantes, para disolver el coágulo.

Trastorno vascular Los vasos sanguíneos arteriales llevan sangre a las piernas para suministrar oxígeno a los músculos. Si padeces arterioesclerosis (endurecimiento de arterias), los músculos pueden sufrir por falta de sangre, sobre todo al hacer ejercicio, lo cual causa dolor. Este trastorno es raro en jóvenes, pero hay un tipo (enfermedad de Buerger) que, en contados casos, afecta a fumadores menores de 45 años de edad.

Tratamiento Para desbloquear las arterias conviene dejar de fumar, hacer ejercicio y tomar media aspirina soluble al día. Pero vale la pena que veas al doctor, porque tal vez necesites que un especialista te haga más exámenes y te dé tratamiento.

Neuropatía Es una enfermedad de los nervios que dan sensibilidad a las piernas. La puede ocasionar gran número de problemas, la mayoría de los cuales son muy raros. Las dos causas más frecuentes en jóvenes son diabetes y consumo excesivo de alcohol, que elevan la cantidad azúcar y alcohol en la sangre, respectivamente, e intoxican los nervios.

Tratamiento Cuando la causa es consumo excesivo de alcohol, es obvio que debes interrumpirlo, pues tienes un grave problema y tal vez seas alcohólica. Si te resulta difícil dejar de tomar, crees que la causa es otra o tienes diabetes comprobada y deseas saber si sufres neuropatía diabética, consulta a tu médico.

Dolor en los senos

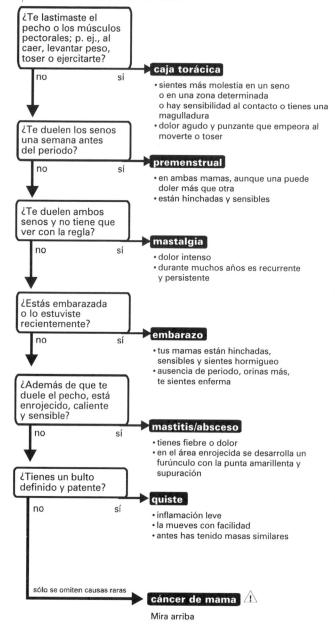

¿Te lastimaste el pecho o los músculos pectorales; p. ej., al caer, levantar peso, toser o ejercitarte?

no   sí

caja torácica
- sientes más molestia en un seno o en una zona determinada o hay sensibilidad al contacto o tienes una magulladura
- dolor agudo y punzante que empeora al moverte o toser

¿Te duelen los senos una semana antes del periodo?

no   sí

premenstrual
- en ambas mamas, aunque una puede doler más que otra
- están hinchadas y sensibles

o mastalgia
- parecido al dolor premenstrual, pero más molesto; dura todo el periodo menstrual

¿Te duelen ambos senos y no tiene que ver con la regla?

no   sí

mastalgia
- dolor intenso
- durante muchos años es recurrente y persistente

o efecto secundario de medicamentos
- sobre todo si tomas hormonas; revisa el instructivo del medicamento

o embarazo

mira abajo

¿Estás embarazada o lo estuviste recientemente?

no   sí

embarazo
- tus mamas están hinchadas, sensibles y sientes hormigueo
- ausencia de periodo, orinas más, te sientes enferma

o lactancia
- el malestar empeora cuando la mama está llena; p. ej., antes de amamantar o al empezar a destetar

o mastitis/absceso

mira abajo

¿Además de que te duele el pecho, está enrojecido, caliente y sensible?

no   sí

mastitis/absceso
- tienes fiebre o dolor
- en el área enrojecida se desarrolla un furúnculo con la punta amarillenta y supuración

¿Tienes un bulto definido y patente?

no   sí

quiste
- inflamación leve
- la mueves con facilidad
- antes has tenido masas similares

o cáncer de mama
- la masa puede ser suave, pero lo más probable es que sea dura y de forma irregular
- está adherida a la piel superficial o forma un hoyuelo
- tienes inflamados los ganglios de las axilas
- el pezón puede estar sumido o sangrar

sólo se omiten causas raras

cáncer de mama ⚠

Mira arriba

⚠ Sin importar la causa, todo bulto definido y palpable en el seno debe ser examinado por tu doctora lo antes posible.

Premenstrual Tu ciclo hormonal puede hacer que tus senos se hinchen antes de tu periodo, lo que causa cierta incomodidad. Esto es tan común que afecta a dos de cada tres mujeres.

Tratamiento Es bastante normal y no necesitas tratamiento. Si te molesta, un sostén con soporte, un baño caliente y un analgésico ligero podrán ayudarte.

Mastalgia Literalmente significa dolor de mamas. Algunas mujeres lo padecen de forma cíclica: es un dolor de seno premenstrual un poco más fuerte. Otras tienen mastalgia no cíclica, y no se relaciona con el ciclo menstrual, se desconoce la causa.

Tratamiento Cualquier síntoma en los senos provoca temor de alguna enfermedad grave como el cáncer. Por fortuna, es poco probable que la mastalgia esté relacionada con algo grave; si la molestia es en ambas mamas o cíclica, puedes estar tranquila, pero si te molesta en un solo lado y no sientes un bulto definido, lo único que necesitas es que te examinen, e incluso así, es poco probable que sea nada serio. La mastalgia ligera se elimina con las medidas arriba mencionadas, en el apartado *Premenstrual*. Los problemas más serios quizá requieran antiinflamatorios, como el ibuprofeno (disponible en farmacias). Si no ves mejoría y el dolor se convierte en un problema, ve con tu doctora: ella te prescribirá tratamientos más potentes.

Efecto secundario de medicamentos Las inyecciones y a veces la píldora, así como la terapia hormonal (que es poco probable que necesites a menos que seas mayor de 50 años o tengas menopausia prematura), pueden causar sensibilidad en los senos.

Tratamiento Sigue las recomendaciones antes expuestas. Si no te ayudan, habla con tu doctora; el cambio de tratamiento puede resolverlo.

De la caja torácica Las costillas lastimadas o una lesión muscular pueden ocasionar una molestia que se percibe como dolor de mamas.

Tratamiento Por lo regular desaparece solo después de algunos días. La aplicación de calor (baño caliente o lámpara) además de unos analgésicos, te aliviarán.

Quiste Es un bulto inofensivo lleno de líquido que a veces duele. Para más detalles y su tratamiento, lee la sección *Bultos en los senos* (p. 35).

Embarazo Los cambios hormonales de la primera etapa del embarazo hacen que los senos se hinchen y se vuelvan sensibles. Las náuseas, las frecuentes visitas al baño y la ausencia del periodo también son síntomas de gravidez.

Tratamiento El embarazo es muy normal y no requiere ningun tratamiento especial. Si estás desesperada porque tu problema no se resuelve con baños calientes y un sostén de soporte, toma paracetamol, pues no es peligroso en el embarazo.

Lactancia Las mamas producen leche después de un parto, lo cual hace que los pechos se hinchen y duelan.

Tratamiento Si estás amamantando, el dolor empeorará cuando el bebé te mordisquea el pezón. Tu obstetra puede ayudarte con técnicas para alimentar al pecho. En caso de que desees proseguir el amamantamiento, o al menos extraer leche para liberar la presión, asegúrate de que la producción láctea no cese. Si quieres suspender —o no iniciar— la alimentación al pecho, notarás que la molestia desaparece en pocos días conforme se interrumpe la producción de leche. Los tratamientos recomendados descritos en el apartado *Premenstrual* son de ayuda (mira arriba).

Mastitis/absceso La mastitis es una infección causada por un microbio que entra por una grieta en el pezón, casi siempre durante la lactancia, y puede convertirse es una masa con pus, conocida como absceso.

Tratamiento Ve rápido con la doctora. Los antibióticos detendrán la infección antes de que causen demasiados problemas. Si por desgracia se desarrolla un absceso, te enviarán al hospital para extirparlo bajo anestesia. Si acabas de tener un bebé y quieres seguir alimentándolo, tendrás que vaciar la mama amamantando a tu bebé o sacando la leche, de lo contrario se detendrá la producción láctea.

Cáncer de mama Es muy poco probable que cause dolor (lee *Mastalgia*). En muy pocas ocasiones el cáncer provoca un dolor intenso y persistente, casi siempre en un área pequeña del seno. Aproximadamente una de cada 37 mujeres que es enviada a un hospital con esta molestia como principal síntoma, tiene cáncer (una de cada 20 con inflamación dolorosa).

Tratamiento Consulta a tu doctora si crees que ésta es la causa.

Dolor en tobillo, pie o dedo gordo

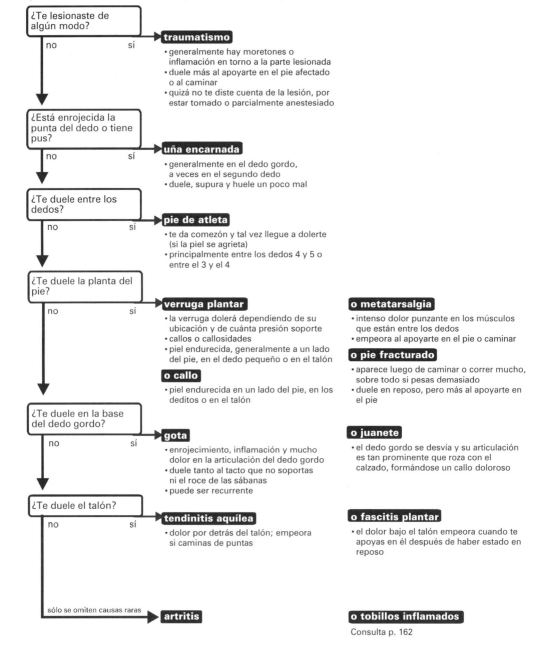

¿Te lesionaste de algún modo?

no   sí

traumatismo
- generalmente hay moretones o inflamación en torno a la parte lesionada
- duele más al apoyarte en el pie afectado o al caminar
- quizá no te diste cuenta de la lesión, por estar tomado o parcialmente anestesiado

¿Está enrojecida la punta del dedo o tiene pus?

no   sí

uña encarnada
- generalmente en el dedo gordo, a veces en el segundo dedo
- duele, supura y huele un poco mal

¿Te duele entre los dedos?

no   sí

pie de atleta
- te da comezón y tal vez llegue a dolerte (si la piel se agrieta)
- principalmente entre los dedos 4 y 5 o entre el 3 y el 4

¿Te duele la planta del pie?

no   sí

verruga plantar
- la verruga dolerá dependiendo de su ubicación y de cuánta presión soporte
- callos o callosidades
- piel endurecida, generalmente a un lado del pie, en el dedo pequeño o en el talón

o callo
- piel endurecida en un lado del pie, en los deditos o en el talón

o metatarsalgia
- intenso dolor punzante en los músculos que están entre los dedos
- empeora al apoyarte en el pie o caminar

o pie fracturado
- aparece luego de caminar o correr mucho, sobre todo si pesas demasiado
- duele en reposo, pero más al apoyarte en el pie

¿Te duele en la base del dedo gordo?

no   sí

gota
- enrojecimiento, inflamación y mucho dolor en la articulación del dedo gordo
- duele tanto al tacto que no soportas ni el roce de las sábanas
- puede ser recurrente

o juanete
- el dedo gordo se desvía y su articulación es tan prominente que roza con el calzado, formándose un callo doloroso

¿Te duele el talón?

no   sí

tendinitis aquílea
- dolor por detrás del talón; empeora si caminas de puntas

o fascitis plantar
- el dolor bajo el talón empeora cuando te apoyas en él después de haber estado en reposo

sólo se omiten causas raras

artritis

o tobillos inflamados

Consulta p. 162

Traumatismo Para lesiones de tobillo, consulta *Tobillos inflamados* (p. 162). Las torceduras de tobillo pueden causar otras lesiones, como desplazamiento de un trozo de hueso del borde externo del pie.

Tratamiento Si parece que te rompiste un hueso (dolor intenso, gran moretón e inflamación o no puedes apoyarte en ese pie) debes ir a una unidad de urgencias. Si no hay fractura, pero te duele, ponte compresas de hielo, toma analgésicos y mantén la parte lesionada en reposo por uno o dos días.

Pie de atleta Es una infección por hongos (micosis) entre los dedos de los pies. Por lo regular da comezón, pero también puede doler si se agrieta la piel.

Tratamiento Mantén secos los pies y aplícate una crema antimicótica que puedes comprar en la farmacia.

Uña encarnada Es una uña que crece hacia dentro provocando inflamación y dolor. Puede que se infecte, en cuyo caso se enrojecerá, dolerá más y saldrá pus.

Tratamiento No uses calzado de punta estrecha y córtate la uña de forma recta, no curva. Hay un par de tratamientos caseros que puedes intentar: cada día, introduce bajo la parte encarnada una torunda de algodón empapada en antiséptico; con esto puedes "convencer" a la uña de que crezca fuera de la carne, aunque puede tardar semanas, incluso meses, para que te haga caso. También puedes cortar una pequeña V en la punta de la uña, al centro, lo cual la hará un poco más flexible y aliviará la presión de la uña sobre los lados. Si la lesión se infecta, necesitarás que el médico te dé antibióticos. Si el trastorno persiste por meses y no hay signos de mejoría, habla con el doctor sobre la posibilidad de que te hagan una pequeña operación para resolver el problema.

Verruga plantar Se forma en la planta del pie.

Tratamiento Lo mejor es dejarla porque, finalmente, desaparecerá por sí sola. Si causa mucha molestia, remoja tus pies cada mañana para ablandar la piel, luego raspa la verruga con piedra pómez; repite esto durante algunas semanas y tal vez la verruga disminuya o incluso desaparezca.

Callos Son endurecimientos de la piel causados por fricción. Se pueden formar en la planta del pie o donde los dedos se rozan entre sí o con el calzado.

Tratamiento Igual al de la verruga plantar (consulta apartado anterior).

Juanetes Si el dedo gordo del pie se desvía, apuntando hacia los otros dedos, su base se engruesa y roza con el calzado. Esto causa inflamación en el nacimiento del dedo desviado.

Tratamiento Si te causa problemas, usa parches para aliviar la presión o fija el dedo con cinta adhesiva, a modo de enderezarlo (puedes conseguir ambas cosas en la farmacia). Si estás desesperada, la cirugía te puede ayudar.

Tendinitis aquílea El tendón de Aquiles es un ligamento grueso y resistente que une la pantorrilla con el talón. Por lo regular, la inflamación es causada por exceso de ejercicio o por rozamiento del talón con el borde posterior del calzado.

Tratamiento Descansa unas semanas y, luego, reanuda poco a poco tus ejercicios, pero no uses calzado con el borde posterior elevado. Te pueden ayudar los antiinflamatorios, que puedes comprar sin receta.

Metatarsalgia Dolor en la parte más ancha del pie. Tiene varias causas, como uso de zapatos nuevos, correr demasiado o un nervio pellizcado.

Tratamiento Te puede ayudar el empleo de cojincillos bajo el arco del pie y tomar antiinflamatorios. Si el problema persiste, consulta a tu médico para que te dé otras indicaciones y otro tratamiento.

Fascitis plantar Es inflamación en la planta del pie (principalmente bajo el talón). Este trastorno también puede deberse al uso de calzado nuevo, o por caminar o correr demasiado.

Tratamiento Puede servir el empleo de cojincillos bajo el arco del pie y tomar antiinflamatorios. Si el problema persiste, consulta a tu médico para que te dé otras indicaciones y otro tratamiento.

Pie fracturado Fractura de un hueso del pie debido a esfuerzo excesivo, generalmente por correr demasiado sobre superficies duras.

Tratamiento Necesitas estar en reposo alrededor de seis semanas y, luego, reanudar poco a poco el ejercicio físico, de preferencia con mejor calzado y en superficies más blandas.

Gota La sangre contiene una sustancia llamada *ácido úrico* que, en algunas personas, está tan concentrado que forma cristales que se pegan a las articulaciones (sobre todo la del dedo gordo del pie) y causan gran inflamación. A veces es mal de familia y se agrava por peso corporal excesivo o por tomar mucho alcohol.

Tratamiento Si es tu primer ataque, tendrás que ver al doctor porque te dolerá mucho. Ten el dedo en reposo, ponte compresas de hielo y toma los antiinflamatorios que te prescriba el médico; conserva algunos a la mano por si sufres otros ataques. Deshazte de los kilos de más y no bebas mucho alcohol para evitar problemas. Si los ataques continúan, consulta al doctor para que te prescriba un tratamiento preventivo contra el trastorno.

Artritis Varios tipos de artritis afectan los tobillos (consulta *Tobillos inflamados*, p. 163, y *Dolor en varias articulaciones*, p. 81). La osteoartritis (deterioro por desgaste) puede afectar al dedo gordo del pie.

Tratamiento Consulta las secciones indicadas en el párrafo anterior para problemas de tobillos. Las artritis del dedo gordo generalmente se tratan con analgésicos y cojincillos.

Dolor en varias articulaciones

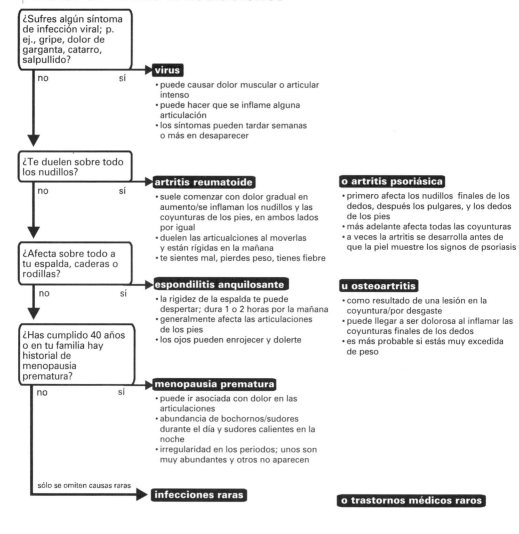

¿Sufres algún síntoma de infección viral; p. ej., gripe, dolor de garganta, catarro, salpullido?

no   sí

virus
- puede causar dolor muscular o articular intenso
- puede hacer que se inflame alguna articulación
- los síntomas pueden tardar semanas o más en desaparecer

¿Te duelen sobre todo los nudillos?

no   sí

artritis reumatoide
- suele comenzar con dolor gradual en aumento/se inflaman los nudillos y las coyunturas de los pies, en ambos lados por igual
- duelen las articualciones al moverlas y están rígidas en la mañana
- te sientes mal, pierdes peso, tienes fiebre

o artritis psoriásica
- primero afecta los nudillos finales de los dedos, después los pulgares, y los dedos de los pies
- más adelante afecta todas las coyunturas
- a veces la artritis se desarrolla antes de que la piel muestre los signos de psoriasis

¿Afecta sobre todo a tu espalda, caderas o rodillas?

no   sí

espondilitis anquilosante
- la rigidez de la espalda te puede despertar; dura 1 o 2 horas por la mañana
- generalmente afecta las articulaciones de los pies
- los ojos pueden enrojecer y dolerte

u osteoartritis
- como resultado de una lesión en la coyuntura/por desgaste
- puede llegar a ser dolorosa al inflamar las coyunturas finales de los dedos
- es más probable si estás muy excedida de peso

¿Has cumplido 40 años o en tu familia hay historial de menopausia prematura?

no   sí

menopausia prematura
- puede ir asociada con dolor en las articulaciones
- abundancia de bochornos/sudores durante el día y sudores calientes en la noche
- irregularidad en los periodos; unos son muy abundantes y otros no aparecen

sólo se omiten causas raras

infecciones raras

o trastornos médicos raros

Virus Muchos agentes virales ocasionan dolores e, incluso, inflamación en articulaciones, junto con todos los demás síntomas que provocan; por ejemplo, los causantes de catarro, hepatitis, fiebre glandular y rubéola.

Tratamiento No hay cura mágica contra los virus, sólo se debe dejar que el organismo los expulse. A veces, los dolores articulares tardan algunas semanas en desaparecer, pero se puede facilitar la curación con antiinflamatorios (como el ibuprofeno, que puedes conseguir en la farmacia). Tendrás que ver al doctor para que verifique si la molestia se debe a un virus y pueda darte otras indicaciones, dependiendo de qué virus en particular te infectó.

Artritis psoriásica Algunas de las personas que padecen psoriasis (un trastorno cutáneo frecuente que causa erupción descamativa en la piel) también sufren un tipo particular de artritis. Por lo regular, este trastorno afecta las manos, aunque también puede atacar otras articulaciones.

Tratamiento Ve al doctor. Si tu artritis no es grave, tal vez sólo te prescriba antiinflamatorios. Pero si éstos no te alivian o tu problema es grave, te enviará con un reumatólogo, quien tal vez deba recetarte fármacos más potentes para evitar que tus articulaciones sufran mucho daño.

Artritis reumatoide Este tipo de artritis generalmente principia entre los 30 y los 50 años de edad; primero afecta manos, muñecas y pies. Se desconoce cuál es su causa precisa.

Tratamiento Si el médico piensa que tienes este trastorno, te enviará con un reumatólogo. La artritis reumatoide puede lesionar mucho tus articulaciones y otras partes del cuerpo, de modo que el especialista te recomendará que cuides tus articulaciones y te prescribirá antiinflamatorios o fármacos más potentes para mantener controlada la enfermedad.

Menopausia prematura A algunas mujeres la menopausia les provoca o agrava los dolores en las coyunturas. Se dan más detalles en la sección *Bochornos* (p. 31).

Osteoartritis Ésta es una artritis debida a deterioro por desgaste. Es común en personas de edad avanzada (alrededor de dos tercios de la población mayor de 50 años tiene signos radiográficos de osteoartritis), pero es mucho menos frecuente en más jóvenes. Te puede afectar si en el pasado has maltratado tus articulaciones (p. ej., si practicaste demasiados aeróbicos) o si has padecido otros trastornos articulares (en especial, cirugía de cartílagos); en estos casos, lo más probable es que los problemas se presenten en rodillas y caderas.

Tratamiento En el apartado *Osteoartritis* de la sección *Dolor en la rodilla* (p. 73) se explican los principales puntos del tratamiento de este trastorno.

Espondilitis anquilosante Es una forma de artritis que afecta a menores de 30 años; causa dolores y rigidez en la región lumbar, dolor en las articulaciones de las costillas y, a veces, dolor e inflamación en otras articulaciones. Es de causa desconocida, pero en algunos casos es mal de familia.

Tratamiento Esto también debe tratarlo un reumatólogo. Además de prescribirte diversos medicamentos, el especialista te recomendará que te mantengas activo y ágil; por tanto, es muy importante que hagas ejercicio con regularidad (p. ej., natación) y mejores tu postura.

Infecciones raras Algunas infecciones muy poco frecuentes pueden provocar dolores articulares, entre otros síntomas; por ejemplo, gonorrea (una enfermedad de transmisión sexual que también causa secreciones en la vagina y ardor al orinar), enfermedad de Lyme (transmitida por la picadura de una garrapata) y brucelosis (que nos contagia el ganado, por lo que están en riesgo veterinarios, trabajadores de mataderos de reses, etcétera).

Tratamiento Ve al doctor y dile por qué crees que tal vez padezcas una de estas rarezas.

Otros trastornos médicos raros Hay numerosos tipos de artritis y enfermedades poco frecuentes que pueden causar dolores articulares.

Tratamiento Lo más probable es que no sufras ninguna de estas enfermedades, pero si estás preocupada, consulta a tu médico, quien ordenará las pruebas necesarias.

Erupción en la cara

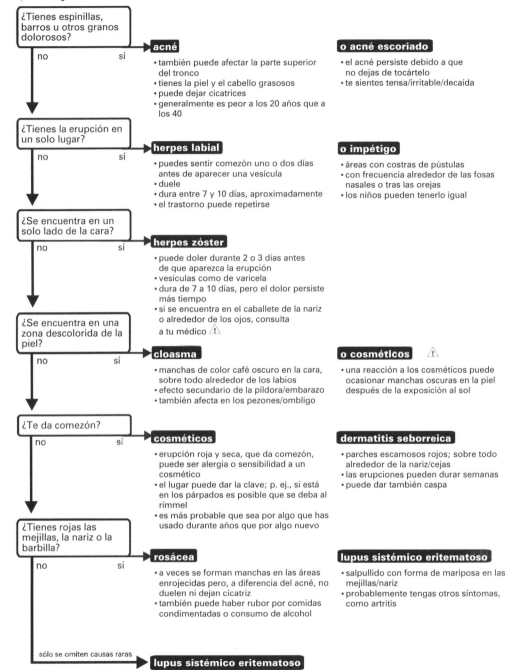

¿Tienes espinillas, barros u otros granos dolorosos?

no   sí

acné
- también puede afectar la parte superior del tronco
- tienes la piel y el cabello grasosos
- puede dejar cicatrices
- generalmente es peor a los 20 años que a los 40

o acné escoriado
- el acné persiste debido a que no dejas de tocártelo
- te sientes tensa/irritable/decaída

¿Tienes la erupción en un solo lugar?

no   sí

herpes labial
- puedes sentir comezón uno o dos días antes de aparecer una vesícula
- duele
- dura entre 7 y 10 días, aproximadamente
- el trastorno puede repetirse

o impétigo
- áreas con costras de pústulas
- con frecuencia alrededor de las fosas nasales o tras las orejas
- los niños pueden tenerlo igual

¿Se encuentra en un solo lado de la cara?

no   sí

herpes zóster
- puede doler durante 2 o 3 días antes de que aparezca la erupción
- vesículas como de varicela
- dura de 7 a 10 días, pero el dolor persiste más tiempo
- si se encuentra en el caballete de la nariz o alrededor de los ojos, consulta a tu médico ⚠

¿Se encuentra en una zona descolorida de la piel?

no   sí

cloasma
- manchas de color café oscuro en la cara, sobre todo alrededor de los labios
- efecto secundario de la píldora/embarazo
- también afecta en los pezones/ombligo

o cosméticos ⚠
- una reacción a los cosméticos puede ocasionar manchas oscuras en la piel después de la exposición al sol

¿Te da comezón?

no   sí

cosméticos
- erupción roja y seca, que da comezón, puede ser alergia o sensibilidad a un cosmético
- el lugar puede dar la clave; p. ej., si está en los párpados es posible que se deba al rímmel
- es más probable que sea por algo que has usado durante años que por algo nuevo

dermatitis seborreica
- parches escamosos rojos; sobre todo alrededor de la nariz/cejas
- las erupciones pueden durar semanas
- puede dar también caspa

¿Tienes rojas las mejillas, la nariz o la barbilla?

no   sí

rosácea
- a veces se forman manchas en las áreas enrojecidas pero, a diferencia del acné, no duelen ni dejan cicatriz
- también puede haber rubor por comidas condimentadas o consumo de alcohol

lupus sistémico eritematoso
- salpullido con forma de mariposa en las mejillas/nariz
- probablemente tengas otros síntomas, como artritis

sólo se omiten causas raras

lupus sistémico eritematoso

Recuerda que: ⚠ debes ver pronto al médico; Ⓗ acude de inmediato al hospital.

Acné Es muy común y, hasta cierto punto, normal en la adolescencia. Puede perdurar hasta los veintitantos y a veces, a mayor edad. Lo causa el bloqueo de las glándulas que producen la grasa de la piel, lo cual provoca la infección del sebo acumulado y las típicas pústulas inflamadas. Cuando es grave puede generar grandes quistes y cicatrices.

Tratamiento El acné leve no requiere tratamiento, si no te molesta. No exponerte a la luz solar te ayudará, pero modificar tu alimentación no sirve de nada. Es importante que mantengas tu cutis limpio, eliminando el exceso de grasa y reduciendo los gérmenes cutáneos que agravan el problema. Existen algunos medicamentos eficaces que se venden sin receta; por ejemplo, el peróxido de benzol (en crema, gel o loción). Si esto no te funciona o sufres acné grave —sobre todo con quistes y cicatrices— consulta a tu médico, quien podrá prescribirte varios tratamientos efectivos (como antibióticos) y, si eso no te sirve o tu problema es muy difícil, te mandará al dermatólogo para que te dé un tratamiento más fuerte.

Dermatitis seborreica Se cree que la causa es una infección por hongos. La erupción puede afectar otras áreas, como cuero cabelludo, pecho, ingles y axilas.

Tratamiento Podrás resolver este trastorno si usas una crema antimicótica (p. ej., clotrimazol, que hallarás en la farmacia, cuya aplicación facial es totalmente inocua. Si se repite, vuelve a usar la pomada. Si la infección es en el cuero cabelludo, será importante combatirla también con un champú antimicótico que debe usarse con regularidad (consulta la sección *Comezón en el cuero cabelludo*, p. 41).

Herpes labial Es causada por un virus (el del herpes simple). Si sufres la infección una vez, nunca podrás eliminar el virus por completo, sino que permanecerá en un nervio, en estado latente, y algunas ocasiones podrá reactivarse y causar de nuevo el problema, casi siempre en la misma zona (los labios, por lo regular). Quizá no haya una causa específica para la exacerbación del mal, pero el estrés, el agotamiento y la exposición al sol pueden provocarlo.

Tratamiento No hay un remedio que te libre definitivamente del virus, pero algunas personas han descubierto que les ayuda un poco usar crema de aciclovir (que se puede comprar en la farmacia) al primer signo de exacerbación del trastorno.

Cosméticos Los cosméticos pueden provocar trastornos de dos modos diferentes. Primero, causan una reacción alérgica, muchas veces relacionada con algo que has usado durante mucho tiempo en vez de por algo nuevo. Segundo, aumentan la pigmentación de la piel, ocasionando manchas oscuras, sobre todo después de la exposición al sol.

Tratamiento Obviamente, es importante dejar de usar el cosmético del problema (suele resolverse por el método de prueba-error). Si la erupción te da mucha comezón, puedes calmarla con una pomada de hidrocortisona a 1% (disponible en la farmacia). El exceso de pigmentación que haya ocasionado el cosmético desaparecerá, aunque quizá tarde meses.

Cloasma Se relaciona con las hormonas; el embarazo o la píldora provocan ocasionalmente un aumento de la pigmentación de la piel, en parches, en la cara.

Tratamiento Suele desaparecer cuando tienes al bebé o dejas la píldora. Utiliza una crema protectora cuando te expongas al sol; si no, la mancha se oscurecerá. No hay un tratamiento efectivo para este trastorno.

Acné escoriado Cualquiera que sea el factor que desencadene este problema al principio (que suele ser un brote leve de acné), sigue apareciendo por estarte tocando constantemente. Muchas veces se debe a tensión o depresión y se convierte en un círculo vicioso: si estás tensa o deprimida te preocupas más por tu apariencia y te tocas más, lo que lo empeora, ocasionando mayor malestar emocional.

Tratamiento La clave es dejarte la cara en paz, lo que tal vez no sea tan fácil ya que probablemente estés obsesionada con el problema. No lo vas a solucionar por mucha cantidad de crema o ungüentos que uses, y tal vez lo agraves. Si te sientes muy tensa o deprimida lo más positivo será que te concentres en resolverlo en vez de mirarte la piel. Consulta la sección *Desánimo* (p. 45) o *Tensión emocional* (p. 161).

Rosácea Se desconoce la causa de esta combinación de granos supurantes, rubor y flujo sanguíneo en la cara. Por lo regular aparece hacia los 40 años.

Tratamiento El enrojecimiento puede aumentar por tomar alcohol, bebidas calientes y comidas condimentadas, de modo que te convendrá disminuir o eliminar su consumo. Aparte de esto, no podrás hacer gran cosa por ti misma. Si el trastorno te molesta mucho, consulta a tu médico, para que te recete un medicamento eficaz (antibióticos en tabletas o crema).

Herpes zóster Este trastorno y su tratamiento se explica en *Ampollas* (p. 25). Si ves que te están saliendo erupciones en la cara, especialmente cerca de los ojos, debes acudir al médico en uno o dos días, y con urgencia si tienes irritado el globo ocular.

Impétigo Es una infección cutánea causada por ciertas bacterias que penetran en la piel por una herida o rozadura; además, pueden infectar otro trastorno dérmico, como eczema o herpes labial.

Tratamiento Los casos leves se alivian con una crema antiséptica. Si no, debes ir al doctor por antibióticos.

Problemas cutáneos raros A veces, la erupción del rostro se relaciona con ciertos tipos de artritis (p. ej., lupus sistémico eritematoso).

Tratamiento Es muy poco probable que lo padezcas. Si te preocupa, sobre todo si tienes las articulaciones inflamadas y te duelen, acude al médico. Si lo cree necesario, te mandará con un dermatólogo o un especialista en articulaciones.

Fatiga constante

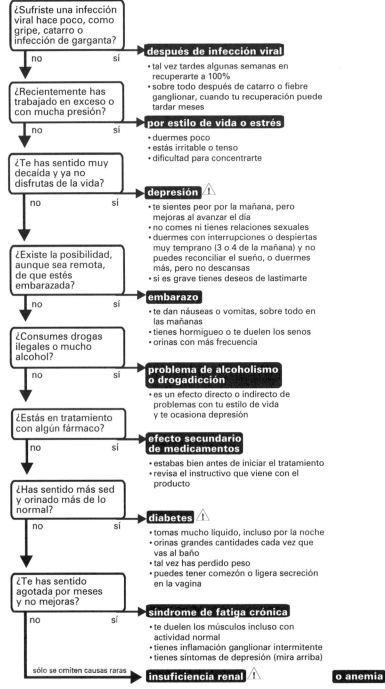

¿Sufriste una infección viral hace poco, como gripe, catarro o infección de garganta?

no   sí

después de infección viral
- tal vez tardes algunas semanas en recuperarte a 100%
- sobre todo después de catarro o fiebre ganglionar, cuando tu recuperación puede tardar meses

¿Recientemente has trabajado en exceso o con mucha presión?

no   sí

por estilo de vida o estrés
- duermes poco
- estás irritable o tenso
- dificultad para concentrarte

¿Te has sentido muy decaída y ya no disfrutas de la vida?

no   sí

depresión ⚠
- te sientes peor por la mañana, pero mejoras al avanzar el día
- no comes ni tienes relaciones sexuales
- duermes con interrupciones o despiertas muy temprano (3 o 4 de la mañana) y no puedes reconciliar el sueño, o duermes más, pero no descansas
- si es grave tienes deseos de lastimarte

¿Existe la posibilidad, aunque sea remota, de que estés embarazada?

no   sí

embarazo
- te dan náuseas o vomitas, sobre todo en las mañanas
- tienes hormigueo o te duelen los senos
- orinas con más frecuencia

¿Consumes drogas ilegales o mucho alcohol?

no   sí

problema de alcoholismo o drogadicción
- es un efecto directo o indirecto de problemas con tu estilo de vida y te ocasiona depresión

¿Estás en tratamiento con algún fármaco?

no   sí

efecto secundario de medicamentos
- estabas bien antes de iniciar el tratamiento
- revisa el instructivo que viene con el producto

¿Has sentido más sed y orinado más de lo normal?

no   sí

diabetes ⚠
- tomas mucho líquido, incluso por la noche
- orinas grandes cantidades cada vez que vas al baño
- tal vez has perdido peso
- puedes tener comezón o ligera secreción en la vagina

¿Te has sentido agotada por meses y no mejoras?

no   sí

síndrome de fatiga crónica
- te duelen los músculos incluso con actividad normal
- tienes inflamación ganglionar intermitente
- tienes síntomas de depresión (mira arriba)

sólo se omiten causas raras

insuficiencia renal ⚠

o anemia

o trastornos de tiroides

Fatiga constante

Estilo de vida o estrés El cansancio es uno de los problemas que tu médico trata a diario. Si no hay otros síntomas, como pérdida de peso, es muy raro que se deba a una enfermedad. Las encuestas recientes han demostrado que hasta una tercera parte de la población se siente cansada siempre. En la mayoría de casos no hay una causa específica. El agotamiento se debe a una mezcla de factores, como sueño irregular o insuficiente, falta de ejercicio físico y presiones en el trabajo; por lo general influye el estrés, pues resulta agotador estar siempre en tensión.

Tratamiento No existen píldoras mágicas, de modo que no agobies al farmacéutico ni al doctor. Lo sensato es revisar detenidamente tu estilo de vida y hacer algunos cambios constructivos. Es importante ordenar tus hábitos de sueño: vete a la cama a una hora fija, en lo posible, e intenta dormir más, y evita picar bocadillos durante el día y estar recostado. Dormirás —y te sentirás— mejor si haces más ejercicio. Trata de eliminar todo lo que te provoque estrés y realiza algunos ejercicios de relajación (lee la sección *Tensión emocional*, p. 161).

Después de infección viral Cualquier infección viral reciente —sobre todo gripe o fiebre glandular— puede dejarte fuera de combate por algunas semanas, en especial si tu estilo de vida no es particularmente reposado o has vuelto al trabajo demasiado pronto.

Tratamiento No hay un tratamiento específico para esto; sencillamente debes ser paciente y aplicar algunas de las medidas ya descritas, mientras esperas hasta recuperar tus niveles normales de energía.

Depresión En la sección *Desánimo* (p. 45) se explica este trastorno y la manera de tratarlo.

Embarazo El cansancio es uno de los síntomas que tienes al comienzo del embarazo.

Tratamiento Se debe al cambio hormonal en vez de por anemia, así que no es probable que te ayuden los suplementos de hierro (y de todos modos se harán análisis para ver si la tienes).

Efecto secundario de medicamentos Algunas medicinas, como las empleadas para la presión y los antidepresivos, provocan fatiga como efecto secundario.

Tratamiento Revisa el instructivo del medicamento o pregunta al farmacéutico si el fármaco que tomas causa agotamiento como efecto colateral. De ser así, habla con tu médico. Es difícil saber si el producto es o no lo que causa el problema porque, de todos modos, el cansancio es muy común. Si el doctor cree que la causa es el fármaco, puede interrumpir el tratamiento o cambiar su prescripción.

Problema de alcoholismo o drogadicción El alcohol y las drogas pueden causar cansancio de muchas maneras. Pueden disminuir tus niveles de energía o crear un caos en tu estilo de vida, causando alimentación insuficiente, inactividad física y falta de sueño; además, pueden provocar depresión.

Tratamiento Reduce —o mejor aún, elimina— el consumo de esas sustancias y revisa tu estilo de vida. Si te cuesta trabajo y necesitas ayuda, búscala en instituciones locales antialcohólicas o antidrogas (pide orientación en los servicios telefónicos de ayuda a la ciudadanía) o consulta a tu médico.

Diabetes En la sección *Pérdida de peso* (p. 123) se explica este trastorno y la forma de tratarlo.

Síndrome de fatiga crónica Se le dan muchos otros nombres, como agotamiento crónico o, más técnicamente, encefalomielitis miálgica benigna. Síndrome de fatiga crónica significa cansancio persistente y muchos doctores consideran que es el mejor nombre. Pero hasta aquí llega el acuerdo y comienza la controversia. Se ha escrito mucho en diarios, folletos y revistas médicas, pero aún existe el debate sobre qué es este trastorno y qué lo causa. Se discute con vehemencia si es un problema mental o físico, aunque la mayoría de médicos piensa que es un poco de ambas cosas. Se trata de una sensación de estar exhausta que no desaparece y puede acompañarse de dolores musculares, ganglios inflamados y depresión. Nadie conoce la causa con certeza; podría ser un virus, un trastorno emocional u otra cosa. Tampoco se sabe por qué persiste, aunque se piensa que influyen factores psicológicos, como una actitud negativa o pesimista, la creencia errónea de que un virus está atacando el organismo o la falta de voluntad para realizar el más mínimo esfuerzo. En los peores casos, la persona queda muy discapacitada y los síntomas duran años.

Tratamiento Como no hay acuerdo sobre las causas del mal, no sorprende que la terapéutica dependa del médico que consultes. En realidad, no hay una solución mágica para el problema. Los doctores que han investigado el síndrome creen que es muy importante ser positiva y no buscar remedios mágicos; muchos curanderos ofrecen soluciones, pero no se basan en datos científicos y tal vez te vacíen la billetera. Te puede ayudar el ejercicio, si lo incrementas gradualmente, pero no te excedas al principio porque si te agotas, no querrás continuar y será como si avanzaras un paso y retrocedieras dos, además de que tal vez desarrolles la actitud de "no puedo". Los antidrepresivos sirven cuando gran parte del problema se debe a la falta de ánimo. Lo mejor es que comentes tu caso con el doctor, y procura no aferrarte al autodiagnóstico, pues él habrá visto, antes que a ti, a muchos pacientes convencidos de que sufrían fatiga crónica, pero resultó que tenían otro problema.

Otras enfermedades El cansancio puede ser característico de una enorme gama de enfermedades, como anemia, problemas de tiroides e insuficiencia renal. Es difícil que tu problema se deba a estos males.

Tratamiento Si estás preocupada, ve al doctor, y él ordenará los exámenes necesarios.

Fiebre

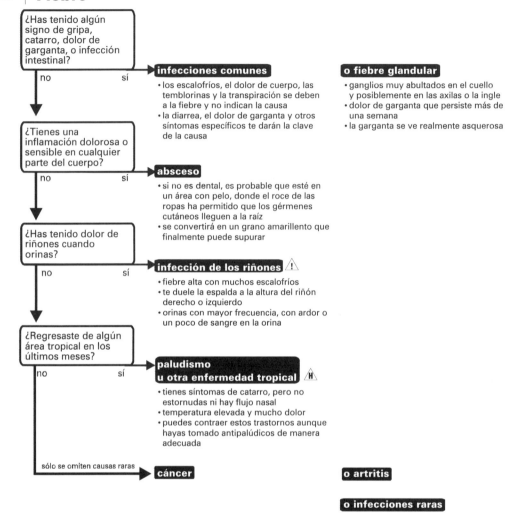

¿Has tenido algún signo de gripa, catarro, dolor de garganta, o infección intestinal?

no — sí

infecciones comunes
- los escalofríos, el dolor de cuerpo, las temblorinas y la transpiración se deben a la fiebre y no indican la causa
- la diarrea, el dolor de garganta y otros síntomas específicos te darán la clave de la causa

o fiebre glandular
- ganglios muy abultados en el cuello y posiblemente en las axilas o la ingle
- dolor de garganta que persiste más de una semana
- la garganta se ve realmente asquerosa

¿Tienes una inflamación dolorosa o sensible en cualquier parte del cuerpo?

no — sí

absceso
- si no es dental, es probable que esté en un área con pelo, donde el roce de las ropas ha permitido que los gérmenes cutáneos lleguen a la raíz
- se convertirá en un grano amarillento que finalmente puede supurar

¿Has tenido dolor de riñones cuando orinas?

no — sí

infección de los riñones ⚠
- fiebre alta con muchos escalofríos
- te duele la espalda a la altura del riñón derecho o izquierdo
- orinas con mayor frecuencia, con ardor o un poco de sangre en la orina

¿Regresaste de algún área tropical en los últimos meses?

no — sí

paludismo u otra enfermedad tropical 🏥
- tienes síntomas de catarro, pero no estornudas ni hay flujo nasal
- temperatura elevada y mucho dolor
- puedes contraer estos trastornos aunque hayas tomado antipalúdicos de manera adecuada

sólo se omiten causas raras — **cáncer**

o artritis

o infecciones raras

🏥 Si tienes fiebre y te sientes cada vez peor, con dolor de cabeza en aumento, rigidez en el cuello o vómitos, o si te está saliendo una erupción rojiza, acude al médico de inmediato para ver si es meningitis.

Recuerda que: ⚠ debes ver pronto al médico; 🏥 acude de inmediato al hospital.

Infecciones comunes Entre ellas se encuentran resfriados, amigdalitis, infecciones del pecho, catarro e infecciones intestinales, que pueden provocar fiebre durante algunos días. En realidad, la elevación de temperatura es una de las maneras en que el cuerpo lucha contra los gérmenes; la fiebre quema los invasores y hace que tus defensas trabajen más rápido.

Tratamiento La fiebre en sí no requiere tratamiento, aunque te sentirás mejor si te mantienes lo más fresca posible, tomas paracetamol y muchos líquidos. De lo que se trata más bien es de curar la infección que causa la fiebre. La mayoría de estas infecciones (incluso los resfriados y muchas infecciones intestinales) son causadas por virus y normalmente ceden por sí solas en pocos días. No hay cura mágica. Sin embargo, en algunos casos sirven los antibióticos como en la amigdalitis y las infecciones del pecho (lee las secciones *Dolor de garganta*, p. 59, y *Tos*, p. 165).

Fiebre glandular En la sección *Dolor de garganta* (p. 59) se explica este trastorno y la manera de tratarlo.

Absceso Los abscesos son infecciones que forman masas de pus, como furúnculos muy grandes y dolorosos. Pueden aparecer en cualquier parte del cuerpo, sobre todo en las áreas con pelo y alrededor del ano. También se pueden formar dentro del cuerpo; esto es mucho más raro, pero puede suceder, por ejemplo, después de una infección grave en el pecho o los riñones. Tu temperatura subirá y bajará mientras persista el absceso.

Tratamiento En sus inicios, se puede curar el absceso con antibióticos. De otra manera, se requerirá perforarlo; para ello, recurre a tu médico o al hospital. Resulta obvio que los abscesos internos son más complicados y requieren tratamiento hospitalario, lo cual puede decidir el doctor.

Infección en los riñones Si un germen se introduce a tu riñón, causará fiebre y también otros síntomas. Este trastorno es muy raro y puede ser signo de algún otro problema de vías urinarias, como cálculos renales.

Tratamiento Debes ver de inmediato a tu médico para que te administre antibióticos. También te ayudará tomar mucho líquido. Si te sientes muy mal y tienes vómito debes ir al hospital. También es necesario que te hagan otras pruebas cuando estés mejor para descubrir a qué se debió la infección renal.

Paludismo (y otras enfermedades tropicales) Muy ocasionalmente, la gente regresa de zonas tropicales con enfermedades exóticas como recuerdo (desagradable) de su viaje. Algunas de estas enfermedades (en particular, ciertos tipos de paludismo) se desarrollan poco a poco y pueden causar altas temperaturas que se repiten, antes de que aparezcan otros síntomas.

Tratamiento Si has estado en un lugar tropical y padeces fiebre persistente sin causa obvia (como un catarro o dolor de garganta) ve de inmediato a tu médico, sobre todo si te sientes muy mal. Visita al doctor aunque hayas tomado antipalúdicos o tu viaje haya sido hace varios meses; el paludismo puede tardar un poco en desarrollarse y los medicamentos tomados para prevenirlos no son eficaces a 100%. Además, puede que tengas otra infección tropical que no sea paludismo. Si el médico cree que trajiste a casa un raro germen de esta clase, ordenará análisis de sangre o te enviará al hospital.

Cáncer Todos los cánceres pueden causar fiebre recurrente. Un ejemplo es el linfoma (consulta la sección *Glanglios inflamados*, p. 91). Casi todos los otros cánceres producen síntomas diferentes que los excluyen de este problema.

Tratamiento Es muy improbable que tu temperatura se deba a un trastorno peligroso. Si estás preocupada, consulta a tu médico.

Infecciones raras Hay algunas infecciones poco comunes y graves, como la meningitis y la septicemia (envenenamiento de la sangre), que pueden causar fiebre súbita, a medida que tu cuerpo trata de combatirlas. También es probable que haya otros síntomas y tú te sientas muy mal. Algunas otras infecciones raras, pero importantes, no comienzan de manera tan espectacular. Por ejemplo la tuberculosis y la infección por virus VIH (causante del SIDA). Este tipo de gérmenes puede ocasionar fiebres prolongadas o recurrentes; por lo general, empeoran de manera progresiva.

Tratamiento La meningitis y el envenenamiento de la sangre requieren tratamiento inmediato en el hospital. Si te preocupa la posibilidad de tener tuberculosis o infección por VIH, debes ver pronto a tu doctor; para comenzar, él ordenará las pruebas necesarias.

Artritis La artritis reumatoide y otros tipos raros de artritis (no la osteoartritis común) pueden provocar fiebres recurrentes, entre otros síntomas.

Tratamiento Consulta a tu médico. Él te enviará con un especialista en articulaciones (reumatólogo). Lee el apartado *Artritis reumatoide* de la sección *Dolor en varias articulaciones* (p. 81).

Otros trastornos poco comunes Entre los problemas que ocasionalmente causan temperatura prolongada, están la inflamación intestinal (consulta la sección *Diarrea*, p. 147) y los efectos secundarios de medicamentos.

Tratamiento Habla con tu médico si crees que se debe a alguna de estas causas tan poco frecuentes.

Flujo vaginal

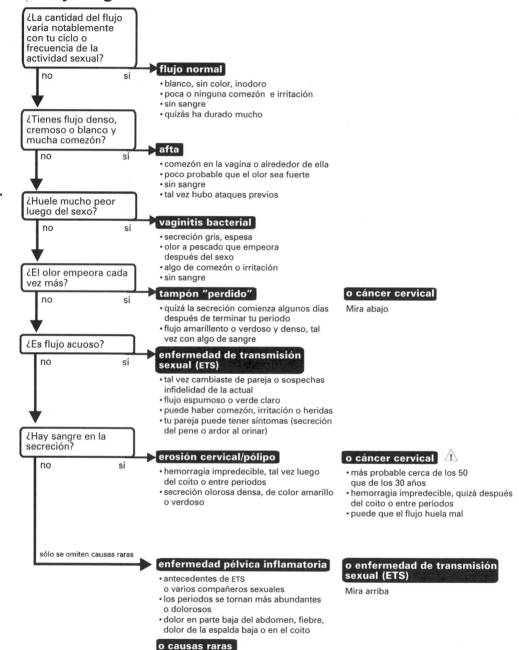

¿La cantidad del flujo varía notablemente con tu ciclo o frecuencia de la actividad sexual?

no   sí

flujo normal
- blanco, sin color, inodoro
- poca o ninguna comezón e irritación
- sin sangre
- quizás ha durado mucho

¿Tienes flujo denso, cremoso o blanco y mucha comezón?

no   sí

afta
- comezón en la vagina o alrededor de ella
- poco probable que el olor sea fuerte
- sin sangre
- tal vez hubo ataques previos

¿Huele mucho peor luego del sexo?

no   sí

vaginitis bacterial
- secreción gris, espesa
- olor a pescado que empeora después del sexo
- algo de comezón o irritación
- sin sangre

¿El olor empeora cada vez más?

no   sí

tampón "perdido"
- quizá la secreción comienza algunos días después de terminar tu periodo
- flujo amarillento o verdoso y denso, tal vez con algo de sangre

o cáncer cervical
Mira abajo

¿Es flujo acuoso?

no   sí

enfermedad de transmisión sexual (ETS)
- tal vez cambiaste de pareja o sospechas infidelidad de la actual
- flujo espumoso o verde claro
- puede haber comezón, irritación o heridas
- tu pareja puede tener síntomas (secreción del pene o ardor al orinar)

¿Hay sangre en la secreción?

no   sí

erosión cervical/pólipo
- hemorragia impredecible, tal vez luego del coito o entre periodos
- secreción olorosa densa, de color amarillo o verdoso

o cáncer cervical ⚠
- más probable cerca de los 50 que de los 30 años
- hemorragia impredecible, quizá después del coito o entre periodos
- puede que el flujo huela mal

sólo se omiten causas raras

enfermedad pélvica inflamatoria
- antecedentes de ETS o varios compañeros sexuales
- los periodos se tornan más abundantes o dolorosos
- dolor en parte baja del abdomen, fiebre, dolor de la espalda baja o en el coito

o enfermedad de transmisión sexual (ETS)
Mira arriba

o causas raras

⚠ Cualquier secreción vaginal con rastros de sangre debe ser revisada por tu doctora para descartar cáncer.

Flujo normal Las glándulas vaginales producen líquido lubricante que en ocasiones se ve como flujo. La cantidad depende de cada mujer, así como del ciclo; puede aumentar con el embarazo, la píldora y el dispositivo. Una vida sexual muy estimulante (con tu primer novio o una nueva pareja, por ejemplo), es otra causa común. Como este tipo de secreción es totalmente normal, no requiere tratamiento.

Afta Se explica, junto con su tratamiento, en la sección *Irritación o dolor en la vagina* (p. 107).

Vaginitis bacterial No importa cuánta higiene tengas, la vagina alberga muchos gérmenes; es normal que habiten allí, por lo regular no causan problemas y no se transmiten con el sexo. Si cambia el equilibrio microbiológico algunos de ellos se multiplican y provocan una secreción: es la vaginitis bacterial.

Tratamiento Que tu doctora te recete un antibiótico. Como no se transmite sexualmente, no es necesario que tu pareja se revise. No te laves en exceso si crees que no estás limpia pues al eliminar otras bacterias, permites que las que causan vaginitis bacterial se multipliquen y empeoren la situación.

Enfermedad de transmisión sexual Muchos gérmenes se trasmiten por vía sexual: *trichomona, gonorrea, Chlamydia y herpes*. Todos pueden causar flujo.

Tratamiento Si crees tener una infección transmitida sexualmente, mejor ve a tu clínica local (o una clínica de enfermedades venéreas) por un fármaco genitourinario. Allí recibirás atención adecuada y revisarán si tienes otras infecciones. Casi todos los hospitales tienen este servicio; sólo llama para concertar una cita. Conviene que tu pareja se revise y se trate, de otro modo volverás a infectarte. Para saber más sobre el herpes, consulta la sección *Irritación o dolor en la vagina* (p. 107).

Erosión cervical o pólipo Se explica, junto con su tratamiento, en el apartado *Erosión cervical/pólipo/cervicitis*, de la sección *Sangrado vaginal anormal o irregular* (p. 147).

Tampón "perdido" Un tampón olvidado producirá flujo maloliente.

Tratamiento Tú puedes sacarlo. De otro modo tendrás que ir con la doctora o a urgencias. Si ha estado allí desde hace mucho tiempo o el flujo es muy desagradable, quizá requieras antibióticos; coméntalo con tu doctora. Haz que extraigan el tampón lo más pronto posible, ya que existe la posibilidad de desarrollar el grave trastorno "síndrome del choque tóxico", en el que la infección pasa al flujo sanguíneo y te pone muy enferma.

Enfermedad pélvica inflamatoria Se explica, junto con su tratamiento, en las secciones *Dolor en la parte baja del abdomen–recurrente* (p.71) y *Dolor en la parte baja del abdomen–aislado* (p. 69).

Cáncer cervical u otras causas raras Algunos tipos de cáncer (como el cervical, de vagina o útero) o un embarazo ectópico pueden manifestarse con flujo vaginal.

Tratamiento Es improbable que estos problemas causen tus síntomas. Si te preocupa, ve rápido con tu doctora (urgentemente, si crees tener embarazo ectópico), quien revisará el síntoma y, de requerirse, te enviará al ginecólogo. Revisa la sección *Dolor en la parte baja del abdomen–aislado* (p. 69).

Ganglios inflamados

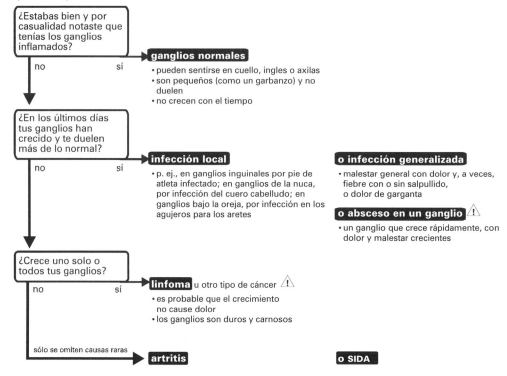

¿Estabas bien y por casualidad notaste que tenías los ganglios inflamados?

no   sí

ganglios normales
- pueden sentirse en cuello, ingles o axilas
- son pequeños (como un garbanzo) y no duelen
- no crecen con el tiempo

¿En los últimos días tus ganglios han crecido y te duelen más de lo normal?

no   sí

infección local
- p. ej., en ganglios inguinales por pie de atleta infectado; en ganglios de la nuca, por infección del cuero cabelludo; en ganglios bajo la oreja, por infección en los agujeros para los aretes

o infección generalizada
- malestar general con dolor y, a veces, fiebre con o sin salpullido, o dolor de garganta

o absceso en un ganglio ⚠
- un ganglio que crece rápidamente, con dolor y malestar crecientes

¿Crece uno solo o todos tus ganglios?

no   sí

linfoma u otro tipo de cáncer ⚠
- es probable que el crecimiento no cause dolor
- los ganglios son duros y carnosos

sólo se omiten causas raras

artritis

o SIDA

Recuerda que: ⚠ debes ver pronto al médico; 🏥 acude de inmediato al hospital.

Ganglios normales Los ganglios se hallan en distintas partes del cuerpo, sobre todo en el cuello, las axilas y las ingles. Son parte del sistema inmunológico que combate las infecciones. Si eres delgado, es normal que puedas palpar unos bultos del tamaño de un garbanzo, que no duelen y prácticamente no crecen.

Tratamiento Sentir estos ganglios es totalmente normal, de modo que no se requiere tratamiento.

Infección local Si un germen alcanza una parte de tu cuerpo, los ganglios cercanos se inflaman para combatirlo. Por ejemplo, los del cuello se abultan cuando tienes una infección en la garganta, y los inguinales por una enfermedad de transmisión sexual.

Tratamiento Los ganglios en sí no requieren tratamiento; el hecho de que se abulten sólo significa que están haciendo su trabajo. Lo que hay que atacar es la infección que los hace hincharse. Por tanto, excepto que sólo tengas inflamados los ganglios del cuello por una leve irritación de garganta, debes ir al doctor.

Infección generalizada Algunos patógenos no se quedan en una sola área, sino que se diseminan por todo el cuerpo; por ejemplo, los que causan la fiebre ganglionar o los de la rubéola (actualmente casi no se da porque se vacuna a los niños contra ella).

Tratamiento Como ya se dijo, los ganglios en sí no requieren tratamiento. El hecho de que se inflamen sólo indica que están luchando contra los gérmenes. En realidad, casi todas estas infecciones son causadas por virus, de modo que no hay una cura mágica; simplemente debes esperar a que se acabe. El paracetamol te ayudará contra la fiebre, el dolor y la irritación de garganta que a menudo acompañan a estas enfermedades; en la sección *Dolor de garganta* (p. 59) se da más información sobre la fiebre ganglionar. Si te sientes muy mal y tienes fiebre, coméntalo con tu médico.

Absceso en un ganglio Si cierto tipo de patógenos llega a un ganglio, puede provocar una inflamación tipo furúnculo, llena de pus. Esto es un absceso.

Tratamiento Si se formó solo, se puede curar con antibióticos, pero cuando se desarrolla como absceso maduro, habrá que hacer una punción para extraer el pus. En cualquier caso necesitarás ir con el doctor.

Linfoma Es cáncer de los ganglios linfáticos.

Tratamiento Es muy improbable que ésta sea la causa de tu problema, pero si estás preocupado por la posibilidad, es obvio que debes ir de inmediato con el doctor. Si él comparte tu preocupación, ordenará los análisis necesarios y te enviará con un especialista. El tratamiento es desagradable —quimioterapia (fármacos potentes) o radioterapia (tratamiento con radiaciones)— pero es una oportunidad para curarte.

Otros trastornos médicos raros Muchos otros problemas poco frecuentes pueden provocar inflamación ganglionar; entre ellos, algunos tipos de artritis, otros cánceres, SIDA y efectos secundarios de algunos medicamentos.

Tratamiento Consulta a tu médico si te preocupa la posibilidad de padecer alguna de estas causas raras. Él ordenará las pruebas necesarias y te dará tratamiento.

Hemorragia anorrectal

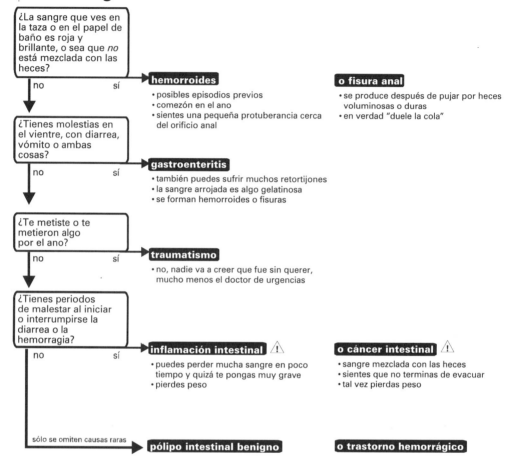

¿La sangre que ves en la taza o en el papel de baño es roja y brillante, o sea que *no* está mezclada con las heces?

no   sí

hemorroides
- posibles episodios previos
- comezón en el ano
- sientes una pequeña protuberancia cerca del orificio anal

o fisura anal
- se produce después de pujar por heces voluminosas o duras
- en verdad "duele la cola"

¿Tienes molestias en el vientre, con diarrea, vómito o ambas cosas?

no   sí

gastroenteritis
- también puedes sufrir muchos retortijones
- la sangre arrojada es algo gelatinosa
- se forman hemorroides o fisuras

¿Te metiste o te metieron algo por el ano?

no   sí

traumatismo
- no, nadie va a creer que fue sin querer, mucho menos el doctor de urgencias

¿Tienes periodos de malestar al iniciar o interrumpirse la diarrea o la hemorragia?

no   sí

inflamación intestinal ⚠
- puedes perder mucha sangre en poco tiempo y quizá te pongas muy grave
- pierdes peso

o cáncer intestinal ⚠
- sangre mezclada con las heces
- sientes que no terminas de evacuar
- tal vez pierdas peso

sólo se omiten causas raras

pólipo intestinal benigno

o trastorno hemorrágico

Recuerda que: ⚠ debes ver pronto al médico; 🏥 acude de inmediato al hospital.

Hemorroides Son venas varicosas (vasos sanguíneos inflamados y llenos de sangre) en la zona anal. Por lo regular se deben a estreñimiento, pues el esfuerzo de ir al baño hace que se hinchen. Es común que estos vasos dejen escapar algo de sangre, que tú verás en el escusado o en el papel de baño después de limpiarte. Generalmente no son dolorosas, a menos que se estrangulen, es decir, que los músculos anales las atrapan y ahorcan, lo que ocasiona dolor intenso, mayor inflamación y hemorragia.

Tratamiento Muchas veces, las hemorroides se curan solas, especialmente si no pujas al defecar. Por lo regular, el estreñimiento se alivia si aumentas tu consumo de fibra y líquidos, además de hacer más ejercicio. Puedes acelerar el proceso si tomas un laxante que compres en la farmacia, pero es mejor que no abuses. No permanezcas mucho tiempo en el baño, pues estar sentada agrava el problema; por tanto, deja la lectura para otro lugar. Tampoco ignores las ganas de defecar matutinas, no importa cuánta prisa tengas. El farmacéutico te puede dar cremas para la irritación que causan las hemorroides, pero no alivian la hemorragia. Si continúan los problemas, acude a tu médico; tal vez te envíe con un cirujano para que realice una pequeña operación que resuelva el trastorno. Si tus hemorroides se estrangulan necesitarás tratamiento urgente; además el dolor te hará ir corriendo al médico.

Fisura anal Es una ranura que se abre en el ano. También en este caso, lo más probable es que sea debida al estreñimiento; el esfuerzo para expulsar una gran cantidad de heces ocasiona una rotura, por la que sale un poco de sangre. También puede sobrevenir después de una diarrea.

Tratamiento Casi siempre, las fisuras sanan solas y en poco tiempo. Es crucial seguir las indicaciones acerca del estreñimiento (véase párrafo anterior). Las fisuras son tan dolorosas que te impiden ir al baño. Si es así, se agravará tu estreñimiento, con el riesgo de que se abra otra ranura cuando vayas; por tanto, procura defecar seguido y con calma. Mantén limpia la región anal para que sanes. Ten a la mano toallitas húmedas con las que puedas limpiarte bien y sin dolor cada vez que defeques. Las cremas que venden en la farmacia generalmente alivian el dolor. Si ves que no mejoras, consulta a tu médico, él te prescribirá otras cremas o te enviará con un cirujano para una pequeña operación, si todo lo demás falla.

Gastroenteritis En las secciones *Dolor abdominal* (p. 51) y *Diarrea* (p. 47) se explica este trastorno. Hay cierto microbio (*Campilobacter*) que provoca tal inflamación intestinal, y también hemorragia.

Tratamiento Consulta *Dolor abdominal*. Si la hemorragia es repetida, conviene que veas al doctor. Tal vez quiera comprobar si tienes este microbio, porque los antibióticos te ayudarán a sanar pronto.

Inflamación intestinal Se explica este trastorno y su tratamiento en la sección *Diarrea* (p. 47).

Traumatismo La naturaleza no dispuso que hubiera nada en el ano. Por tanto, no es extraño que la inserción de objetos por el mismo cause lesiones que provoquen hemorragia. Las que practican sexo anal son más propensas a este tipo de lesión.

Tratamiento A menos que la hemorragia sea muy pequeña y no cause dolor, conviene ir al hospital para que verifiquen la magnitud del daño.

Cáncer Es poco probable antes de los 40 años. Consulta la sección *Diarrea* (p. 47), para tener más detalles al respecto.

Causas raras Algunas, como los pólipos intestinales (a veces son mal de familia) y los trastornos hemorrágicos (deficiencias de coagulación sanguínea), pueden ocasionar hemorragia anorrectal.

Tratamiento Consulta a tu médico; si cree que tienes una de estas enfermedades raras, te hará un examen general.

Hormigueo y entumecimiento

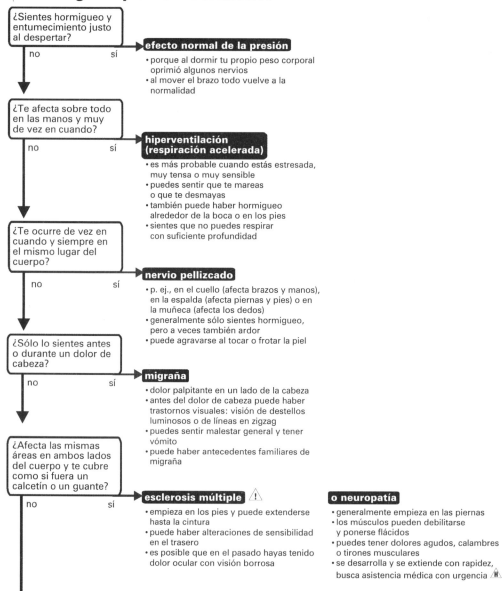

¿Sientes hormigueo y entumecimiento justo al despertar?

no sí

efecto normal de la presión
- porque al dormir tu propio peso corporal oprimió algunos nervios
- al mover el brazo todo vuelve a la normalidad

¿Te afecta sobre todo en las manos y muy de vez en cuando?

no sí

hiperventilación (respiración acelerada)
- es más probable cuando estás estresada, muy tensa o muy sensible
- puedes sentir que te mareas o que te desmayas
- también puede haber hormigueo alrededor de la boca o en los pies
- sientes que no puedes respirar con suficiente profundidad

¿Te ocurre de vez en cuando y siempre en el mismo lugar del cuerpo?

no sí

nervio pellizcado
- p. ej., en el cuello (afecta brazos y manos), en la espalda (afecta piernas y pies) o en la muñeca (afecta los dedos)
- generalmente sólo sientes hormigueo, pero a veces también ardor
- puede agravarse al tocar o frotar la piel

¿Sólo lo sientes antes o durante un dolor de cabeza?

no sí

migraña
- dolor palpitante en un lado de la cabeza
- antes del dolor de cabeza puede haber trastornos visuales: visión de destellos luminosos o de líneas en zigzag
- puedes sentir malestar general y tener vómito
- puede haber antecedentes familiares de migraña

¿Afecta las mismas áreas en ambos lados del cuerpo y te cubre como si fuera un calcetín o un guante?

no sí

esclerosis múltiple ⚠
- empieza en los pies y puede extenderse hasta la cintura
- puede haber alteraciones de sensibilidad en el trasero
- es posible que en el pasado hayas tenido dolor ocular con visión borrosa

o neuropatía
- generalmente empieza en las piernas
- los músculos pueden debilitarse y ponerse flácidos
- puedes tener dolores agudos, calambres o tirones musculares
- se desarrolla y se extiende con rapidez, busca asistencia médica con urgencia ⚕

sólo se omiten causas raras

hemiplejia ⚕
- parálisis de un solo lado del cuerpo

o presión sobre la médula espinal ⚕
- afecta ambas piernas y luego la vejiga

⚠ Si tomas la píldora y es la primera vez que tienes migraña, junto con hormigueo y entumecimiento, deja de tomarla y haz una cita con el doctor lo antes posible.

Efecto normal de la presión La mayoría de personas ha experimentado el "adormecimiento" de una mano o un brazo al caminar por la noche o al despertar por la mañana, sensación que termina en uno o dos minutos. Ello se debe a que, por su propio peso, el cuerpo oprime un nervio o afecta la circulación sanguínea.

Tratamiento Esto es normal, no hace daño y no requiere tratamiento.

Hiperventilación Consiste en respirar demasiado rápido y profundo; generalmente sucede con los ataques de pánico (lee la sección *Dificultad para respirar,* p. 48); esto hará que introduzcas a tu sistema corporal demasiado oxígeno, el cual afecta los nervios causando hormigueo.

Tratamiento La forma de aliviar estos ataques consiste simplemente en respirar dentro de una bolsa de papel, inflándola y desinflándola; así, aspirarás el aire que espiraste, el cual tiene menos oxígeno que la atmósfera y evitarás introducir dosis excesivas de dicho gas. Además, intenta respirar despacio y poco profundo. Es muy importante que la gente que te rodea sepa que estos ataques no son peligrosos, pues si también se asustan te harán sentir peor. Por lo regular, los ataques de pánico se deben a estrés. Consulta la sección *Dificultad para respirar* (p. 49), donde hallarás más indicaciones para manejar este problema.

Nervio pellizcado Los nervios que dan sensibilidad a tu piel nacen en la médula espinal, desde donde se extienden a través de varios conductos y túneles que hay en los músculos y huesos. En su recorrido, pueden quedar aprisionados (o "pellizcados") en cualquier punto. El ejemplo clásico es cuando te pegas en el "huesito de la alegría". A través del codo, donde es fácil que lo golpees, pasa un nervio que queda atrapado momentáneamente, lo que ocasiona que se te "duerma" la mano. Esta sensación desaparece en pocos segundos, pero hay otros nervios que pueden permanecer aprisionados durante días o incluso semanas; por ejemplo, los del cuello causan problemas en los brazos y las manos, los de la muñeca provocan hormigueo en los dedos y la palma de la mano, y el gran nervio de la espalda, que si es pellizcado por deslizamiento de un disco intervertebral —ciática—, ocasiona hormigueo en las piernas o en los pies.

Tratamiento Por lo regular, los nervios se liberan por sí solos al cabo de una semana aproximadamente. Si te causa dolor y no cesa, puede ayudarte un antiinflamatorio, como el ibuprofeno (que puedes conseguir en la farmacia). Sin embargo, cuando persiste por semanas, no hay signos de mejoría, empeora o causa debilidad, además de entumecimiento, tendrás que ver al doctor, que deberá revisarte y, si se trata de un nervio pellizcado, tal vez requiera la asistencia de un especialista. En la sección *Dolor de espalda* (p. 57) hallarás más información sobre la ciática.

Migraña En la sección *Dolor de cabeza* (p. 55) se explica este trastorno. A veces, los vasos sanguíneos cerebrales, antes de ensancharse y provocar la migraña, se contraen durante unos instantes y el cerebro se queda sin suficiente oxígeno, lo que ocasiona entumecimiento de alguna parte en un lado del cuerpo; puede suceder justo antes de dolerte la cabeza o al mismo tiempo.

Tratamiento Consulta el apartado *Migraña* en la sección *Dolor de cabeza* (p. 55).

Esclerosis múltiple Es causada por la pérdida de la capa aislante que rodea los nervios (que funciona igual que los aislantes eléctricos). Es posible que la afección abarque distintos nervios, aunque no todos a la vez, lo que genera diversos síntomas —incluso hormigueo y entumecimiento— que por lo regular son intermitentes. Aún se desconoce cuál es la causa principal de este trastorno.

Tratamiento Si crees que padeces esclerosis múltiple, debes consultar al doctor, aunque es mucho más probable que sufras alguno de los trastornos comentados antes. Si el doctor comparte tu preocupación, te enviará con un neurólogo (especialista en nervios).

Neuropatía Muchas enfermedades diferentes lesionan los nervios que dan sensibilidad a la piel y ocasionan entumecimiento u hormigueo. Por ejemplo, la diabetes, el consumo excesivo de alcohol, la deficiencia vitamínica y algunos medicamentos. En escasas ocasiones, el trastorno se desarrolla de súbito, quizás una o dos semanas después de una infección (p. ej., catarro o infección intestinal), extendiéndose a brazos piernas y todo el cuerpo; esto se llama síndrome de Guillain-Barré.

Tratamiento Consulta a tu médico. Si él considera que tienes una neuropatía, ordenará unos análisis de sangre para verificarlo y te tratará según los resultados del laboratorio. Si crees que empiezas a padecer síndrome de Guillain-Barré, busca ayuda médica con urgencia; este problema requiere hospitalización.

Otros problemas médicos Algunos trastornos raros pueden causar hormigueo y entumecimiento; por ejemplo, la hemiplejia (parálisis de un lado del cuerpo por más de 24 horas, casi siempre sin dolor de cabeza) y afecciones de la médula espinal (que pueden paralizarte las piernas).

Tratamiento Es muy difícil que padezcas alguno de estos problemas, pero si te preocupa, ve al doctor.

Indigestión

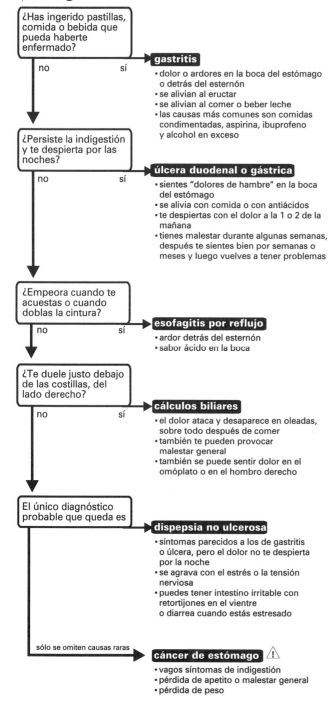

¿Has ingerido pastillas, comida o bebida que pueda haberte enfermado?

no   sí

gastritis
- dolor o ardores en la boca del estómago o detrás del esternón
- se alivian al eructar
- se alivian al comer o beber leche
- las causas más comunes son comidas condimentadas, aspirina, ibuprofeno y alcohol en exceso

¿Persiste la indigestión y te despierta por las noches?

no   sí

úlcera duodenal o gástrica
- sientes "dolores de hambre" en la boca del estómago
- se alivia con comida o con antiácidos
- te despiertas con el dolor a la 1 o 2 de la mañana
- tienes malestar durante algunas semanas, después te sientes bien por semanas o meses y luego vuelves a tener problemas

¿Empeora cuando te acuestas o cuando doblas la cintura?

no   sí

esofagitis por reflujo
- ardor detrás del esternón
- sabor ácido en la boca

¿Te duele justo debajo de las costillas, del lado derecho?

no   sí

cálculos biliares
- el dolor ataca y desaparece en oleadas, sobre todo después de comer
- también te pueden provocar malestar general
- también se puede sentir dolor en el omóplato o en el hombro derecho

El único diagnóstico probable que queda es

dispepsia no ulcerosa
- síntomas parecidos a los de gastritis o úlcera, pero el dolor no te despierta por la noche
- se agrava con el estrés o la tensión nerviosa
- puedes tener intestino irritable con retortijones en el vientre o diarrea cuando estás estresado

sólo se omiten causas raras

cáncer de estómago ⚠
- vagos síntomas de indigestión
- pérdida de apetito o malestar general
- pérdida de peso

Gastritis El estómago produce un ácido que ayuda a digerir la comida. Sin embargo, a veces el ácido puede inflamar la cubierta estomacal (gastritis) y causar indigestión. Hay numerosas cosas que pueden provocar problemas de acidez. La más común es el alcohol (a esto se debe que la resaca se acompañe de indigestión, como es bien sabido). Algunos fármacos, como la aspirina y los antiinflamatorios (p. ej., ibuprofeno), pueden producir el mismo efecto.

Tratamiento Si es un problema aislado (por ejemplo, después de una borrachera), sólo toma mucha agua y algún antiácido que consigas en la farmacia. Si continúan los problemas, revisa tu dieta y estilo de vida. Evita alimentos condimentados, come a horario regular y disminuye tu consumo de cigarrillos y alcohol. Además, evita los analgésicos ácidos de venta libre, como la aspirina y el ibuprofeno; es mejor el paracetamol. Normalmente, los antiácidos ayudan mucho, siempre que se usen cuando son necesarios.

Úlcera duodenal o gástrica En ocasiones, las quemaduras por ácido gástrico forman un pequeño cráter en la cubierta del tubo donde el estómago vacía la comida (úlcera duodenal) o, con menor frecuencia, en el propio estómago (úlcera gástrica). A veces, este trastorno viene de familia y pueden exacerbarlo, o agravarlo, las sustancias mencionadas en el párrafo anterior.

Tratamiento Está explicado en el apartado *Gastritis/úlcera* de la sección *Dolor abdominal recurrente* (p. 53).

Dispepsia no ulcerosa Este problema provoca los mismos síntomas que la acidez y las úlceras, pero lo causa otra cosa; tal vez, que los músculos del estómago y el esófago se contraigan con demasiada fuerza y sin coordinación. Por tanto, es un poco parecido al síndrome de intestino irritable (consulta la sección *Dolor abdominal recurrente*, p. 53). En realidad, muchas de las personas que sufren dispepsia no ulcerosa también padecen síndrome de intestino irritable y algunos doctores creen que en realidad es lo mismo. Se desconoce la causa, pero es posible que se relacione con el estrés.

Tratamiento Es conveniente revisar las áreas del estilo de vida que se comentaron en los párrafos anteriores. Los antiácidos ayudan a algunas, aunque el trastorno realmente no se debe a exceso de ácido. Si tus síntomas parecen relacionarse con el estrés, trata de resolver lo que te esté trastornando y haz ejercicios de relajación (consulta la sección *Tensión emocional*, p. 161). Si no aprecias ninguna mejoría, consulta a tu médico, pues puede prescribirte un antiácido más potente o medicamentos para relajar los músculos del estómago y el esternón. No obstante, no hay una "cura mágica", de modo que deberás prepararte para sufrir los síntomas de vez en cuando.

Esofagitis por reflujo El ácido que emite el estómago para digerir la comida no pasa al esófago gracias a una válvula. Si ésta no funciona correctamente, el ácido entra al tubo esofágico e inflama su cubierta (esofagitis por reflujo). Por lo regular se percibe como ardor en el centro del pecho (agruras), lo que puede ocasionar indigestión.

Tratamiento Puedes realizar una serie de cambios en tu estilo de vida que te ayudarán. Entre ellos: perder algunos kilos de peso; tener cuidado de no excederte con alimentos condimentados y alcohol; disminuir o eliminar el tabaco; no cenar demasiado tarde; elevar algunos centímetros la cabecera de tu cama, y no tomar analgésicos ácidos como la aspirina o el ibuprofeno. Los antiácidos que se consiguen en la farmacia te pueden ayudar mucho con las agruras; si no te funcionan, tu médico te prescribirá medicamentos más potentes.

Cálculos biliares En la sección *Dolor abdominal aislado* se habla de ellos y la manera de tratarlos (p. 51). Estos cálculos causan un dolor parecido al de la indigestión, sobre todo después de comidas grasosas.

Cáncer del estómago Cálmate, es rarísimo en menores de 50 años.

Tratamiento Es sumamente remoto que tengas esta enfermedad, a menos que seas mayor de 50 años. Habla con tu médico si estás preocupado. Sí tiene alguna duda, te enviará con un especialista a un hospital para que te revise el estómago con un estrecho telescopio flexible (llamado *endoscopio*).

Infertilidad

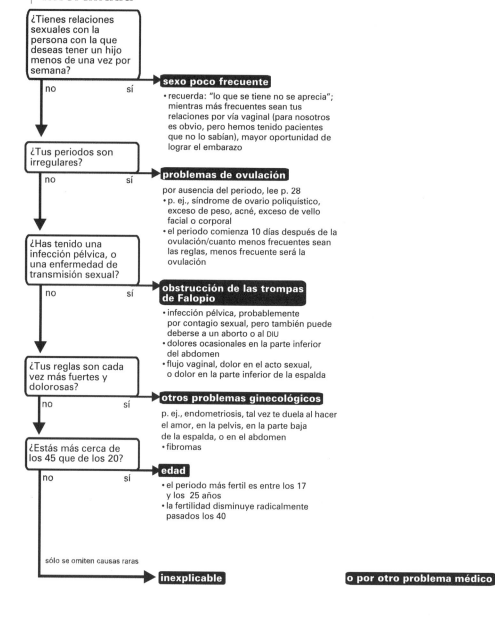

¿Tienes relaciones sexuales con la persona con la que deseas tener un hijo menos de una vez por semana?

no   sí

sexo poco frecuente

• recuerda: "lo que se tiene no se aprecia"; mientras más frecuentes sean tus relaciones por vía vaginal (para nosotros es obvio, pero hemos tenido pacientes que no lo sabían), mayor oportunidad de lograr el embarazo

¿Tus periodos son irregulares?

no   sí

problemas de ovulación

por ausencia del periodo, lee p. 28
• p. ej., síndrome de ovario poliquístico, exceso de peso, acné, exceso de vello facial o corporal
• el periodo comienza 10 días después de la ovulación/cuanto menos frecuentes sean las reglas, menos frecuente será la ovulación

¿Has tenido una infección pélvica, o una enfermedad de transmisión sexual?

no   sí

obstrucción de las trompas de Falopio

• infección pélvica, probablemente por contagio sexual, pero también puede deberse a un aborto o al DIU
• dolores ocasionales en la parte inferior del abdomen
• flujo vaginal, dolor en el acto sexual, o dolor en la parte inferior de la espalda

¿Tus reglas son cada vez más fuertes y dolorosas?

no   sí

otros problemas ginecológicos

p. ej., endometriosis, tal vez te duela al hacer el amor, en la pelvis, en la parte baja de la espalda, o en el abdomen
• fibromas

¿Estás más cerca de los 45 que de los 20?

no   sí

edad

• el periodo más fertil es entre los 17 y los 25 años
• la fertilidad disminuye radicalmente pasados los 40

sólo se omiten causas raras

inexplicable

o por otro problema médico

NOTAS: 1. La mayoría de parejas desea concebir un hijo en un plazo máximo de un año, pero quienes no lo logran intentan durante un segundo año. Sin embargo, aproximadamente una de cada siete parejas tampoco lo consigue. Por lo regular, se debe a una combinación de factores tanto en el varón como en la mujer y no exclusivamente de uno; por tanto, lo mejor es pensar que es un problema común y, si deciden consultar al médico, ir juntos. Es posible que el . doctor recomiende un análisis de esperma, a la vez que te revisa a ti también.

2. Si lo han intentado sin éxito por un par de años, y si estás decidida a embarazarte, es posible que tu doctora te recomiende un especialista, sin tomar en cuenta la causa específica. Y tal vez te envíen si tienes más de 35 años o padeces algún trastorno ginecológico que pueda ocasionar la infertilidad.

3. No olvides aplicar ciertas medidas en tu estilo de vida: por ejemplo, reducir consumo de alcohol y no fumar. Tomar ácido fólico, que se halla en pan integral, plátano, brócoli y salvado, entre otros, y en suplementos (ácido fólico, 400 mg, una vez al día), pues previene la espina bífida en caso de embarazo. También vacúnate contra la rubéola, si es que no lo estás (como no debes embarazarte tres meses después de la vacuna, usa un método anticonceptivo).

Sexo poco frecuente o problemas sexuales La presión laboral, los turnos de noche, o sólo el cansancio puede influir en que uno de ustedes o ambos no tenga el tiempo o la energía suficiente para el sexo. Hay otros problemas que pueden afectar, como la pérdida del apetito sexual. Es obvio que, mientras menor sea la frecuencia de las relaciones sexuales, menos posibilidades habrá de que te embaraces.

Tratamiento Las parejas que en verdad desean tener hijos deben tener sexo por lo menos dos o tres veces por semana (a tu pareja le encantará). Aunque esclavizarse con normas, o medir el tiempo del acto sexual, suele causar aún más problemas, ya que restan espontaneidad a la vida amorosa y generan estrés. Para más datos sobre la pérdida de interés sexual, revisa la sección *Pérdida del apetito sexual* (p. 125).

Problemas de ovulación Si tus ovarios no producen un óvulo al mes, es muy poco probable que te embaraces. Hay numerosas razones; en la mayoría de casos los periodos desaparecen o se vuelven muy espaciados. Se explica en la sección *Ausencia de periodos* (p. 29).

Tratamiento Visita a tu doctora, es probable que ella te mande algunos análisis para ver por qué no tienes periodos y, si no hay causa evidente que ella pueda tratar, te enviará con una ginecóloga para que te ayude a ovular mediante un tratamiento especial.

Trompas de Falopio obstruidas Cada mes, tus ovarios producen un óvulo, el cual recorre las trompas de Falopio hasta el útero. Si una de ellas se obstruye, no habrá contacto con el esperma, y tendrás dificultad para embarazarte. El bloqueo puede ocurrir por una infección, por una cirugía, o por otro problema.

Tratamiento Estarás en tratamiento especializado cuando el doctor descubra tu problema. Puede sugerirte una cirugía, aunque los resultados no son muy buenos. Es más factible que te brinden opciones especializadas de "concepción asistida", los cuales se emplean para tratar otros problemas de infertilidad.

Algunos problemas ginecológicos Los fibromas, la endometriosis, y algunos otros trastornos pueden afectar la fertilidad. La endometriosis se explica en la sección *Menstruación dolorosa* (p. 115); y los fibromas, en *Menstruación abundante* (p. 111).

Tratamiento En ocasiones, la infertilidad se resuelve atacando el problema (cirugía para los fibromas, o terapéutica hormonal para la endometriosis). Por lo regular, se trata directamente la infertilidad, para ello tu ginecóloga empleará técnicas especializadas que te ayuden a obtener un resultado positivo.

Sin explicación A pesar de los exámenes exhaustivos en la pareja, la causa de la infertilidad no llega a aclararse.

Tratamiento Si es tu caso, es probable que estés atendiéndote con una ginecóloga, quien hará todo lo posible por lograr un embarazo mediante técnicas especializadas.

Edad La fertilidad femenina se reduce conforme avanza la edad, en especial después de los 40 años.

Tratamiento Un tratamiento especializado puede ayudar, aunque la concepción asistida tiene mucho menos éxito en mujeres de más de 40 años.

Algunos otros problemas médicos Muy raras veces algunas enfermedades graves, como una insuficiencia renal o trastornos hormonales graves, pueden causar infertilidad.

Tratamiento Estas enfermedades provocan que tus periodos sean irregulares o ausentes, y tal vez tengas otros síntomas antes de la infertilidad. Es poco probable que sufras alguno de estos trastornos, pero si estás preocupada, acude con tu doctora.

Inflamación abdominal

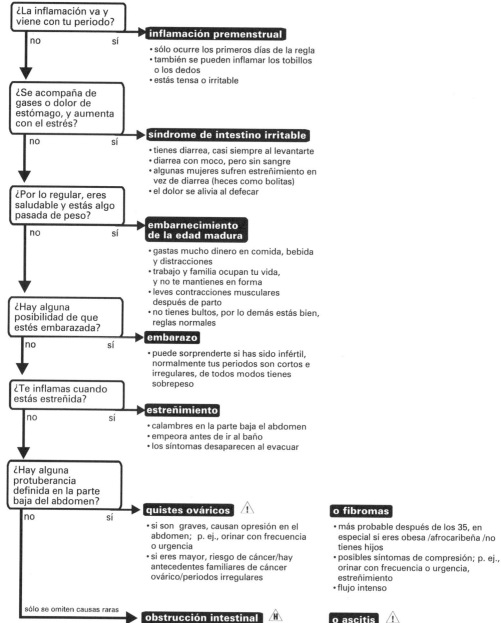

¿La inflamación va y viene con tu periodo?

no   sí

inflamación premenstrual
- sólo ocurre los primeros días de la regla
- también se pueden inflamar los tobillos o los dedos
- estás tensa o irritable

¿Se acompaña de gases o dolor de estómago, y aumenta con el estrés?

no   sí

síndrome de intestino irritable
- tienes diarrea, casi siempre al levantarte
- diarrea con moco, pero sin sangre
- algunas mujeres sufren estreñimiento en vez de diarrea (heces como bolitas)
- el dolor se alivia al defecar

¿Por lo regular, eres saludable y estás algo pasada de peso?

no   sí

embarnecimiento de la edad madura
- gastas mucho dinero en comida, bebida y distracciones
- trabajo y familia ocupan tu vida, y no te mantienes en forma
- leves contracciones musculares después de parto
- no tienes bultos, por lo demás estás bien, reglas normales

¿Hay alguna posibilidad de que estés embarazada?

no   sí

embarazo
- puede sorprenderte si has sido infértil, normalmente tus periodos son cortos e irregulares, de todos modos tienes sobrepeso

¿Te inflamas cuando estás estreñida?

no   sí

estreñimiento
- calambres en la parte baja el abdomen
- empeora antes de ir al baño
- los síntomas desaparecen al evacuar

¿Hay alguna protuberancia definida en la parte baja del abdomen?

no   sí

quistes ováricos ⚠
- si son graves, causan opresión en el abdomen; p. ej., orinar con frecuencia o urgencia
- si eres mayor, riesgo de cáncer/hay antecedentes familiares de cáncer ovárico/periodos irregulares

o fibromas
- más probable después de los 35, en especial si eres obesa /afrocaribeña /no tienes hijos
- posibles síntomas de compresión; p. ej., orinar con frecuencia o urgencia, estreñimiento
- flujo intenso

sólo se omiten causas raras

obstrucción intestinal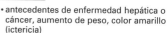
- inflamación súbita con vómito intenso o estreñimiento

o ascitis ⚠
- antecedentes de enfermedad hepática o cáncer, aumento de peso, color amarillo (ictericia)

Inflamación premenstrual La inflamación o la sensación de estarlo ocurre antes de la regla, cómo único síntoma o parte del síndrome premenstrual que también se conoce como retención de líquidos, aunque no se sabe con certeza si los signos aparecen porque el cuerpo en verdad retiene líquidos.

Tratamiento No hay una solución mágica. Aunque se han utilizado diuréticos al parecer no son de utilidad a la larga y pueden tener efectos adversos. Por eso ya no se recetan. Tú puedes controlar el problema mediante una dieta sana, ejercicio frecuente, así como terapia de relajación. Si la inflamación es sólo uno de los síntomas del síndrome premenstrual, consulta las recomendaciones de la sección *Tensión emocional* (p. 161).

Síndrome de intestino irritable La inflamación constituye un síntoma común en quienes sufren el SII. Si deseas obtener más datos sobre cómo tratar este síndrome, consulta la sección *Dolor abdominal recurrente* (p. 53).

Embarnecimiento de la edad Una causa común es la acumulación de grasa. En la sección *Aumento de peso* (p. 27), se da información adicional, además de ofrecer consejos para adelgazar.

Embarazo No se necesita ser doctora para saber que dicho estado aumenta el abdomen, lo cual ocurre a partir de la semana 16. Sin embargo, es poco probable que con este síntoma descubras tu situación, a menos de que no hayas advertido las náuseas, la sensibilidad mamaria, la ausencia de periodo, así como las continuas visitas al baño.

Estreñimiento Se explica en la sección *Trastornos al evacuar* (p.169). El estreñimiento grave te inflama el abdomen o hace que te sientas muy hinchada.

Tratamiento Se encuentra en la misma sección.

Quistes ováricos Es una inflamación del ovario por acumulación de líquido. Puede crecer hasta alcanzar el tamaño de una pelota de baloncesto. Por lo regular los quistes no son graves, pero producen molestias, aunque en ocasiones pueden ser causados por cáncer de ovario. Tienes menos probabilidad de cáncer si usas anticonceptivos o ya tuviste hijos. Pero si en tu familia hay antecedentes de este cáncer, corres más riesgo.

Tratamiento Tu doctora te enviará con una ginecóloga para que extirpe el quiste con lo que te sentirás más cómoda, y te dará seguridad que analicen el quiste en busca de cualquier indicio de cáncer.

Fibromas Son masas benignas en la pared muscular del abdomen. Llegan a crecer tanto que provocan inflamación de la parte baja del abdomen.

Tratamiento Lee *Menstruación dolorosa* (p. 115).

Otros trastornos raros Problemas poco comunes como la obstrucción intestinal o la retención de líquidos en el abdomen (ascitis, causada por una enfermedad grave) pueden provocar inflamación.

Tratamiento Es poco probable que sufras alguno de estos problemas, pero si es así, otros síntomas te avisarán de que algo anda mal. Si a tu médico general le preocupa algo relacionado con estos trastornos, te enviará con un especialista.

Inflamación en la cara

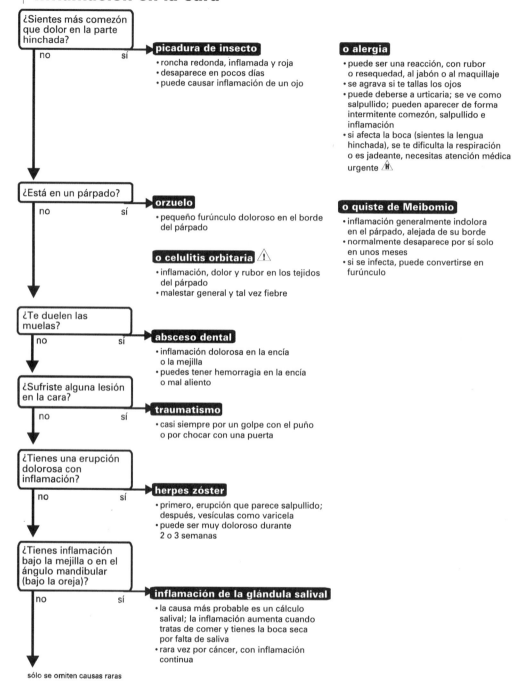

¿Sientes más comezón que dolor en la parte hinchada?

no   sí

picadura de insecto
- roncha redonda, inflamada y roja
- desaparece en pocos días
- puede causar inflamación de un ojo

o alergia
- puede ser una reacción, con rubor o resequedad, al jabón o al maquillaje
- se agrava si te tallas los ojos
- puede deberse a urticaria; se ve como salpullido; pueden aparecer de forma intermitente comezón, salpullido e inflamación
- si afecta la boca (sientes la lengua hinchada), se te dificulta la respiración o es jadeante, necesitas atención médica urgente ⚠

¿Está en un párpado?

no   sí

orzuelo
- pequeño furúnculo doloroso en el borde del párpado

o quiste de Meibomio
- inflamación generalmente indolora en el párpado, alejada de su borde
- normalmente desaparece por sí solo en unos meses
- si se infecta, puede convertirse en furúnculo

o celulitis orbitaria ⚠
- inflamación, dolor y rubor en los tejidos del párpado
- malestar general y tal vez fiebre

¿Te duelen las muelas?

no   sí

absceso dental
- inflamación dolorosa en la encía o la mejilla
- puedes tener hemorragia en la encía o mal aliento

¿Sufriste alguna lesión en la cara?

no   sí

traumatismo
- casi siempre por un golpe con el puño o por chocar con una puerta

¿Tienes una erupción dolorosa con inflamación?

no   sí

herpes zóster
- primero, erupción que parece salpullido; después, vesículas como varicela
- puede ser muy doloroso durante 2 o 3 semanas

¿Tienes inflamación bajo la mejilla o en el ángulo mandibular (bajo la oreja)?

no   sí

inflamación de la glándula salival
- la causa más probable es un cálculo salival; la inflamación aumenta cuando tratas de comer y tienes la boca seca por falta de saliva
- rara vez por cáncer, con inflamación continua

sólo se omiten causas raras

⚠ Busca atención médica urgente si tienes una erupción o inflamación en la cara, con la lengua hinchada, o si tu respiración es difícil o jadeante.

Picadura de insecto La piel en torno a los ojos es muy laxa, de modo que puede hincharse de manera impresionante por la picadura de un insecto.

Tratamiento Desaparecerá por sí sola en uno o dos días. Te ayudará ponerte compresas de hielo o tomar antihistamínicos (como los usados contra fiebre del heno, que pueden conseguirse en la farmacia).

Orzuelo Es una infección en los párpados; una bacteria se aloja alrededor de una pestaña y ocasiona inflamación y dolor en el párpado.

Tratamiento Desaparece por sí solo en pocos días. Puede servir que te quites la pestaña que está en el centro de la infección. Si todo el ojo se pone rojo y pegajoso, tal vez tengas conjuntivitis; lávate el ojo con bastante agua por un par de días; si persiste, consulta a tu médico para que te dé un ungüento con antibiótico.

Quiste de Meibomio Si una de las diminutas glándulas de tus párpados (glándulas de Meibomio) queda bloqueada, se te formará un bulto del tamaño de un garbanzo. Esto es común e inocuo.

Tratamiento Puedes dejarlo; desaparecerá por sí solo. Si no lo hace y te causa molestia, se puede extirpar mediante una pequeña operación; tu médico puede arreglarlo enviándote al oftalmólogo (especialista en ojos).

Traumatismo No tienes que ser un gran científico para saber que un porrazo en la cara puede hacer que se te hinche.

Tratamiento Si recibiste un golpe fuerte (p. ej., con un puño o un codazo) en la cara y se te hincha, debes ir a una unidad de urgencias para que te tomen una radiografía, porque tal vez sufriste una fractura.

Absceso dental Es una lesión en la raíz de un diente. El germen causante llega a la encía y provoca inflamación.

Tratamiento Necesitarás antibiótico y analgésicos, de modo que ve al dentista de inmediato.

Alergia Dos tipos de alergia pueden causar inflamación facial. Uno es por algo que toca toda tu piel, como jabón o champú, y hace que tu cutis se inflame ligeramente, con comezón o dolor; se le conoce como *eczema de alergia por contacto*. El otro (llamado *angiedema*) se debe a una intensa alergia por algo que ingresa al cuerpo; hay diversas causas, como comidas, medicamentos o picaduras de insectos. La reacción puede ser tan fuerte que haga que se inflamen los labios, la lengua e incluso la garganta. En ambos tipos de alergia puede causarlos algo que nunca te había afectado, no es necesario que se trate de algo totalmente nuevo para ti.

Tratamiento Contra el eczema de alergia por contacto, usa crema de hidrocortisona a 1% (que puedes comprar sin receta) y evita lo que la cause. El angiedema puede ser muy grave, de modo que necesitas ver al doctor con urgencia para que te dé instrucciones y tratamiento. Aunque sucede muy rara vez, el angiedema puede llegar a obstruir la tráquea y dificultar la respiración; por tanto, si te cuesta trabajo respirar, ve directamente al hospital. Una vez resuelto el problema, tendrás que ver la manera de prevenir futuros ataques. Trata de establecer las causas y, en lo posible, evita lo que provoca la reacción alérgica. Siempre ten a la mano algún antihistamínico (de la farmacia) para tomarlo al primer signo del trastorno y cortar de raíz otro episodio. Si padeces ataque alérgico grave (p. ej., a las nueces o a la picadura de avispas) se te puede aplicar una inyección de adrenalina; cuida que la persona más querida y cercana para ti sepa inyectarla.

Herpes zóster En la sección *Ampollas* (p. 25) se explica este trastorno y la manera de tratarlo. Si te afecta en el rostro, puede ocasionar inflamación en un lado, sobre todo en un párpado o alrededor de él, incluso antes de que aparezcan las vesículas del herpes.

Celulitis orbitaria Consulta la sección *Ojos irritados* (p. 119).

Inflamación de las glándulas salivales Estas glándulas producen la saliva que lubrica la comida que masticas. Se localizan justo debajo de las orejas (parótidas) o debajo de la mandíbula (submandibulares). Pueden inflamarse por muchas causas, incluidas infecciones (como paperas, que hoy son raras) y cálculos (pequeñas piedrecillas que bloquean los conductos salivales). En raras ocasiones, la causa de una inflamación persistente de las glándulas parótidas es un tumor.

Tratamiento Depende de la causa. Muchas de las infecciones son virales y se curan solas. Otras, requieren antibióticos; por tanto, si la inflamación es muy dolorosa y tienes malestar general o fiebre, ve al doctor. La inflamación por cálculos se puede curar por estimulación del flujo salival (p. ej., con gotas de limón) o mediante una pequeña operación. Los tumores debe tratarlos un especialista.

Rarezas médicas Algunos trastornos muy infrecuentes pueden provocar inflamación facial (como hipotiroidismo o efectos secundarios de tratamiento con esteroides) y causar inflamación notable en un área del rostro (p. ej., cáncer óseo o de los senos paranasales).

Tratamiento Es muy difícil que ésta sea la causa de tu problema, pero si te preocupa, coméntaselo a tu médico.

Inflamación o bultos en la ingle o la vagina

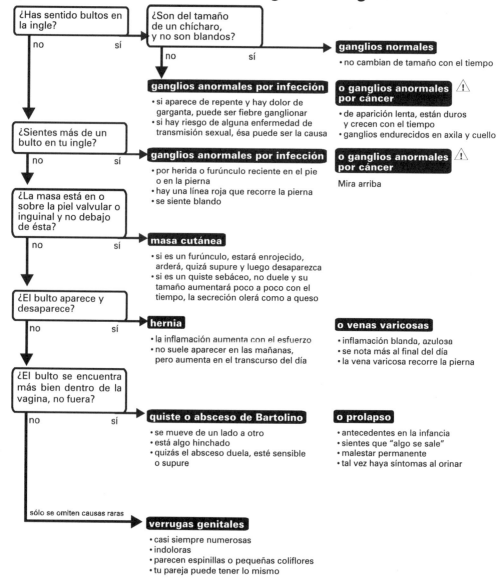

¿Has sentido bultos en la ingle?

no · sí

¿Son del tamaño de un chícharo, y no son blandos?

no · sí

ganglios normales
- no cambian de tamaño con el tiempo

ganglios anormales por infección
- si aparece de repente y hay dolor de garganta, puede ser fiebre ganglionar
- si hay riesgo de alguna enfermedad de transmisión sexual, ésa puede ser la causa

o ganglios anormales por cáncer ⚠
- de aparición lenta, están duros y crecen con el tiempo
- ganglios endurecidos en axila y cuello

¿Sientes más de un bulto en tu ingle?

no · sí

ganglios anormales por infección
- por herida o furúnculo reciente en el pie o en la pierna
- hay una línea roja que recorre la pierna
- se siente blando

o ganglios anormales por cáncer ⚠

Mira arriba

¿La masa está en o sobre la piel valvular o inguinal y no debajo de ésta?

no · sí

masa cutánea
- si es un furúnculo, estará enrojecido, arderá, quizá supure y luego desaparezca
- si es un quiste sebáceo, no duele y su tamaño aumentará poco a poco con el tiempo, la secreción olerá como a queso

¿El bulto aparece y desaparece?

no · sí

hernia
- la inflamación aumenta con el esfuerzo
- no suele aparecer en las mañanas, pero aumenta en el transcurso del día

o venas varicosas
- inflamación blanda, azulosa
- se nota más al final del día
- la vena varicosa recorre la pierna

¿El bulto se encuentra más bien dentro de la vagina, no fuera?

no · sí

quiste o absceso de Bartolino
- se mueve de un lado a otro
- está algo hinchado
- quizás el absceso duela, esté sensible o supure

o prolapso
- antecedentes en la infancia
- sientes que "algo se sale"
- malestar permanente
- tal vez haya síntomas al orinar

sólo se omiten causas raras

verrugas genitales
- casi siempre numerosas
- indoloras
- parecen espinillas o pequeñas coliflores
- tu pareja puede tener lo mismo

Inflamación o bultos en la ingle o la vagina |

Ganglios normales Se encuentran en varias partes del cuerpo, en especial, en cuello, axilas e ingles. Son parte del sistema inmunológico, que ayuda a combatir las infecciones. Si eres muy delgada, es normal sentirlos como bultos del tamaño de un chícharo, indoloros, y no crecen con el tiempo.

Tratamiento Es algo normal sentir los ganglios, así que no se requiere ninguno.

Ganglios anormales por infección A veces, los ganglios "normales" de las ingles (descritos arriba) se hinchan cuando un germen entra al cuerpo. Incluye los microbios que entran al cuerpo por zonas cercanas a la ingle (como una herida infectada en la pierna o una enfermedad venérea), u otras infecciones que causan inflamación de los ganglios (p. ej., fiebre ganglionar), lee *Infección generalizada* en la sección *Ganglios inflamados* (p. 91).

Tratamiento Obviamente requiere revisión cuidadosa de tu doctora, quien se ocupará de la infección que inflamó los ganglios.

Masa cutánea (varios tipos) La piel puede desarrollar varios tipos de bultos y cualquiera puede hallarse en la ingle. Los más comunes son los quistes sebáceos (obstrucción de glándulas que producen la grasa cutánea), lipomas (pequeñas acumulaciones de grasa) o furúnculos o abscesos (infecciones inflamadas llenas de pus).

Tratamiento Casi todas estas inflamaciones son inofensivas y lo mejor es no tocarlas. Si la causa es infecciosa suelen crecer y ponerse sensibles, para ello requerirás antibióticos o que las abran; habla con tu doctora. Los furúnculos en la ingle a veces se producen por la diabetes. Si deseas descartar esa posibilidad, lleva una muestra de sangre a tu doctora o al hospital para que la analicen.

Verrugas genitales Se explican, con su tratamiento, en la sección *Irritación o dolor en la vagina* (p. 107).

Venas varicosas Es una inflamación que casi siempre ocurre en la pierna. Las más serias comienzan en la ingle, y provocan una hinchazón importante; el resto de la vena es más difícil de palpar.

Tratamiento Rara vez causan problemas. Si duelen o lucen horribles, pueden aliviarse con medias elásticas u operándolas, aunque tienden a regresar luego de la cirugía, sobre todo si quieres embarazarte más adelante, lo cual agrava el problema. Si no las toleras, ve con tu doctora.

Quiste o absceso de Bartolino La glándula Bartolino que produce pequeñas cantidades de lubricante en la vulva, a veces puede obstruirse y generar un "quis-

te", que al infectarse duele y se llena de pus (absceso de Bartolino).

Tratamiento Si el quiste no te molesta, déjalo. Los que son más grandes o problemáticos requieren cirugía menor, así que acude con la doctora, quien te enviará al ginecólogo, aunque es importante considerar que puede volver a salir, incluso luego de operarlo. El absceso de Bartolino requerirá antibióticos (si esta en etapa inicial) u operación (si está lleno de pus) en ambos casos, ve pronto con la doctora.

Prolapso Significa que un órgano interno cuelga más abajo de su posición original, casi siempre por debilidad muscular que resulta de un parto previo. El prolapso afecta vejiga, útero o pasaje anal. Es probable que sientas un bulto "ahí abajo", a que en verdad lo palpes o lo veas, aunque los más graves pueden apreciarse como bulto en la vulva.

Tratamiento Las medidas de autoayuda pueden aliviar un prolapso ligero: deja de fumar, remedia el estreñimiento (toser o pujar lo empeora) y pierde los kilos que te sobran (el sobrepeso fuerza los músculos pélvicos). Los ejercicios pélvicos pueden servir (detén deliberadamente el chorro de orina y déjalo salir de nuevo), aunque quizá pasen semanas antes de que notes la diferencia. Si estas medidas no te sirven, el trastorno es grave o altera tu proceso urinario, ve con tu doctora ella buscará opciones para tratarlo, como la fisioterapia o una visita a la ginecóloga para una posible cirugía (aunque quizá te sugiera aplazar la operación hasta que estés segura de no querer más hijos).

Hernia Es una protuberancia en el intestino a causa de una debilidad muscular.

Tratamiento El más eficaz es la operación, para ello acude con tu doctora para confirmar el diagnóstico y para programar una cita con el cirujano. Raras veces la hernia se estrangula, es decir queda atrapada entre los músculos que la rodean, con lo que la inflamación se vuelve sensible, dura e irreductible, o sea, que no desaparece al presionarla con fuerza o al recostarte. Además, también suele obstruir el intestino, lo que provoca dolor, inflamación abdominal y vómito. Si crees que tienes una hernia estrangulada, ve pronto al hospital.

Ganglios anormales por cáncer Muy raramente, enfermedades graves, como el cáncer de las glándulas linfáticas, provocan un crecimiento gradual de los ganglios inguinales, y puede afectar otros ganglios.

Tratamiento Visita a la doctora. Si sospechas una causa seria, como el cáncer, te mandará de inmediato con un especialista.

Irritación o dolor en la vagina

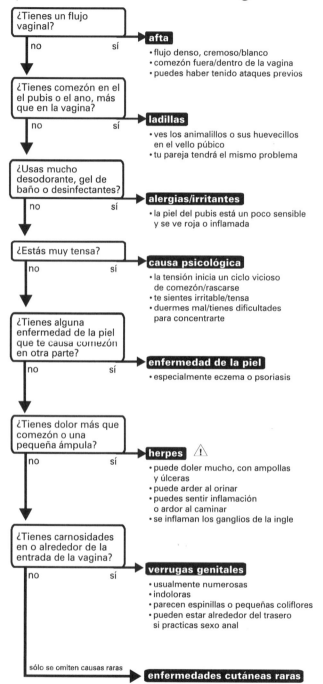

¿Tienes un flujo vaginal?

no — sí

afta
- flujo denso, cremoso/blanco
- comezón fuera/dentro de la vagina
- puedes haber tenido ataques previos

o flujo vaginal (por cualquier motivo)
Consulta p. 88

¿Tienes comezón en el el pubis o el ano, más que en la vagina?

no — sí

ladillas
- ves los animalillos o sus huevecillos en el vello púbico
- tu pareja tendrá el mismo problema

o lombrices
- la comezón es tan intesa por las noches que puede quitarte el sueño
- ves pequeñas lombrices en las heces
- es probable que te las hayan contagiado tus hijos

¿Usas mucho desodorante, gel de baño o desinfectantes?

no — sí

alergias/irritantes
- la piel del pubis está un poco sensible y se ve roja o inflamada

¿Estás muy tensa?

no — sí

causa psicológica
- la tensión inicia un ciclo vicioso de comezón/rascarse
- te sientes irritable/tensa
- duermes mal/tienes dificultades para concentrarte

¿Tienes alguna enfermedad de la piel que te causa comezón en otra parte?

no — sí

enfermedad de la piel
- especialmente eczema o psoriasis

¿Tienes dolor más que comezón o una pequeña ámpula?

no — sí

herpes ⚠
- puede doler mucho, con ampollas y úlceras
- puede arder al orinar
- puedes sentir inflamación o ardor al caminar
- se inflaman los ganglios de la ingle

¿Tienes carnosidades en o alrededor de la entrada de la vagina?

no — sí

verrugas genitales
- usualmente numerosas
- indoloras
- parecen espinillas o pequeñas coliflores
- pueden estar alrededor del trasero si practicas sexo anal

sólo se omiten causas raras

enfermedades cutáneas raras

o cáncer ⚠

o vaginitis atrópica

Afta La ocasiona un hongo llamado cándida, que vive en la vagina de muchas mujeres sin provocar ningún síntoma. Si se multiplica provoca la consabida comezón y el flujo (puede ocurrir después de un tratamiento con antibióticos, durante el embarazo, o por ninguna razón en particular). Algunas mujeres tienen ataques repetidos.

Tratamiento El jurado sigue deliberando si el yogurt natural es verdaderamente efectivo; probablemente sólo refresca la zona. Puede curarse por medio de supositorios vaginales, pomadas o pastillas, todo ello disponible en la farmacia. Si tienes episodios repetidos, no te excedas en los lavados y evita los desodorantes vaginales y la ropa muy apretada, pues tienden a agravar el problema. Si no consigues nada, visita a tu doctora y ella confirmará si en verdad se trata de afta (ve preparada para una revisión, aunque la mayoría de doctores te dará tratamiento para el afta y sólo te examinará si no resulta), y puede que te ponga un tratamiento más largo como medida preventiva si los ataques tienden a repetirse con tus periodos. Tu compañero debe recibir tratamiento si tiene comezón en el pene, en cuyo caso puede usar algo de tu crema; el afta no suele transmitirse por vía sexual.

Alergias/irritantes La piel de alrededor de la vagina es muy sensible. Puede irritarse o tornarse alérgica a químicos (como los aditamentos de baño) o materiales (como lubricantes o el hule del condón). Estas reacciones provocan comezón.

Tratamiento A corto plazo, una pomada antiinflamatoria con 1% de hidrocortisona te ayudará a disminuir el problema. La cura reside en averiguar cuál es el detonante de la reacción y evitarlo en el futuro. Si piensas que son los condones, intenta un tipo hipoalergénico.

Flujo vaginal Cualquier flujo vaginal puede irritar la vulva. Para más detalles, revisa la sección *Flujo vaginal* (p. 89).

Herpes Es una infección ocasionada por un virus, que provoca ampollas y úlceras en los genitales. Hay de dos tipos: uno que afecta los genitales (que se transmite sexualmente con una pareja infectada) y otro que genera ampollas en la boca. Ambos provocan dolor en la vagina o en la vulva (el herpes labial puede infectar los genitales por sexo oral). El cuerpo no elimina totalmente el virus del herpes, aunque hayas recibido tratamiento. Puede reaparecer: tienes muchas probabilidades de futuros episodios, aunque no serán tan graves como el primero y tenderán a ser menos frecuentes conforme transcurra el tiempo.

Tratamiento Ve pronto al departamento de medicina genitourinaria y lleva contigo a tu pareja. La mayoría de hospitales tiene departamentos especializados en enfermedades de transmisión sexual; por lo general, sólo necesitas hablar por teléfono para concertar una cita. Recibirás un tratamiento (usualmente, pastillas) y te revisarán por si tienes otra infección que se transmita sexualmente. Si hubiera alguna demora para atenderte, habla con tu doctora; tal vez ella pueda darte un tratamiento que empieces a seguir mientras consigues la cita. Si tienes episodios en el futuro, tu médico o los doctores de la clínica te darán una pomada para que la utilices en esos casos. Los ataques muy frecuentes pueden prevenirse si tomas pastillas regularmente cierto tiempo. Merece la pena que tu compañero use condón una vez que sepas que has tenido herpes; de lo contrario, te arriesgas a contagiarlo a él. Es buena idea evitar los baños de sol nudistas, porque éstos pueden detonar un episodio. Si estás embarazada y eres lo suficientemente desafortunada como para tener herpes en el momento del parto, requerirás una cesárea, porque de otra forma tu bebé puede infectarse al nacer.

Ladillas y lombrices Las ladillas son piojos púbicos y las lombrices son pequeños gusanos, que viven en el recto; ambos pueden ocasionar comezón.

Tratamiento Ve con tu doctora para confirmar el diagnóstico y recibir un tratamiento. Las ladillas se transmiten sexualmente, así que probablemente vale la pena que te hagas análisis en busca de otras infecciones.

Enfermedad de la piel Cualquier enfermedad de la piel —como el eczema— puede irritar tu vagina. Para más información, revisa el apartado *Eczema* de la sección *Comezón en la piel* (p. 43).

Verrugas genitales Las causa un virus y usualmente se transmiten por vía sexual.

Tratamiento Ve a la clínica especializada de tu localidad en donde recibirás tratamiento y te revisarán para ver si tienes otras enfermedades de transmisión sexual. Lleva contigo a tu pareja y asegúrate de que utilice un condón hasta que tus verrugas sanen.

Psicológica La tensión puede provocar comezón, haciendo que te rasques, inflamando la piel y llevándote a rascarte aún más. La frustración sexual o un malestar relacionado con el sexo pueden causar los mismos síntomas.

Tratamiento Para el tratamiento de la tensión, revisa la sección *Tensión emocional* (p. 161). Otra opción es acudir con un terapeuta psicosexual (un "sexperto").

Causas raras La vaginitis atrópica (el adelgazamiento de la piel de la vagina después de la menopausia), la diabetes, las enfermedades inusuales o tropicales, enfermedades raras de la piel, los cambios precancerosos o los mismos cánceres pueden, en muy escasas ocasiones, provocar úlceras o irritación.

Tratamiento No es probable que tengas alguna de ellas. Si te preocupa, ve con tu médico.

Mal aliento

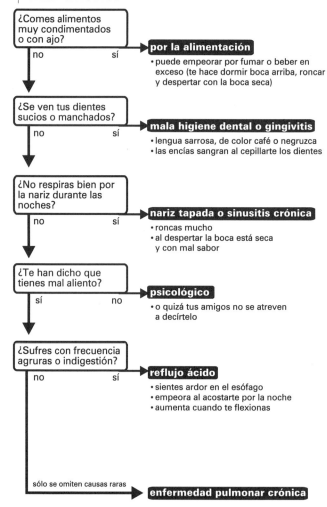

¿Comes alimentos muy condimentados o con ajo?

no   sí

por la alimentación

- puede empeorar por fumar o beber en exceso (te hace dormir boca arriba, roncar y despertar con la boca seca)

¿Se ven tus dientes sucios o manchados?

no   sí

mala higiene dental o gingivitis

- lengua sarrosa, de color café o negruzca
- las encías sangran al cepillarte los dientes

¿No respiras bien por la nariz durante las noches?

no   sí

nariz tapada o sinusitis crónica

- roncas mucho
- al despertar la boca está seca y con mal sabor

¿Te han dicho que tienes mal aliento?

sí   no

psicológico

- o quizá tus amigos no se atreven a decírtelo

¿Sufres con frecuencia agruras o indigestión?

no   sí

reflujo ácido

- sientes ardor en el esófago
- empeora al acostarte por la noche
- aumenta cuando te flexionas

sólo se omiten causas raras

enfermedad pulmonar crónica

Mala higiene dental Descuidarse la boca es la causa más común del mal aliento persistente (halitosis). Los desagradables residuos que se acumulan en los dientes y encías (o en la lengua) se descomponen y despiden mal olor.

Tratamiento La limpieza regular con cepillo e hilo dental evita que tu boca huela como un basurero. No olvides la lengua, pues sucia es como un depósito de residuos de comida descompuesta; por eso, también debes tallarla regularmente con un cepillo dental suave; sácala o te darán náuseas y será peor el efecto. Los enjuagues y los refrescantes del aliento pueden ayudar, pero sólo son cosméticos y no atacan el problema de raíz. La saliva es el enjuague natural de la boca y se puede estimular su producción con goma de mascar (sin azúcar, por supuesto). Además, bebe mucho líquido y enjuágate con agua para desalojar cualquier partícula de comida.

Alimentación No necesitas ser médico para saber que si comes platillos muy condimentados la gente no se te acerca por uno o dos días.

Tratamiento Podrías evitar este tipo de comidas, pero tal vez la vida sea menos deliciosa, ¿no es así? Es mejor que lo aceptes hasta que tu aliento sea de nuevo fresco, en uno o dos días; también usa pastillas o enjuagues para ocultar el problema. Y agradece que sea en tu boca, pues su olor no es tan desagradable como el que despides por el otro extremo.

Gingivitis Es la infección de las encías, comúnmente causada por mala higiene bucal, como ya se dijo.

Tratamiento Requieres un enjuague bucal o antibióticos que prescribe el dentista. Aun así, él revisará tus dientes y, como es probable que estén descuidados, te aconsejará cómo mantener sanas tu dentadura y tus encías.

Nariz tapada o sinusitis crónica Varios trastornos, como fiebre del heno, escurrimiento nasal constante, pólipos o nariz desviada por lesión, ocasionan que tengas la nariz siempre tapada, ronques y respires por la boca (consulta *Nariz tapada*, p. 117). Por eso tu boca se te seca y tienes mal aliento. En la sección *Ronquera* (p.141) se explica la sinusitis crónica. El goteo catarral hacia la garganta hace que la boca huela mal, sobre todo cuando tiene ciertos tipos de microbios.

Tratamiento Si constantemente respiras por la boca debido a tu nariz tapada, entonces debes descubrir la causa para resolver tu problema de mal aliento, es decir, tienes que ir al médico. Tal vez te recete un atomizador nasal o te envíe con el especialista en oídos, nariz y garganta (otorrinolaringólogo) para una posible operación. Tomar antibióticos sirve para la sinusitis crónica, pero sólo por corto tiempo. Una vez más, la cuestión está en destapar la nariz (como se indica en *Sinusitis crónica* de la sección *Ronquera*, p. 141), de lo contrario, la halitosis volverá.

Psicológico Tal vez descubras que tu mal aliento está más en la mente que en la boca. Sencillamente, hay personas que se preocupan demasiado por su aliento, aunque los demás lo consideren normal. Sólo es un rasgo de personalidad que no causa problemas. Pero si estás deprimido o tienes mucha ansiedad, es probable que estés convencido de que tu aliento apesta, aunque nadie más lo note.

Tratamiento Si crees que tu preocupación es innecesaria, mejor pregúntaselo a alguien que te pueda dar una respuesta sincera. Por lo menos, sabrás si te has preocupado inútilmente. Si tienes halitosis, puedes resolverlo como ya se indicó. Si padeces ansiedad intensa y tú crees (o tus amigos) que sufres depresión, sigue los consejos que se dan en *Tensión emocional* (p. 161) y *Desánimo* (p. 45).

Reflujo de ácido Se explica, junto con su tratamiento, en *Indigestión* (p. 97). Cuando los ácidos y contenidos estomacales suben hasta la garganta pueden despedir un olor que causa mal aliento.

Enfermedad pulmonar Cualquier enfermedad pulmonar con muchas secreciones infecciosas ocasiona mal aliento, ya que al toser expulsarás flemas malolientes. Sin embargo, ésta es una causa muy rara de halitosis, sobre todo cuando el pecho no te da mayores problemas.

Tratamiento Consulta a tu médico para resolver el trastorno pulmonar.

Mareos

¿Te mareas al ponerte en pie (de estar acostado o sentado) o después de hacer ejercicio?

no — sí

hipotensión postural

- especialmente probable si te mareas al pararte de la tina donde tomaste un baño o cuando te levantas por las noches a orinar

o hipoglucemia

- afecta principalmente a diabéticas que toman insulina o pastillas, y omiten una comida o hacen mucho ejercicio

¿Crees que tienes fiebre: sientes calor o frío, tienes escalofríos o estás adolorido?

no — sí

cualquier enfermedad con fiebre

- te puede ocasionar mareos y hacerte sentir que vas a caer o se puede agravar por hipotensión postural

¿Te mareas cuando te emocionas o sufres estrés?

no — sí

ansiedad

- por hiperventilación (inspiración excesiva de aire) o ataques de pánico
- puede hacerte sentir que te desmayas y causarte mareos
- hormigueo y entumecimiento en las manos y alrededor de la boca
- te hace creer que no puedes respirar con la suficiente profundidad

¿Consumes drogas, píldoras de cualquier clase o mucho alcohol?

no — sí

alcoholismo y drogadicción

- con ambos hábitos puedes sentirte como un zombi o mareada

o efecto secundario de medicamentos

revisa el instructivo del medicamento

¿Cuándo te mareas sientes que todo da vueltas y no sólo tu cabeza?

no — sí

vértigo

- puedes sentir náuseas o vomitar
- tal vez te sientas mejor si te acuestas y cierras los ojos y peor si tratas de voltear la cabeza

¿Sientes que te vas a desmayar?

no — sí

sensación de desmayo

- oyes muy lejanos todos los sonidos
- empiezas a bostezar
- puedes palidecer y sentir sudor frío

¿Sientes que tu corazón se acelera o que los latidos son irregulares?

no — sí

trastornos del ritmo cardiaco

- si el corazón se acelera demasiado o pierde el ritmo en muchos latidos, no bombeará suficiente sangre ni oxígeno a tu cerebro, de modo que te sentirás mareado y a punto de desmayar. Consulta la sección *Palpitaciones* (p. 120)

sólo se omiten causas raras

esclerosis múltiple

o anemia

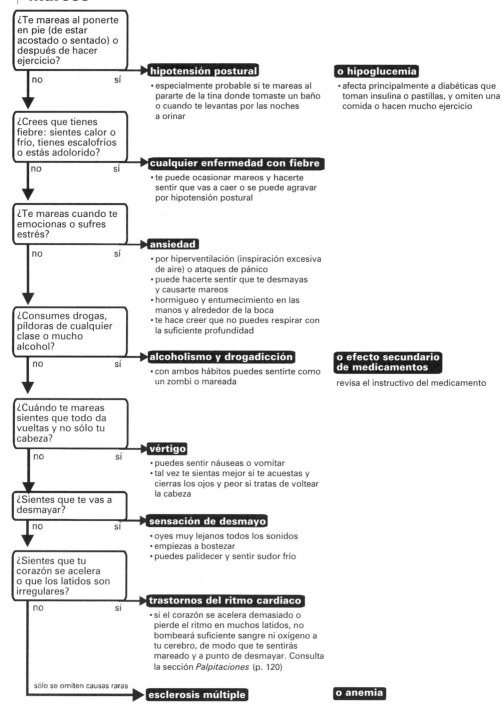

Hipotensión postural Cuando te levantas de repente, se te puede bajar la presión arterial. Por un instante, no llega suficiente sangre ni oxígeno al cerebro y eso provoca un mareo que pasa pronto. El ejemplo típico es cuando uno salta de la bañera para contestar el teléfono.

Tratamiento Este tipo de mareo casi siempre es normal, aunque puede empeorar con algunos medicamentos que te prescriban (como ciertas píldoras para la presión arterial y antidepresivos). Habla con el médico si crees que tu tratamiento es la causa del problema.

Cualquier enfermedad con fiebre alta El sentirte un poco mareado (sobre todo al levantarte) es un síntoma común cuando pescaste algún virus o alguna otra infección (p. ej., gripe, bichos intestinales, amigdalitis o una infección en el pecho).

Tratamiento En sí, el mareo no requiere tratamiento porque forma parte de todo un malestar general. Considera tu síntoma principal (como tos o dolor de garganta) como guía para que halles la sección correcta en este libro.

Ansiedad El sentirte oprimida puede ocasionar que te marees, sobre todo cuando la ansiedad te provoca hiperventilación o ataques de pánico. Lee las secciones *Tensión emocional* (p. 161) o *Dificultad para respirar* (p. 49), donde hallarás más detalles y recomendaciones para el tratamiento.

Sensación de desmayo Esta situación te anuncia un sencillo desmayo que puedes tratar y prevenir; consulta la sección *Pérdida del conocimiento* (p. 127) donde hallarás más detalles al respecto. Los desmayos son más frecuentes a principios del embarazo porque el cambio hormonal tiende a bajar la presión arterial.

Alcoholismo y drogadicción No te extrañe que te sientas mareado cuando lo que quieres es perder la cabeza.

Tratamiento Por sí solo, el mareo no hace daño, a menos que, por supuesto, te caigas o te lesiones. Pero, obviamente, el alcoholismo y la drogadicción sí son peligrosos. Si aceptas que tienes uno de estos problemas y quieres ayuda, consulta a tu médico o comunícate con una institución local para tratar estos problemas.

Vértigo Esta palabra es un término médico que se refiere a la desagradable sensación de que la cabeza te da vueltas (como cuando acabas de bajar de una noria). Se debe a que algo anda mal con tu sistema del equilibrio, lo que puede obedecer a distintas causas. Lo más común es laberintitis viral (un microbio invade tu oído, generalmente por un catarro) y el vértigo postural benigno (que se produce cuando pones la cabeza en ciertas posiciones). Tomar varias cervezas puede producir un efecto similar.

Tratamiento Depende de la causa, de modo que deberás hablar con tu médico. El trastorno viral desaparece por sí solo, por lo regular en pocos días. El vértigo postural benigno requiere la ayuda de un otorrinolaringólogo. Y recuerda que no debes conducir automóvil hasta que puedas voltear la cabeza sin que el mundo te dé vueltas.

Efecto secundario de medicamentos Algunos fármacos con receta pueden ocasionar mareos. También pueden ser causa de hipotensión postural (lee más arriba).

Tratamiento Revisa el instructivo del medicamento. Si mencionan mareos, habla con tu médico; él podrá ordenar que interrumpas el tratamiento o prescribirte otra cosa.

Hipoglucemia Este trastorno consiste en una baja concentración de azúcar en la sangre. La glucosa de la sangre sirve como combustible al cerebro, de modo que si disminuye su cantidad porque omitiste una comida o hiciste más ejercicio del acostumbrado, podrás sentirte un poco mareado. Esto es muy frecuente en diabéticos bajo tratamiento (sus píldoras o inyecciones bajan los niveles de azúcar).

Tratamiento Come en un horario regular y, sobre todo, no omitas el desayuno. Si eres diabético, consulta el apartado sobre Hipoglucemia en la sección *Pérdida del conocimiento* (p. 127).

Trastornos del ritmo cardiaco Si tu corazón late con mucha lentitud, demasiado rápido o de manera irregular, es posible que no bombee suficiente sangre hacia el cerebro y, en consecuencia, cause mareos; consulta la sección *Palpitaciones* en la p. 121 (sobre todo el apartado *Taquicardia supraventricular*) donde hallarás más detalles al respecto.

Problemas médicos raros Hay muchos trastornos poco frecuentes (como esclerosis múltiple, insuficiencia renal y enfermedad de las válvulas cardiacas) que pueden provocar mareos, pero es muy remota la posibilidad de que padezcas alguno de ellos; además, generalmente provocan otros síntomas igualmente improbables.

Tratamiento Puedes creer que sufres alguna de estas rarezas, pero es fácil que te equivoques; sin embargo, coméntalo con tu doctor.

Menstruación abundante

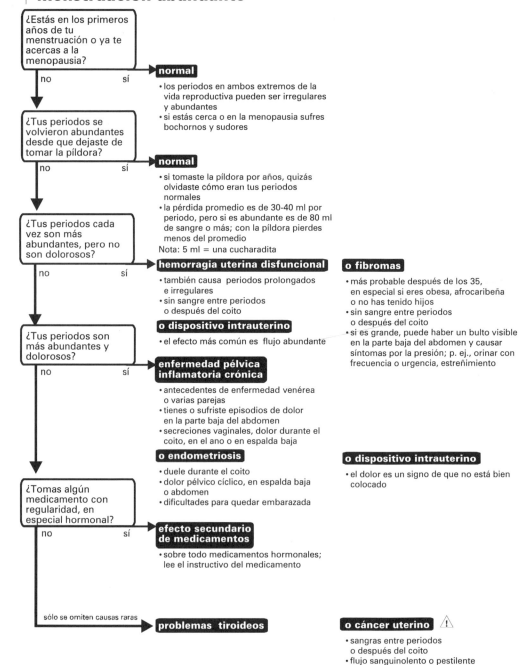

¿Estás en los primeros años de tu menstruación o ya te acercas a la menopausia?

no — sí

normal
- los periodos en ambos extremos de la vida reproductiva pueden ser irregulares y abundantes
- si estás cerca o en la menopausia sufres bochornos y sudores

¿Tus periodos se volvieron abundantes desde que dejaste de tomar la píldora?

no — sí

normal
- si tomaste la píldora por años, quizás olvidaste cómo eran tus periodos normales
- la pérdida promedio es de 30-40 ml por periodo, pero si es abundante es de 80 ml de sangre o más; con la píldora pierdes menos del promedio
Nota: 5 ml = una cucharadita

¿Tus periodos cada vez son más abundantes, pero no son dolorosos?

no — sí

hemorragia uterina disfuncional
- también causa periodos prolongados e irregulares
- sin sangre entre periodos o después del coito

o fibromas
- más probable después de los 35, en especial si eres obesa, afrocaribeña o no has tenido hijos
- sin sangre entre periodos o después del coito
- si es grande, puede haber un bulto visible en la parte baja del abdomen y causar síntomas por la presión; p. ej., orinar con frecuencia o urgencia, estreñimiento

o dispositivo intrauterino
- el efecto más común es flujo abundante

¿Tus periodos son más abundantes y dolorosos?

no — sí

enfermedad pélvica inflamatoria crónica
- antecedentes de enfermedad venérea o varias parejas
- tienes o sufriste episodios de dolor en la parte baja del abdomen
- secreciones vaginales, dolor durante el coito, en el ano o en espalda baja

o endometriosis
- duele durante el coito
- dolor pélvico cíclico, en espalda baja o abdomen
- dificultades para quedar embarazada

o dispositivo intrauterino
- el dolor es un signo de que no está bien colocado

¿Tomas algún medicamento con regularidad, en especial hormonal?

no — sí

efecto secundario de medicamentos
- sobre todo medicamentos hormonales; lee el instructivo del medicamento

sólo se omiten causas raras

problemas tiroideos

o cáncer uterino ⚠
- sangras entre periodos o después del coito
- flujo sanguinolento o pestilente

Normal Lo abundante de tus periodos dependerá de cuánta sangre pierdes realmente y qué es lo que razonablemente debes esperar o tolerar: lo que para una mujer es algo perfectamente normal, para otra puede resultar completamente inaceptable. Las investigaciones en hospitales muestran que sólo 40% de las mujeres que consultan especialistas por menstruación abundante, en realidad sufren lo que se ha definido médicamente como sangrado "excesivo". Los periodos son más copiosos alrededor de la pubertad y la menopausia, y lo parecerán más si has dejado la píldora, pues ésta tiende a disminuir el flujo.

Tratamiento Si consideras que tu periodo es abundante, una medicina de la farmacia, como el ibuprofeno, puede ayudar (también calma el dolor). Si no funciona, y en verdad crees que tus periodos son intolerables, es mejor que veas a tu doctora, ya que puede revisarte para asegurarse de que no tengas algo grave y diagnostique si tu periodo es anormalmente abundante (por ejemplo, hacer análisis de sangre para ver si la hemorragia te ha puesto anémica). Si también necesitas anticonceptivos, entonces la píldora solucionará todos tus problemas.

Hemorragia uterina disfuncional Supone casi la mitad de los casos de periodos abundantes. No se ha encontrado ninguna causa precisa. Esta hemorragia se denomina "disfuncional".

Tratamiento El ibuprofeno (de venta en farmacias) puede reducir la hemorragia; tómalo cuanto antes y luego de manera regular hasta que tu periodo termine. Si no funciona, ve con tu doctora, quien te revisará para confirmar el diagnóstico y discutir los tratamientos posibles: otro antiinflamatorio, pastillas para que se coagule la sangre, tratamientos hormonales (como la píldora, sobre todo si requieres un método anticonceptivo), o un dispositivo intrauterino que libere hormonas (lee más adelante).

Fibromas Son pequeñas masas benignas que crecen en el músculo que cubre el útero. Son muy comunes y suelen disminuir después de la menopausia.

Tratamiento Tu doctora puede recetarte alguna de las pastillas indicadas para la hemorragia disfuncional (lee más arriba), pero si no funcionan, los fibromas son muy grandes y todavía te falta mucho para la menopausia, quizá tengas que acudir con un ginecólogo que valore la posibilidad de realizarte una cirugía.

Dispositivo intrauterino (DIU) Es un pequeño objeto de plástico cubierto de cobre. Se introduce en la cavidad del útero y debe ser reemplazado cada cinco años. Es un anticonceptivo muy eficaz, pero puede hacer que tus periodos sean más abundantes y dolorosos.

Tratamiento Si sólo has tenido el dispositivo unos cuantos meses y estás a gusto con él conviene esperar y ver si el problema se alivia solo. Algunas de las pastillas que se usan para la hemorragia uterina disfuncional (lee arriba) suelen ayudar con el flujo abundante, más aún si deseas mantener tu DIU. Pero si nada funciona, la única solución es remover este dispositivo y buscar otro tipo de anticonceptivo (ya hay un DIU que libera hormonas y hace más ligeros los periodos y hasta los detiene totalmente, como opción).

Enfermedad pélvica inflamatoria crónica Se explica, junto con su tratamiento, en la sección de *Dolor en la parte baja del abdomen–recurrente* (p. 71). Algunos tratamientos antes mencionados para la hemorragia uterina disfuncional, pueden servir contra el flujo abundante.

Endometriosis Se aborda, junto con su tratamiento, en la sección *Dolor en la parte baja del abdomen–recurrente* (p. 71).

Efecto secundario de medicamentos Hay prescripciones médicas cuyas reacciones secundarias incluyen flujo abundante y son: pastillas para la presión arterial (que quizá no tomas), la píldora (que tal vez usas, aunque suele reducir la hemorragia) y la terapia de reemplazo hormonal (seguro que no la usas, a menos que tengas menopausia prematura).

Tratamiento Si piensas que tu medicamento te ocasiona periodos abundantes, ve con tu doctora para que suspenda el fármaco o te dé otra alternativa terapéutica.

Otras enfermedades raras Los problemas tiroideos, trastornos coagulatorios, pólipos o cáncer del revestimiento uterino, pueden, en pocos casos, provocar menstruación abundante.

Tratamiento Es poco probable que tengas una de estas afecciones, pero si estás preocupada, acude con tu doctora, quien realizará las pruebas necesarias.

Menstruación dolorosa

Nota: si normalmente no tienes periodos dolorosos, pero de pronto sufres un dolor menstrual intenso, la molestia tal vez se deba a una apendicitis, que no tiene relación con tu periodo; lee las secciones *Dolor abdominal aislado* (p. 50) o *Dolor en la parte baja del abdomen–aislado* (p. 68).

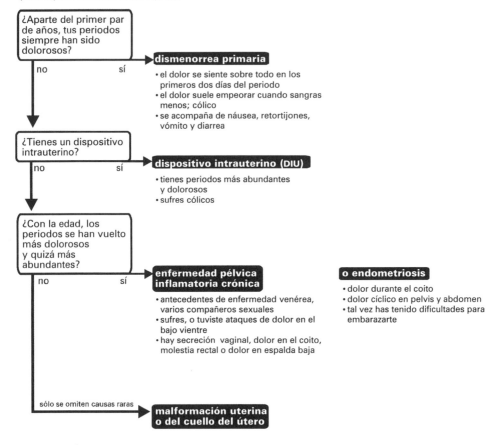

¿Aparte del primer par de años, tus periodos siempre han sido dolorosos?

no   sí

dismenorrea primaria
- el dolor se siente sobre todo en los primeros dos días del periodo
- el dolor suele empeorar cuando sangras menos; cólico
- se acompaña de náusea, retortijones, vómito y diarrea

¿Tienes un dispositivo intrauterino?

no   sí

dispositivo intrauterino (DIU)
- tienes periodos más abundantes y dolorosos
- sufres cólicos

¿Con la edad, los periodos se han vuelto más dolorosos y quizá más abundantes?

no   sí

enfermedad pélvica inflamatoria crónica
- antecedentes de enfermedad venérea, varios compañeros sexuales
- sufres, o tuviste ataques de dolor en el bajo vientre
- hay secreción vaginal, dolor en el coito, molestia rectal o dolor en espalda baja

o endometriosis
- dolor durante el coito
- dolor cíclico en pelvis y abdomen
- tal vez has tenido dificultades para embarazarte

sólo se omiten causas raras

malformación uterina o del cuello del útero

Dismenorrea primaria Es el término médico para los cólicos menstruales que no son resultado de alguna enfermedad específica, es decir, son dolores "normales" del periodo. Desde luego, la intensidad varía entre las mujeres, y aunque sea común puede incapacitarla. Esta molestia es ocasionada por la contracción del útero durante la menstruación.

Tratamiento Depende de cuánto te moleste; quizá sólo quieres asegurarte que no se debe a algún trastorno ginecológico. Si tienes dudas, consulta a tu doctora. Las molestias leves sólo requieren un analgésico; cuando son más fuertes puedes usar el ibuprofeno (antiinflamatorio disponible en farmacias) que alivia el dolor si lo tomas al inicio del periodo. Si no te funciona, ve a consulta para que te brinden otra opción. Si además requieres un método anticonceptivo, te sugerirán que tomes la píldora, pues también ayuda en estos casos.

Enfermedad pélvica inflamatoria crónica Se explica, junto con su tratamiento, en la sección *Dolor en la parte baja de abdomen–recurrente* (p. 71).

Endometriosis Se explica, junto con su tratamiento, en la sección *Dolor en la parte baja de abdomen–recurrente* (p. 71).

Dispositivo intrauterino (DIU) Consiste en un pequeño trozo de plástico envuelto de cobre. Se inserta a través del cuello del útero hacia la matriz y debe reemplazarse cada cinco años. Es un anticonceptivo muy eficaz, pero ocasiona periodos más dolorosos y abundantes; las mujeres jóvenes, sobre todo las que no se han embarazado, descubren que sus periodos se tornan más dolorosos.

Tratamiento Acude con tu doctora para que revise el DIU, pues los periodos dolorosos pueden indicar que no está bien colocado. Si todo está bien y te lo acabas de poner, tolera las molestias, pues a menudo te estabilizarás luego de un par de meses. También puedes usar antiinflamatorios, como el ibuprofeno (lee arriba), pero si no hay alivio y los síntomas en verdad te molestan, quizás hay que quitar el DIU e intentar otro método anticonceptivo.

Otras causas raras En muy raras ocasiones, la menstruación dolorosa se debe a pólipos en la matriz o estrechamiento del cuello uterino.

Tratamiento Es poco probable que sean la causa de tus síntomas. Si así fuera, la doctora te mandará al ginecólogo.

Nariz tapada

¿Además de este problema tienes estornudos, flujo nasal y dolor de garganta leve?

no   sí

resfriado
- nariz tapada, sobre todo por la noche

¿Se te tapa la nariz en el verano?

no   sí

fiebre del heno
- estornudos, flujo nasal, ojos llorosos y comezón
- empeora en ciertos periodos del verano, y depende de que seas alérgico al clima o al polen
- también te puede dar algo de asma en el verano

¿Sólo te pasa, o te pones peor, en ciertos momentos, como al sacudir o tender la cama o al estar cerca de animales?

no   sí

otro tipo de rinitis alérgica
- si empeoras por la mañana, al sacudir o tender la cama, eres alérgico a los ácaros
- eres alérgico a los gatos, los perros, los caballos, etcétera
- tienes todos los síntomas de la fiebre del heno, incluso asma

¿Casi siempre tienes tapada la nariz?

no   sí

pólipos nasales
- sientes que algo te obstruye la nariz
- no tienes sentido del olfato; disminuye el del gusto
- tu pronunciación es nasal
- la gripe puede causarte sinusitis

o tabique desviado
- por una lesión nasal
- por sí mismo no causa estornudos ni flujo nasal
- la gripe puede ocasionar sinusitis
- eres propenso a las hemorragias nasales

o rinitis vasomotora
- nariz tapada y producción de moco acuoso

¿Aspiras cocaína?

no   sí

consumo de cocaína
- se sabe que ocasiona problemas nasales

sólo se omiten causas raras

efecto secundario de medicamentos
- lee el instructivo de tu medicamento

o hematoma septal
- por un fuerte golpe en la nariz
- sientes bloqueo total repentino

Recuerda que: acude de inmediato al hospital.

Resfriado Cuando tu nariz reacciona a los virus, aumenta el flujo nasal (rinorrea) para impedir que invadan tu organismo los microbios. Esto ocasiona el conocido taponamiento nasal.

Tratamiento No tiene caso ir al médico porque el catarro no tiene cura mágica. Toma muchos líquidos y paracetamol contra el dolor de cabeza o de garganta. El resfriado nasal se alivia inhalando vapor.

Fiebre del heno Es una alergia al polen que ocasiona inflamación interna de la nariz y la garganta. Tus glándulas nasales entran en gran actividad y producen tanto moco que hay escurrimiento, bloqueo nasal y estornudos.

Tratamiento Se requieren medidas sencillas, como evitar caminatas largas cuando hay mucho polen en el aire (en especial, al amanecer y al anochecer), y mantener cerrados los vidrios de tu auto (puede convertirse en una caja de polen). En la sección *Ojos irritados* (p. 119) hay más consejos para resolver los problemas debidos a esta fiebre. Platica con tu farmacéutico; ya que ahora es posible comprar sin receta medicamentos eficaces contra la fiebre del heno, incluso antihistamínicos y atomizadores nasales con esteroides. Si no mejoras, consulta a tu médico. Él podrá prescribirte otros antihistamínicos o atomizadores nasales; si estás muy mal, también te administrará esteroides en tabletas o en inyecciones.

Otros tipos de rinitis alérgica Tal vez seas alérgico a otra cosa que no sea el polen y sentirás síntomas muy parecidos a los de la fiebre de heno (rinitis), los cuales pueden aparecer sólo en ciertas circunstancias (como en la alergia a los gatos) o molestarte todo el tiempo (p. ej., alergia a los ácaros del polvo).

Tratamiento Si es posible, evita lo que causa tu alergia. Las pruebas para determinar alergias no sirven de mucho —o bien es obvio a qué eres alérgico; o si no, es probable que sea a algo que casi no podrás evitar (p. ej., los ácaros del polvo)—; sin embargo, en este caso, recuerda que las almohadas de pluma guardan polvo, así que mejor utiliza las de hule espuma). En la farmacia puedes adquirir medicamentos eficaces, como antihistamínicos y atomizadores nasales con esteroides.

Rinitis vasomotora Tu nariz produce tanto moco que escurre como si hubieras abierto una llave de agua. Lo más probable es que haya fugas de los vasos sanguíneos de la nariz.

Tratamiento Prueba a usar atomizadores nasales con esteroides, aunque tal vez no sirvan tanto como en las rinitis alérgica. De otra manera, consulta a tu médico, quien te prescribirá otro tipo de tratamiento. Si hay mucha molestia, se puede considerar la cirugía.

Pólipos nasales Son pequeños trocitos de carne que crecen dentro de la nariz y la bloquean. Son comunes en personas con rinitis alérgica o asma.

Tratamiento Los atomizadores con esteroides que se venden en la farmacia pueden reducir los pólipos lo suficiente para que desaparezca el bloqueo. Si no te alivias y piensas en operarte, ve al doctor, quien te enviará con un otorrinolaringólogo. Aunque se extraigan, los pólipos pueden formarse de nuevo.

Consumo de cocaína Aspirar sustancias prohibidas lesiona y provoca escurrimiento y bloqueo nasales.

Tratamiento Muy sencillo: no aspires cocaína.

Tabique desviado El tabique nasal es el hueso a la mitad de la nariz que separa las dos fosas nasales. Si se desvía a un lado ocasiona un bloqueo. Ocurre por una lesión antigua o, en algunos casos, se nace con él.

Tratamiento La única manera de curarlo es con cirugía. Por tanto, si la desviación es grave, habla con el médico, y él te enviará con un otorrinolaringólogo.

Efectos secundario de medicamentos Algunas medicinas (de venta libre o con receta) causan bloqueo nasal. Por ejemplo, ciertos tipos de atomizadores que alivian la nariz tapada y la sinusitis (de venta en farmacias) tienen una reacción de "rebote"; es decir, que ayudarán mientras los consumas, pero cuando los dejes, la congestión empeorará. En consecuencia, hay quienes siempre los usan, porque se ponen muy mal al interrumpirlos. Por otro lado, algunas píldoras para la presión también tapan la nariz.

Tratamiento Si sientes que empeoras con el atomizador que usas, coméntalo con el farmacéutico o el médico. Antes de tomar un medicamento, lee el instructivo; si menciona como efecto secundario el bloqueo o escurrimiento nasal, ve al doctor ya que él puede interrumpir el tratamiento o recetar alguna otra cosa.

Hematoma septal Es una gran contusión en el tabique nasal (véase la parte sobre tabique desviado). La inflamación interna es tan grande que bloquea la nariz. Es un mal raro, pero a veces ocurre por un fuerte puñetazo en la nariz.

Tratamiento Ve a una sala de urgencias. Es preciso drenar la sangre que causa la inflamación interna; de otro modo, el daño nasal puede ser irreversible.

| # Ojos irritados

¿Enrojeció de pronto el blanco de tus ojos?

no — sí →

hemorragia conjuntival
- se ve mal, pero no hay ningún otro síntoma y no causa problemas visuales

¿Te entró alguna basurita en el ojo en los últimos días?

no — sí →

cuerpo extraño
- se siente algo en el ojo, sobre todo al parpadear
- el ojo puede estar lloroso o legañoso

o abrasión de la córnea
- irritación de la parte delantera del ojo, sobre todo al parpadear
- el ojo puede estar muy lloroso

o quemadura
p. ej., química o eléctrica

¿Sientes como si tuvieras arena y te lloran los ojos?

no — sí →

conjuntivitis
- sensación de arena, más que dolor
- puedes tener las pestañas pegadas por las legañas
- las legañas causan periodos de visión borrosa

¿Tienes mucha comezón en los ojos?

no — sí →

fiebre del heno
- acompañada de estornudos y flujo nasal

¿Te duele mucho el ojo irritado, quizá con visión un poco borrosa?

no — sí →

iritis, escleritis o infección viral
o glaucoma
- intenso dolor repentino
- se acompaña de vómito y malestar general

sólo se omiten causas raras

celulitis orbitaria
- párpados enrojecidos, dolorosos e hinchados
- malestar general, a veces con fiebre

Recuerda que: debes ver pronto al médico; acude de inmediato al hospital.

Conjuntivitis El ojo tiene una delicada película pegajosa que lo cubre; es la conjuntiva. La conjuntivitis es una infección en la conjuntiva —generalmente a causa de un catarro— que enrojece y vierte secreciones mucosas purulentas.

Tratamiento Si el trastorno es leve, se puede curar con abundantes lavados de ojos, usando un algodón empapado con agua tibia. Si no logras ninguna mejoría o tienes muy pegajosos y adoloridos los ojos, consulta a tu médico para que te prescriba un ungüento oftálmico con antibiótico.

Fiebre del heno Este trastorno es una alergia al polen. Es posible que sólo afecte los ojos o que la molestia ocular sea parte del trastorno general, con flujo nasal y estornudos.

Tratamiento Las principales y sencillas medidas son evitar caminatas largas cuando hay mucho polen en la atmósfera (sobre todo al amanecer y al anochecer), usar gafas para sol a fin de reducir los reflejos, y mantener cerradas las ventanillas del automóvil (de lo contrario, el vehículo se convertirá en una trampa de polen). Vale la pena consultar al farmacéutico, pues hay diversas gotas oftálmicas o tabletas de antihistamínicos que pueden ayudar mucho.

Cuerpo extraño Cualquier mota de polvo o basurita que caiga al ojo o bajo los párpados causará irritación.

Tratamiento Si con el viento te entró algo en el ojo, pide a otra persona que te lo quite cuidadosamente con la punta de un pañuelo. Hay varias maneras de sacar algo que se ha metido debajo de los párpados. Una es voltear el párpado hacia afuera; podrás hacerlo si tomas tus pestañas con una mano y con la otra una torunda de algodón, en torno a la cual enrollarás el párpado; entonces, otra persona podrá "pescar" la basurita que te esté molestando. Si estás solo, toma tu párpado superior por las pestañas, estíralo hacia el párpado inferior y luego suéltalo. Cuando el párpado superior regrese a su lugar, es posible que las pestañas del inferior desplacen hacia afuera el cuerpo extraño. Al pulir un metal, de éste salen despedidas pequeñas esquirlas que se pueden enterrar en la córnea o penetrar hasta el interior del ojo; en tal caso deberán revisarte en urgencias.

Abrasión de la córnea Es un rasguño en la parte delantera del ojo. Por lo regular la provoca una lesión menor (como la que pueden causar una ramita o la uña de un bebé) o un cuerpo extraño (consulta el apartado anterior).

Tratamiento Ve al doctor. Él valorará el daño y tal vez te dé tratamiento con un ungüento que tenga antibiótico. Si no te curas pronto (generalmente en uno o dos días) tal vez tendrás que ver a un oftalmólogo (especialista en ojos).

Hemorragia en la conjuntiva Es un derrame de sangre en esa cubierta ocular. Por lo regular se produce sin causa aparente, pero pueden provocarla tos o vómito violentos.

Tratamiento A pesar de su impresionante aspecto, no requiere tratamiento alguno; es totalmente inocua y desaparece en pocos días.

Iritis Inflamación de la parte coloreada del ojo (el iris). A veces se debe a tipos raros de artritis.

Tratamiento Consulta a tu médico, quien tal vez te envíe con urgencia a un oftalmólogo para que te revise y te dé tratamiento con gotas oftálmicas. Como el problema puede repetirse, el especialista te indicará qué debes hacer si surgen más problemas.

Quemaduras Cuando algún producto químico cae en los ojos, puede ocasionar quemaduras. Lo mismo sucede si miras directamente a la luz de la soldadura eléctrica; si no usas gafas protectoras, la luz del arco te quemará los ojos.

Tratamiento Si te cayó algún producto químico en el ojo, lávatelo con mucha agua y a continuación ve a un servicio de urgencias para que te den tratamiento (no olvides el nombre del producto). Si te lastimó la luz de la soldadura eléctrica, ve al doctor para que te cure con gotas y, en el futuro, usa gafas protectoras.

Infección viral, herpes simple o herpes zóster El virus del herpes simple es el que provoca el trastorno labial. En raras ocasiones, esta infección afecta los ojos, donde causa úlceras e inflamación. Un virus similar causa el herpes zóster y también puede atacar los ojos (en la sección *Ampollas*, p. 25, se dan más detalles al respecto).

Tratamiento Debe tratarlo el médico y si confirma la infección, tal vez debas ver a un especialista para que te dé tratamiento urgente.

Escleritis Es una inflamación en el blanco del ojo. Igual que la iritis, puede estar relacionada con problemas en articulaciones (como artritis reumatoide).

Tratamiento Consulta a tu médico; es probable que debas ver a un oftalmólogo.

Celulitis orbitaria Es una afección de la órbita (la cavidad que aloja los ojos), de donde generalmente se disemina al globo ocular.

Tratamiento Puede ser grave si no se trata pronto con antibióticos. Ve al doctor, que tal vez te envíe al hospital.

Glaucoma agudo Es un aumento súbito de la presión que ejerce el líquido intraocular. Es muy raro en menores de 50 años.

Tratamiento Si tu médico piensa que padeces glaucoma agudo —lo que es muy improbable— te enviará directamente con el oftalmólogo.

Palpitaciones

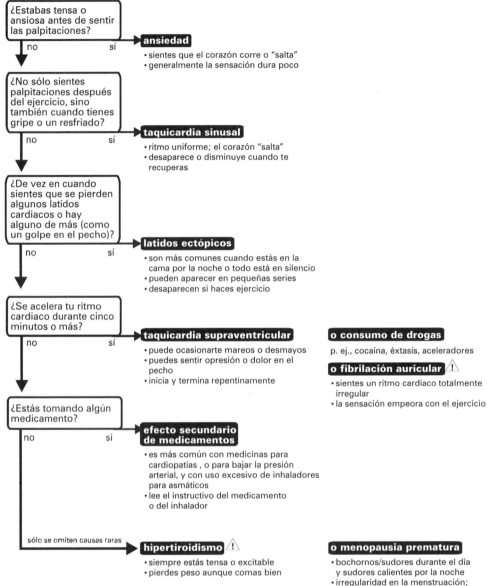

¿Estabas tensa o ansiosa antes de sentir las palpitaciones?
no — sí

ansiedad
- sientes que el corazón corre o "salta"
- generalmente la sensación dura poco

¿No sólo sientes palpitaciones después del ejercicio, sino también cuando tienes gripe o un resfriado?
no — sí

taquicardia sinusal
- ritmo uniforme; el corazón "salta"
- desaparece o disminuye cuando te recuperas

¿De vez en cuando sientes que se pierden algunos latidos cardiacos o hay alguno de más (como un golpe en el pecho)?
no — sí

latidos ectópicos
- son más comunes cuando estás en la cama por la noche o todo está en silencio
- pueden aparecer en pequeñas series
- desaparecen si haces ejercicio

¿Se acelera tu ritmo cardiaco durante cinco minutos o más?
no — sí

taquicardia supraventricular
- puede ocasionarte mareos o desmayos
- puedes sentir opresión o dolor en el pecho
- inicia y termina repentinamente

o consumo de drogas
p. ej., cocaína, éxtasis, aceleradores

o fibrilación auricular ⚠
- sientes un ritmo cardiaco totalmente irregular
- la sensación empeora con el ejercicio

¿Estás tomando algún medicamento?
no — sí

efecto secundario de medicamentos
- es más común con medicinas para cardiopatías , o para bajar la presión arterial, y con uso excesivo de inhaladores para asmáticos
- lee el instructivo del medicamento o del inhalador

sólo se omiten causas raras

hipertiroidismo ⚠
- siempre estás tensa o excitable
- pierdes peso aunque comas bien

o menopausia prematura
- bochornos/sudores durante el día y sudores calientes por la noche
- irregularidad en la menstruación; unos periodos son muy abundantes y otros no aparecen

Recuerda que: ⚠ debes ver pronto al médico; 🏥 acude de inmediato al hospital.

Ansiedad Las personas que sufren este problema están más atentas a sus latidos cardiacos y a veces creen que su corazón está muy acelerado o late con violencia, aunque su ritmo sea completamente normal. Si estás muy tensa, resulta del todo normal que los latidos cardiacos sean más rápidos; la mayoría de personas se da cuenta de esto cuando se hallan en circunstancias que las ponen nerviosas, como antes de decir un discurso. A tales sensaciones se les conoce generalmente como "palpitaciones".

Tratamiento Es importante darse cuenta de que esa sensación no es dañina; de otro modo, te preocuparías por la posibilidad de un problema cardiaco, lo cual elevaría más tu nivel de ansiedad y generaría mayores palpitaciones. Si estás tensa la mayor parte del tiempo, trata de llegar a la raíz del problema mediante la solución de los aspectos estresantes de tu vida. Te ayudará hacer más ejercicio físico, aplicar técnicas de relajación y anular tu consumo de cafeína (té, café y bebidas de cola). Si el problema te crea muchas dificultades, pero sólo ocurre en ciertas circunstancias predecibles —p. ej., cuando tienes que hacer una presentación en el trabajo— consulta a tu médico, quien te podrá recomendar otras técnicas de relajación o enviarte con alguien que te ayude a manejar la ansiedad; si te ve desesperado, tal vez te prescriba algo que reduzca las palpitaciones, lo que seguramente deberás tomar de vez en cuando, siempre que te halles en las circunstancias que te provocan las palpitaciones.

Taquicardia sinusal Es cuando el ritmo cardiaco es en verdad rápido. La frecuencia normal es de 60 a 100 latidos por minuto, pero con la taquicardia sinusal es de 100 a 140. Esto puede suceder después de hacer ejercicio o durante una fiebre; en ambos casos, el cuerpo necesita más oxígeno, de modo que el corazón bombea sangre a mayor velocidad; a ello se debe el aumento de la frecuencia.

Tratamiento Se trata de una respuesta cardiaca normal; por tanto, este tipo de taquicardia no requiere tratamiento alguno.

Latidos ectópicos El corazón late de manera regular, pero también es normal que ocasionalmente pierda algunos latidos o dé algunos "extra". Estos latidos irregulares no son signo de enfermedad cardiaca, pero los notas más, o son más frecuentes, cuando tienes estrés; además, son los causantes de la bien conocida sensación de "mariposas en el estómago".

Tratamiento Generalmente no requieren tratamiento específico, sobre todo cuando sabes que los latidos son inocuos. Si te molestan, aplica las técnicas de relajación ya descritas. Conviene que dejes de consumir cafeína, alcohol y cigarrillos, que agravan el problema.

Taquicardia supraventricular El corazón tiene su propio marcapasos, que lo mantiene latiendo a ritmo normal. A veces se produce un "cortocircuito" que acelera la frecuencia cardiaca mucho más allá de lo normal. Como las demás causas de palpitaciones, por lo regular no se debe a ninguna cardiopatía.

Tratamiento La mayoría de ataques termina en más o menos media hora. Si dura más o te hace sentir muy mal, pide que alguien te lleve al hospital para que te den un tratamiento que normalice tu ritmo cardiaco. Algunas personas que sufren ataques repetidos han descubierto algunos trucos para detener el ataque; por ejemplo, introducirse los dedos en la garganta para provocarse el vómito o masticar rápidamente algo muy frío, como un gran bocado de nieve). También hay tabletas para prevenir los ataques, de modo que si tu problema es repetitivo, consulta al doctor, quien te hará los exámenes necesarios y puede iniciar un tratamiento.

Consumo de drogas Algunos fármacos ilícitos, como la cocaína, el éxtasis, los aceleradores (nitrito de amilo) y las anfetaminas pueden elevar la frecuencia cardiaca.

Tratamiento Aunque sea desagradable, el pulso acelerado en sí no te causará problemas, a menos que ya sufras un trastorno cardiaco, lo que es improbable en menores de 45 años. Por supuesto, la única manera de evitar este tipo de palpitaciones es no consumir la droga que las causa.

Efecto secundario de medicamentos Algunos medicamentos que se prescriben tienen el efecto colateral de acelerar el pulso. Sobre todo los inhaladores contra el asma (con salbutamol o terbutalina), en especial cuando se utilizan más de lo recomendado. Algunos comprimidos para la presión también pueden provocar palpitaciones.

Tratamiento Si sientes que un fármaco que te haya prescrito el doctor te causa palpitaciones, coméntalo con él.

Hipertiroidismo Se habla acerca de este trastorno y la manera de tratarlo en la sección *Transpiración excesiva* (p. 167).

Menopausia prematura Los cambios hormonales de la menopausia pueden provocar, entre otros síntomas, palpitaciones. Se dan más detalles en la sección *Bochornos* (p. 31).

Fibrilación auricular Provoca que el corazón lata con rapidez y de forma irregular. Es muy rara en menores de 45 años, en quienes la causa más probable es el consumo de alcohol.

Tratamiento Este problema requiere que el médico te prescriba medicamentos o que reduzcas el consumo de alcohol, si ésa es la causa.

Pérdida de peso

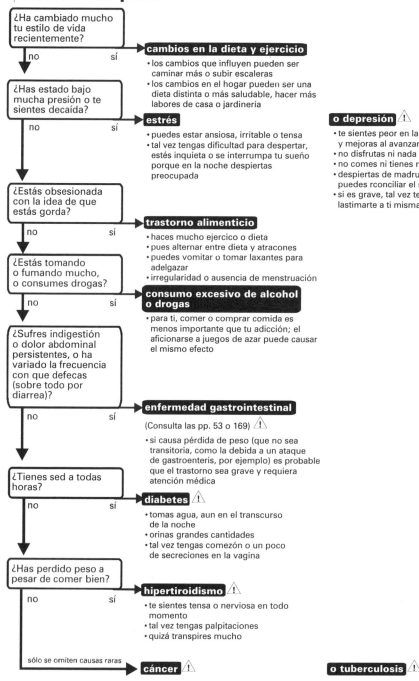

¿Ha cambiado mucho tu estilo de vida recientemente?

no   sí

cambios en la dieta y ejercicio
- los cambios que influyen pueden ser caminar más o subir escaleras
- los cambios en el hogar pueden ser una dieta distinta o más saludable, hacer más labores de casa o jardinería

¿Has estado bajo mucha presión o te sientes decaída?

no   sí

estrés
- puedes estar ansiosa, irritable o tensa
- tal vez tengas dificultad para despertar, estés inquieta o se interrumpa tu sueño porque en la noche despiertas preocupada

o depresión ⚠
- te sientes peor en la mañana y mejoras al avanzar el día
- no disfrutas ni nada te hace ilusión
- no comes ni tienes relaciones sexuales
- despiertas de madrugada (3 o 4 a.m.) y no puedes rconciliar el sueño
- si es grave, tal vez te den ganas de lastimarte a ti misma

¿Estás obsesionada con la idea de que estás gorda?

no   sí

trastorno alimenticio
- haces mucho ejercico o dieta
- pues alternar entre dieta y atracones
- puedes vomitar o tomar laxantes para adelgazar
- irregularidad o ausencia de menstruación

¿Estás tomando o fumando mucho, o consumes drogas?

no   sí

consumo excesivo de alcohol o drogas
- para ti, comer o comprar comida es menos importante que tu adicción; el aficionarse a juegos de azar puede causar el mismo efecto

¿Sufres indigestión o dolor abdominal persistentes, o ha variado la frecuencia con que defecas (sobre todo por diarrea)?

no   sí

enfermedad gastrointestinal

(Consulta las pp. 53 o 169) ⚠
- si causa pérdida de peso (que no sea transitoria, como la debida a un ataque de gastroenteris, por ejemplo) es probable que el trastorno sea grave y requiera atención médica

¿Tienes sed a todas horas?

no   sí

diabetes ⚠
- tomas agua, aun en el transcurso de la noche
- orinas grandes cantidades
- tal vez tengas comezón o un poco de secreciones en la vagina

¿Has perdido peso a pesar de comer bien?

no   sí

hipertiroidismo ⚠
- te sientes tensa o nerviosa en todo momento
- tal vez tengas palpitaciones
- quizá transpires mucho

sólo se omiten causas raras

cáncer ⚠   **o tuberculosis** ⚠

⚠ Si empezaste a bajar de peso y te da mucha sed, es posible que estés desarrollando diabetes y necesitas buscar pronto ayuda médica.

Cambios de dieta y ejercicio Normalmente hay un balance entre el combustible que introduces a tu cuerpo (es decir, lo que comes) y el que quemas (el ejercicio que practiques). Cuando se rompe el equilibrio se produce un cambio de peso corporal; así que si haces más ejercicio o comes menos, adelgazas.

Tratamiento Resulta obvio que este tipo de cambio es normal, y bueno para la salud si estabas gorda.

Estrés Sentirte tensa también hace que gastes más energía; además, la tensión emocional suele quitar el apetito. En consecuencia, pierdes peso.

Tratamiento Este tema se trata principalmente en la sección *Tensión emocional* (167) y el apartado *Ansiedad* de la sección *Palpitaciones* (p. 121).

Depresión A menudo, la depresión afecta el apetito; cuando es profunda puede incluir tensión emocional, lo que agravará la perdida de peso. En la sección *Tensión emocional* (p. 161) se habla con más detalle sobre la depresión y su tratamiento.

Trastorno alimenticio Este término incluye enfermedades como la anorexia nerviosa (en la que la paciente está excesivamente delgada, pero sigue sintiendo pavor a engordar) y la bulimia nerviosa (en la que le preocupa adelgazar, pero alterna con atracones de comida). Existen muchas coincidencias entre ambas y el vómito es común en las dos (por lo general inducido al meter el dedo hasta la garganta). Es difícil saber qué provoca estos trastornos; probablemente sea una combinación de presión cultural (como la idea de que delgada eres más atractiva), rasgos de personalidad, trabajo (es más común, por ejemplo, entre modelos y atletas) y herencia (estas enfermedades a veces son hereditarias).

Tratamiento Si padeces bulimia debes concentrarte en resolver el problema en vez de perder peso. Así pues, evita las dietas estrictas y come con regularidad; con eso ayudarás a evitar los atracones. Tal vez te sea útil llevar un diario de la comida que ingieres, junto con una nota sobre lo que sentiste en ese momento, para detectar dónde está el problema. Existen diversos libros de autoayuda que resultan muy prácticos. Si no consigues mejorar, consulta a tu médico para que te ponga un tratamiento; seguro tendrás que llevarlo si padeces anorexia, enfermedad que llega a ser muy grave. Algunas mujeres son reacias a buscar ayuda, quizá porque no aceptan que están enfermas, se sienten culpables o creen que no tienen remedio. Lo importante es superar estos sentimientos. Si tus parientes o amigas te lo aconsejan, es mejor que te dejes convencer de ir al doctor.

Consumo excesivo de alcohol o drogas Abusar del alcohol o las drogas te hace perder peso en varias formas. Provoca caos en tu estilo de vida y hace que la alimentación pase a un segundo plano en tus prioridades; ocasiona ansiedad y depresión; afecta tus finanzas al grado de que no te alcance para comprar alimentos; causa enfermedades (como la hepatitis); además, algunas drogas (como las anfetaminas) simplemente queman calorías.

Tratamiento Disminuye o elimina el consumo de esas sustancias y modifica tu manera de vivir. Si te cuesta trabajo y quieres ayuda, dirígete a las instituciones locales antialcohólicas o contra la drogadicción (busca en el directorio), o consulta a tu médico.

Enfermedad gastrointestinal El aparato digestivo comienza en la boca y termina en el ano: los trastornos en cualquier parte del trayecto hacen que bajes de peso. Entre tales problemas están úlceras duodenales que interrumpen tu alimentación adecuada (lee la parte *Gastritis/úlcera* de la sección *Dolor abdominal recurrente*, p. 53), inflamación intestinal y malabsorción (porque la diarrea expulsa la comida e impide que el intestino absorba los nutrimetos consulta la sección *Diarrea*, p. 47).

Tratamiento Si padeces un trastorno intestinal tan intenso que te hace perder peso, debes ver al doctor.

Diabetes Si tu cuerpo no produce suficiente insulina, el azúcar de la sangre empieza a elevarse, eso es la diabetes. Es bastante común y afecta a una entre cien personas, pero nadie sabe exactamente por qué sucede. Cuando empieza a desarrollarse (antes de que te des cuenta de que la padeces), provoca una serie de síntomas, incluyendo la pérdida de peso.

Tratamiento Visita a tu médico general y lleva una muestra de orina para que la analicen. Si da como resultado que tienes diabetes necesitarás llevar una dieta especial, y probablemente insulina en pastillas o inyecciones.

Hipertiroidismo La pérdida de peso es uno de los múltiples síntomas de este trastorno. En la sección *Transpiración excesiva* (p. 167) se dan más detalles sobre esta enfermedad y la manera de tratarla.

Rarezas médicas Algunas enfermedades muy poco frecuentes (como cáncer, tuberculosis o SIDA) pueden provocar impresionantes pérdidas de peso, aunque normalmente se acompañan de síntomas que indican que estás muy enferma.

Tratamiento Si crees que puedes padecer alguno de estos trastornos consulta de inmediato a tu médico.

Pérdida del apetito sexual

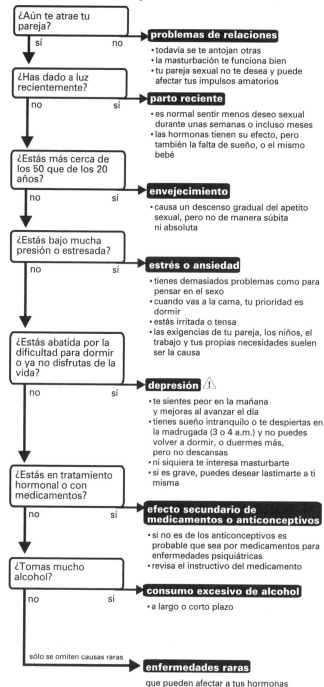

¿Aún te atrae tu pareja?

sí — no

problemas de relaciones
- todavía se te antojan otras
- la masturbación te funciona bien
- tu pareja sexual no te desea y puede afectar tus impulsos amatorios

¿Has dado a luz recientemente?

no — sí

parto reciente
- es normal sentir menos deseo sexual durante unas semanas o incluso meses
- las hormonas tienen su efecto, pero también la falta de sueño, o el mismo bebé

¿Estás más cerca de los 50 que de los 20 años?

no — sí

envejecimiento
- causa un descenso gradual del apetito sexual, pero no de manera súbita ni absoluta

o menopausia/menopausia prematura
- multitud de bochornos/sudores durante el día y sudores calientes por la noche
- irregularidad en los periodos; algunos muy fuertes, otros no aparecen

¿Estás bajo mucha presión o estresada?

no — sí

estrés o ansiedad
- tienes demasiados problemas como para pensar en el sexo
- cuando vas a la cama, tu prioridad es dormir
- estás irritada o tensa
- las exigencias de tu pareja, los niños, el trabajo y tus propias necesidades suelen ser la causa

¿Estás abatida por la dificultad para dormir o ya no disfrutas de la vida?

no — sí

depresión ⚠
- te sientes peor en la mañana y mejoras al avanzar el día
- tienes sueño intranquilo o te despiertas en la madrugada (3 o 4 a.m.) y no puedes volver a dormir, o duermes más, pero no descansas
- ni siquiera te interesa masturbarte
- si es grave, puedes desear lastimarte a ti misma

¿Estás en tratamiento hormonal o con medicamentos?

no — sí

efecto secundario de medicamentos o anticonceptivos
- si no es de los anticonceptivos es probable que sea por medicamentos para enfermedades psiquiátricas
- revisa el instructivo del medicamento

¿Tomas mucho alcohol?

no — sí

consumo excesivo de alcohol
- a largo o corto plazo

sólo se omiten causas raras

enfermedades raras
que pueden afectar a tus hormonas

Recuerda que: ⚠ debes ver pronto al médico; 🏥 acude de inmediato al hospital.

Pérdida del apetito sexual

Estrés o ansiedad Tal vez todo se debe a que estás preocupada por una serie de problemas y tensiones y no tienes tiempo de pensar en el sexo. Entonces, como dice el refrán: lo que no se usa, se descompone. Puede que te hayas acostumbrado a no tener relaciones sexuales y eso te haya hecho perder el interés en ello. Pero la ansiedad puede afectar tu apetito sexual de otra manera. Por ejemplo, tal vez te preocupes por no quedarte embarazada (o precisamente porque no te embarazas), o piensas que no eres buena en la cama. Este tipo de inquietudes (sobre todo el temor a fallar) puede inhibir tu impulso sexual, como medio para evadir el problema.

Tratamiento Si estás muy tensa, sigue las indicaciones de la parte *Estilo de vida y estrés* en la sección *Tensión emocional* (p. 161). Trata de analizar las cosas con tu pareja. Él notará sin duda que has abandonado la actividad sexual y tal vez también esté preocupado; por tanto, lo mejor es hablarlo abiertamente. Si no logran resolver el problema, consulta al médico (y lleva a tu pareja). Él podrá ayudarte, o bien, enviarte con un consejero en temas psicosexuales (un experto en esta clase de problemas que intentará ayudarte a resolver el tuyo).

Problemas de relaciones No sorprende que tu vida sexual se trastorne si tienes constantes roces con tu pareja o sencillamente están separados. A menos que sufras mucho estrés, es posible que todavía tengas apetito sexual, pero no lo volcarás con tu pareja.

Tratamiento Es obvio que la única solución para esto es que trates de resolver las dificultades que tengas con tu pareja.

Parto reciente La mayoría de parejas siente que sus vida sexual se apaga durante unas semanas, incluso meses, después del nacimiento de un bebé. Existen varias razones, como el cambio hormonal, puro agotamiento o el cambio de rol. Y tu pareja tal vez esté enojada por la atención que le prestas al bebé, o el que le des el pecho le quita la inspiración.

Tratamiento Debería corregirse con el tiempo. Intenta comentarlo con tu pareja porque si no las frustraciones o tensiones latentes tenderán a agravar el problema.

Depresión Tu apetito sexual es una de las muchas áreas que pueden resultar afectadas por la depresión. Esto se explica más a fondo en la sección *Desánimo* (p. 45), donde también se dice cómo tratarlo.

Envejecimiento Es bastante normal que tu apetito sexual fluctúe y decaiga con la edad. En parte es debido al proceso mismo de envejecimiento, pero también influyen los problemas de relaciones, el estrés y el exceso de trabajo.

Tratamiento No existen fórmulas mágicas. Intenta resolver los problemas que estén bajo tu control. Si tu falta de apetito sexual te está creando problemas con tu pareja, procura hablar abiertamente y resolverlo juntos.

Menopausia/menopausia prematura Los cambios hormonales que suceden durante la menopausia afectan el apetito sexual. Se dan más detalles en la sección *Bochornos* (p. 31).

Efecto secundario de medicamentos A veces la píldora disminuye el apetito sexual. Es muy raro, suele achacársele a la píldora cuando en realidad el problema reside en otra causa, como la relación de pareja. Algunos fármacos empleados para el tratamiento de trastornos psiquiátricos pueden reducir el apetito sexual. Sin embargo, siempre es difícil saber si el problema es un efecto de la enfermedad o del medicamento usado para tratarla.

Tratamiento Si tienes razones de peso para pensar que la píldora es la causa del problema, habla con tu doctora y cambia la marca de anticonceptivo o prueba con otro método. Si estás en tratamiento con un fármaco del cual temas que afecte tu vida sexual, coméntalo con el doctor.

Consumo excesivo de alcohol A corto plazo, después de una borrachera, puedes sufrir tal resaca (cruda) que sencillamente no te interese el sexo. A largo plazo, el consumo excesivo de alcohol puede ocasionarte daño en tu salud física y emocional. La falta de apetito sexual será sólo uno de los muchos problemas que pueda acarrearte.

Tratamiento Si has tomado tanto alcohol que tu hígado se lesionó, tienes un grave problema y debes ver al doctor para que te revise y aconseje al respecto. Sin embargo, es poco probable que una enfermedad hepática por alcohol sea descubierta por tu falta de apetito sexual, pues más bien se manifestará con otros síntomas.

Problemas médicos raros Hay diversas enfermedades (sobre todo afecciones hormonales) que, aun cuando son poco frecuentes, pueden reducir tu apetito sexual.

Tratamiento Es muy difícil que tú padezcas una de estas rarezas médicas, pero si estás preocupada, consulta a tu médico y él revisará si tienes tales problemas.

Pérdida del conocimiento

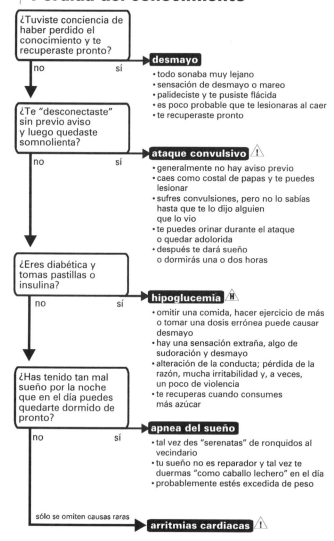

¿Tuviste conciencia de haber perdido el conocimiento y te recuperaste pronto?

no   sí

desmayo

- todo sonaba muy lejano
- sensación de desmayo o mareo
- palideciste y te pusiste flácida
- es poco probable que te lesionaras al caer
- te recuperaste pronto

¿Te "desconectaste" sin previo aviso y luego quedaste somnolienta?

no   sí

ataque convulsivo ⚠

- generalmente no hay aviso previo
- caes como costal de papas y te puedes lesionar
- sufres convulsiones, pero no lo sabías hasta que te lo dijo alguien que lo vio
- te puedes orinar durante el ataque o quedar adolorida
- después te dará sueño o dormirás una o dos horas

¿Eres diabética y tomas pastillas o insulina?

no   sí

hipoglucemia ⚠

- omitir una comida, hacer ejercicio de más o tomar una dosis errónea puede causar desmayo
- hay una sensación extraña, algo de sudoración y desmayo
- alteración de la conducta; pérdida de la razón, mucha irritabilidad y, a veces, un poco de violencia
- te recuperas cuando consumes más azúcar

¿Has tenido tan mal sueño por la noche que en el día puedes quedarte dormido de pronto?

no   sí

apnea del sueño

- tal vez des "serenatas" de ronquidos al vecindario
- tu sueño no es reparador y tal vez te duermas "como caballo lechero" en el día
- probablemente estés excedida de peso

sólo se omiten causas raras

arritmias cardiacas ⚠

⚠ Quien esté generalmente enfermo y pierda el conocimiento o quede inconsciente después de sufrir un golpe en la cabeza debe ser llevado directo al hospital.

Recuerda que: ⚠ debes ver pronto al médico; ⚠ acude de inmediato al hospital.

Desmayo Si no te llega suficiente sangre al cerebro, te desmayas; es la manera natural de resolver el problema, porque en posición horizontal la sangre no tiene que luchar contra la gravedad para llevar oxígeno al cerebro. Muchas cosas pueden provocar un desmayo; la más común es haber permanecido de pie demasiado tiempo en un lugar caluroso y mal ventilado. Normalmente, los movimientos musculares de la pierna sirven para bombear la sangre de regreso al corazón, pero si estás parada durante cierto tiempo, en especial si hace calor, la sangre se "estanca" en las piernas y eso provoca el desmayo. Levantarse de pronto de la tina con agua caliente produce el mismo efecto. Otras causas posibles son ataque intenso de tos (que impide el arribo de la sangre al cerebro) y miedo o dolor repentinos (que desaceleran el ritmo cardiaco). El estar un poco débil (p. ej. a causa de un catarro) también puede aumentar las probabilidades de sufrir un desmayo. Algunas personas sencillamente son propensas a estos desvanecimientos y los sufren con frecuencia, pero casi nunca se debe a ningún trastorno grave. Ciertos medicamentos (como algunas píldoras para la presión arterial y antidepresivos) también pueden ocasionar desmayos o sensación de desmayo.

Tratamiento La atención que debe darse a una persona que se desmaya es muy sencilla: si reaccionas con suficiente rapidez, la detienes antes de que se caiga, para que no se lastime, y luego la acuestas con delicadeza en el suelo; después le levantas los pies durante 30 segundos para facilitar que le llegue sangre al cerebro y vuelva pronto en sí. Cuando sientas que tú te vas a desmayar, acuéstate cuanto antes; si no es posible, siéntate y coloca la cabeza entre las rodillas hasta que la sensación se pase. Las personas propensas a desmayarse pueden tomar medidas preventivas, como evitar las circunstancias que provocan el trastorno y activar el bombeo con los músculos de la pantorrilla (moviendo arriba y abajo la punta del pie, como si pisaran un acelerador invisible) si han estado parados por algún tiempo. Si el doctor te prescribió algún medicamento y tú crees que te esté causando o agravando un problema de desmayos, coméntaselo.

Ataques convulsivos La manera más fácil de entender en qué consisten es imaginar que las innumerables conexiones nerviosas del cerebro forman un complejo sistema de alambres eléctricos; cuando hay un "cortocircuito" ocasiona diversos tipos de ataques convulsivos. Los más conocidos son los del "gran mal", pero hay otros distintos, algunos de los cuales pueden llegar a ser muy sutiles. No se conoce la causa, pero en algunos casos es hereditario. Muchas cosas pueden desencadenar un ataque, incluso el agotamiento excesivo, una borrachera, luces parpadeantes y, en los epilépticos, olvidar el consumo de su medicamento.

Tratamiento Si crees que padeciste una convulsión o alguien que te acompañaba se dio cuenta de lo que sucedía, pide una cita con tu doctor. Cuando vayas a verlo, procura que te acompañe un testigo ocular porque tú no sabrás lo que ocurrió antes y lo que pasó inmediatamente después del ataque. El médico te enviará con un neurólogo (especialista en sistema nervioso) para que te haga algunas pruebas. Es poco probable que te diagnostiquen epilepsia de inmediato, ya que muchas personas sufren un solo ataque en su vida. Sin embargo, si se repiten los ataques es posible que sí te diagnostiquen epilepsia y te pongan bajo tratamiento para reducir al mínimo sus repeticiones en el futuro. No olvides informar a tu compañía de seguros personal o del automóvil que padeces este trastorno; es posible que se te prohíban conducir durante un año o más, dependiendo de ciertas circunstancias.

Hipoglucemia Significa baja concentración de azúcar en la sangre, lo que origina gran escasez de energía en el cerebro. Si ésta es la causa de tu perdida del conocimiento, es posible que padezcas una enfermedad muy rara o que tengas diabetes. Los diabéticos bajo tratamiento son muy propensos a este problema, generalmente cuando omiten una comida, hacen más ejercicio del que acostumbran o toman dosis incorrectas de sus pastillas o de insulina.

Tratamiento Necesitas azúcar de inmediato. Si estás semiconsciente y puedes tragar, que alguien te ponga una bebida dulce en la boca. Si no, habrá que llevarte a un hospital para que te curen. Una vez que te recuperes, piensa por qué te sucedió. Si has tenido bajos los niveles de azúcar desde hace tiempo, tal vez debas modificar tu tratamiento para la diabetes. Si no estás segura de cómo hacerlo, pregúntaselo al médico o a la enfermera que te atienda.

Apnea del sueño Muchas personas roncan que da gusto por la noche y algunas de ellas realmente dejan de respirar por momentos; esto es la apnea del sueño. Tú no sabes si lo haces, pero tu pareja sí, porque seguramente permanecerá acostada, pero despierta, preguntándose si acabas de dar tu última bocanada. Por lo regular, este problema trastorna tu sueño y ocasiona que te sientas tan cansada que te quedes dormida durante el día (p. ej., durante una comida o cuando vas conduciendo tu automóvil).

Tratamiento Si estás excedida de peso, adelgaza y no tomes copas por la noche. Si eso no funciona, ve a ver al médico y lleva contigo a tu pareja, para que pueda dar su testimonio "de oídas". Es posible que te envíen con un otorrinolaringólogo, si tu problema es de oído, nariz o garganta.

Causas médicas raras Pocas causan pérdida del conocimiento, como problemas valvulares o de arritmias cardiacas, pero son tan poco frecuentes y es tan probable que provoquen otros síntomas que podemos omitirlas.

Tratamiento Si el médico sospecha que tienes una de estas enfermedades raras te enviará con un especialista para que te examine.

Problemas de la vista

*(Si tienes los ojos irrita-
dos, consulta la p. 118)*

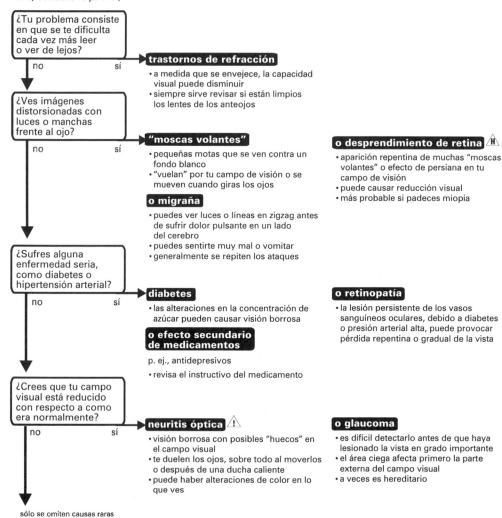

¿Tu problema consiste
en que se te dificulta
cada vez más leer
o ver de lejos?

no   sí

trastornos de refracción

- a medida que se envejece, la capacidad
  visual puede disminuir
- siempre sirve revisar si están limpios
  los lentes de los anteojos

¿Ves imágenes
distorsionadas con
luces o manchas
frente al ojo?

no   sí

"moscas volantes"

- pequeñas motas que se ven contra un
  fondo blanco
- "vuelan" por tu campo de visión o se
  mueven cuando giras los ojos

o migraña

- puedes ver luces o líneas en zigzag antes
  de sufrir dolor pulsante en un lado
  del cerebro
- puedes sentirte muy mal o vomitar
- generalmente se repiten los ataques

o desprendimiento de retina ⚠

- aparición repentina de muchas "moscas
  volantes" o efecto de persiana en tu
  campo de visión
- puede causar reducción visual
- más probable si padeces miopía

¿Sufres alguna
enfermedad seria,
como diabetes o
hipertensión arterial?

no   sí

diabetes

- las alteraciones en la concentración de
  azúcar pueden causar visión borrosa

o efecto secundario de medicamentos

p. ej., antidepresivos

- revisa el instructivo del medicamento

o retinopatía

- la lesión persistente de los vasos
  sanguíneos oculares, debido a diabetes
  o presión arterial alta, puede provocar
  pérdida repentina o gradual de la vista

¿Crees que tu campo
visual está reducido
con respecto a como
era normalmente?

no   sí

neuritis óptica ⚠

- visión borrosa con posibles "huecos" en
  el campo visual
- te duelen los ojos, sobre todo al moverlos
  o después de una ducha caliente
- puede haber alteraciones de color en lo
  que ves

o glaucoma

- es difícil detectarlo antes de que haya
  lesionado la vista en grado importante
- el área ciega afecta primero la parte
  externa del campo visual
- a veces es hereditario

sólo se omiten causas raras

⚠ Si de pronto aparecen muchas luces o "moscas volantes", sobre todo con visión disminuida, o repentinamente sufres pérdida total o parcial del campo de visión, busca ayuda médica con urgencia.

Trastornos de refracción El ojo es como una cámara fotográfica; el iris funciona como obturador y deja entrar la luz, que es enfocada por el cristalino y la córnea (la parte blanca del ojo) hacia la retina, que está en la parte posterior del ojo y funciona como un proyector de cine. Si la córnea, el cristalino o la forma del ojo son defectuosos no permitirán enfocar bien la luz sobre la retina, causando trastornos de refracción. Los principales son: miopía, que te permite ver bien de cerca, pero no a distancia; hipermetropía, que es lo contrario de lo anterior, y astigmatismo, que es mala curvatura de la córnea y causa visión borrosa, de cerca y de lejos.

Tratamiento No es necesario que hagas nada si el trastorno no te molesta, pero asegúrate de que aún ves lo suficiente para conducir el automóvil. Si quieres corregir el problema, ve con el oculista, quien te pondrá anteojos o lentes de contacto. También puedes considerar una cirugía que modifique la curvatura de tus córneas para mejorar tu vista, pero ten presente que los resultados no siempre son excelentes, pues puede haber efectos secundarios y sólo la practican oculistas particulares, de modo que deberás "aflojar" un montón de dinero.

"Moscas volantes" Dentro del ojo pueden acumularse pequeñas basuras y flotar en el líquido que hay dentro del ojo; tú las verás (sobre todo contra un fondo blanco) como pequeñas motas o sombras como patas de araña.

Tratamiento Pueden ser molestas, pero son inocuas. No hay tratamiento y por lo regular son permanentes, aunque uno se acostumbra a ellas, de modo que con el tiempo resultan menos notables. En raras ocasiones, pueden ser signo de *desprendimiento de retina* (mira el apartado *Otros problemas médicos raros*, más adelante); en tal caso aparecen repentinamente durante una ducha caliente, generalmente con visión borrosa. Este trastorno requiere atención médica urgente.

Migraña Si sufres este padecimiento, tu sentido de la vista puede alterarse antes del dolor de cabeza. Esto se debe a que la migraña comienza con la constricción de los vasos sanguíneos cerebrales, lo cual puede ocasionar que el área de la visión quede privada de oxígeno por poco tiempo; tal eventualidad provoca visión borrosa, luces o visión en túnel. En la sección *Dolor de cabeza* (p. 55) se da más información sobre la migraña.

Diabetes En la sección *Pérdida de peso* (p. 123) se describe esta enfermedad. La concentración elevada de azúcar en la sangre puede provocar visión borrosa; además, es posible que la diabetes ocasione *retinopatía* (consulta más adelante).

Tratamiento Lee la sección *Pérdida de peso* (p. 123). Si tienes diabetes comprobada, sé constante en la medición de tus niveles de azúcar y ajusta el tratamiento, si es necesario y sabes bien lo que debes hacer; de lo contrario, comunícate con el doctor o la enfermera especializada que te atienda.

Retinopatía Es enfermedad de la retina. Las causas más comunes son hipertensión arterial y diabetes. Estos trastornos pueden causar otros problemas graves en la vista, como ceguera repentina —parcial o completa— pero también pueden ocasionar visión borrosa.

Tratamiento Ve con el doctor para que diagnostique la causa y la trate. A veces, quien descubre el problema es el oculista, que te enviará con tu médico.

Efecto secundario de medicamentos Algunos fármacos prescritos, como los antidepresivos, pueden afectar el mecanismo de enfoque en los ojos y causar visión borrosa.

Tratamiento Generalmente, el problema se resuelve solo, a medida que tu cuerpo se acostumbra al tratamiento; por tanto, persevera, si te es posible; de no lograrlo, habla con tu médico, quien puede interrumpir la terapéutica o cambiar el medicamento.

Neuritis óptica Es una inflamación del nervio que llega a la retina. Se cree que a veces el problema es viral. En otros casos es parte —o el primer signo— de esclerosis múltiple (que se explica con mayor detalle en la sección *Hormigueo y entumecimiento*, p. 95).

Tratamiento Ve de inmediato al doctor; si tienes esclerosis múltiple comprobada, él quizá deje que el problema se resuelva por sí solo o tal vez te prescriba esteroides. De lo contrario, es posible que el médico sólo vigile el caso, pues la mayoría de ataques —sobre todo los de origen viral— se resuelven por sí solos, aunque pueden dejar un poco de visión borrosa o reducida (especialmente a los colores). Si el doctor cree que estás desarrollando esclerosis múltiple, te enviará con el neurólogo (especialista en nervios).

Glaucoma Cuando la presión del líquido intraocular aumenta demasiado, puede lesionar la retina. A veces, esto es un mal de familia. Es difícil que lo notes, sobre todo al principio, pues generalmente afecta la visión en los extremos de los ojos. Lo más probable es que lo detecte el oculista durante un examen de rutina.

Tratamiento El oculista te dará una carta para el médico, quien probablemente te enviará con un especialista para que te revise y, de ser necesario, te ponga un tratamiento. Si tienes antecedentes familiares de glaucoma, aunque no tengas el problema tú misma, es importante que el oculista te revise periódicamente.

Otros problemas médicos raros Hay diversos trastornos poco frecuentes que pueden provocar visión borrosa, como desprendimiento de retina, infecciones raras y tumores cerebrales.

Tratamiento Es muy difícil que padezcas alguno de estos trastornos, pero si te preocupa, habla con tu médico.

Problemas durante el coito

Nota: Si tu problema es que has renunciado al sexo, revisa la sección *Pérdida del apetito sexual* (p. 124).

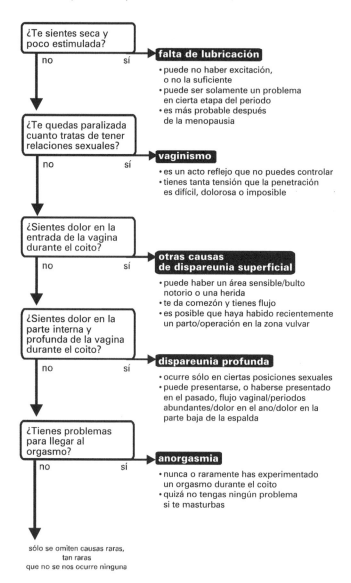

¿Te sientes seca y poco estimulada?

no · sí

falta de lubricación
- puede no haber excitación, o no la suficiente
- puede ser solamente un problema en cierta etapa del periodo
- es más probable después de la menopausia

¿Te quedas paralizada cuanto tratas de tener relaciones sexuales?

no · sí

vaginismo
- es un acto reflejo que no puedes controlar
- tienes tanta tensión que la penetración es difícil, dolorosa o imposible

¿Sientes dolor en la entrada de la vagina durante el coito?

no · sí

otras causas de dispareunia superficial
- puede haber un área sensible/bulto notorio o una herida
- te da comezón y tienes flujo
- es posible que haya habido recientemente un parto/operación en la zona vulvar

¿Sientes dolor en la parte interna y profunda de la vagina durante el coito?

no · sí

dispareunia profunda
- ocurre sólo en ciertas posiciones sexuales
- puede presentarse, o haberse presentado en el pasado, flujo vaginal/periodos abundantes/dolor en el ano/dolor en la parte baja de la espalda

¿Tienes problemas para llegar al orgasmo?

no · sí

anorgasmia
- nunca o raramente has experimentado un orgasmo durante el coito
- quizá no tengas ningún problema si te masturbas

sólo se omiten causas raras, tan raras que no se nos ocurre ninguna

Falta de lubricación Durante la excitación, las glándulas de la vagina producen una lubricación natural. La cantidad de fluido y la facilidad con la que se produce varía de mujer a mujer. Si no se produce mucho lubricante; por ejemplo, si no estás suficientemente excitada, la penetración puede ser difícil y molesta.

Tratamiento Si el problema reside en una estimulación inadecuada, es necesario que hables con tu pareja. Quizá necesitas que se concentre más en los preliminares. O quizá simplemente no está presionando los botones que te excitan. Hay muchos videos y libros que pueden ayudarlo. Otro motivo es la ansiedad: si estás tensa es muy difícil que te relajes lo suficiente como para que te excites, lo que evitará la lubricación natural. En esa situación, la solución reside en resolver lo que te preocupa tanto. Otra alternativa sería que tú simplemente produces poca lubricación. Esto puede resolverse usando geles lubricantes durante el coito o sugiriendo el uso creativo de otro lubricante natural: la saliva de tu pareja.

Vaginismo Es un espasmo de los músculos que rodean la entrada de la vagina al momento de tener relaciones sexuales. Se cree que la causa es el miedo a la penetración, lo que te lleva a pensar que tu vagina es muy estrecha para introducir el pene. Así se desarrolla un círculo vicioso: la penetración es tan difícil y dolorosa que, la siguiente vez te sientes muy nerviosa, lo que hace que haya poca lubricación y que los músculos se contraigan, agravando el problema.

Tratamiento Vale la pena intentar ejercicios de relajación para que aprendas a relajar tus músculos. Un poco de alcohol puede ser un relajante efectivo, aunque no conviene a largo plazo. También es importante hablar de tus miedos con tu pareja. Pero hay algunos consejos que pueden ayudarte a mejorar la situación. El primero es que aprendas a conocerte. Cuando te recuestes en la tina, relajada, introduce suavemente los dedos en la entrada de tu vagina. En el siguiente baño, intenta introducirlos un poco más. Si logras hacerlo sin tensar los músculos, te sorprenderás de lo amplia que es tu vagina. Tu confianza irá aumentando hasta que puedas introducir dos dedos. El siguiente paso es animar a tu pareja a que introduzca sus dedos de la misma manera, mientras te mantienes relajada. Pronto notarás que fácilmente podría caber su pene. Así, se logra una progresión natural hacia el coito. Si no consigues gran cosa con esta técnica, tu doctora puede ayudarte, o remitirte con un consejero sexual (un "sexperto").

Otras causas de dispareunia superficial Es el término médico para el dolor provocado por algún problema en la entrada de la vagina. Tiene dos causas muy comunes: poca lubricación y vaginismo, que se han descrito arriba. Hay numerosas causas más, incluyendo infecciones como el afta, las cicatrices (de desgarres o episotomías hechas en el parto), y vaginitis atrófica, que es el adelgazamiento de la piel de la vagina que ocurre después de la menopausia.

Tratamiento El afta y otras infecciones se abordan en las secciones *Flujo vaginal* (p. 89) e *Irritación o dolor en la vagina* (p. 107); la última también explica la vaginitis atrópica. Si el problema es una cicatriz y no muestra ninguna mejoría, debes hablar con tu doctora.

Anorgasmia Es la incapacidad de lograr un orgasmo. Puede que nunca lo hayas tenido, o que tengas problemas para alcanzarlo durante la relación sexual con tu pareja, mientras que cuando te masturbas, no. Hay numerosos factores involucrados, incluyendo la idea difundida de que el sexo no es satisfactorio si no termina con un orgasmo espectacular. Si es un verdadero problema implica que la mujer no es capaz de relajarse y dejarse llevar y que el hombre no sabe mucho de técnicas sexuales. El fracaso continuo lleva a la frustración y al rechazo por ambas partes, lo que empeora el problema. Por supuesto, también puede que sea porque no te sientes atraída por tu compañero ¡ni por los hombres en general!

Tratamiento La presión que ejercen los medios de comunicación sobre hacer el sexo perfecto no es realista. Si ustedes están contentos con su vida sexual, aunque tú no llegues siempre al clímax, no debes preocuparte. Por otra parte, si estás insatisfecha por tu incapacidad para llegar al orgasmo, tienes muchas soluciones. Aprende a relajarte para que puedas dejarte llevar durante la relación sexual, y platica abiertamente sobre cualquier problema sexual o de pareja. Puedes explicarle a él cómo te excitas cuando te masturbas, para que pueda aprender e intentar esos métodos. Aprender a masturbarse resulta también de mucha ayuda si es que nunca has alcanzado un orgasmo. Otras recomendaciones prácticas incluyen hacer que tu pareja te lleve muy cerca del orgasmo antes de penetrarte. Si todo eso falla, habla de la situación con tu doctora, quien los remitirá a ambos con un consejero psicosexual.

Dispareunia profunda Es dolor en la parte profunda de la vagina durante el coito. Hay numerosas causas, incluyendo la dispareunia por colisión (lo que en otras palabras significa que la disposición natural del útero y los ovarios es "golpeada" por el pene durante el coito, por lo que esto sólo ocurre en ciertas posiciones), la enfermedad pélvica inflamatoria crónica y la endometriosis.

Tratamiento La dispareunia por colisión puede resolverse experimentando diferentes posiciones para el sexo; la enfermedad pélvica inflamatoria crónica y la endometriosis se exponen en la sección *Dolor abdominal recurrente* (p. 53). A menos que sea claro que tu problema se debe a la dispareunia por colisión, es recomendable que te des una vuelta por el consultorio de tu doctora para que descarte algunas rarezas graves, como un quiste ovárico.

Problemas en las uñas

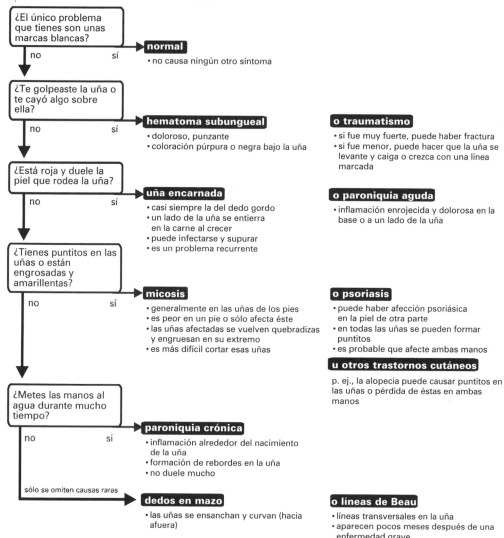

¿El único problema que tienes son unas marcas blancas?

no　　　　　sí

normal
• no causa ningún otro síntoma

¿Te golpeaste la uña o te cayó algo sobre ella?

no　　　　　sí

hematoma subungueal
• doloroso, punzante
• coloración púrpura o negra bajo la uña

o traumatismo
• si fue muy fuerte, puede haber fractura
• si fue menor, puede hacer que la uña se levante y caiga o crezca con una línea marcada

¿Está roja y duele la piel que rodea la uña?

no　　　　　sí

uña encarnada
• casi siempre la del dedo gordo
• un lado de la uña se entierra en la carne al crecer
• puede infectarse y supurar
• es un problema recurrente

o paroniquia aguda
• inflamación enrojecida y dolorosa en la base o a un lado de la uña

¿Tienes puntitos en las uñas o están engrosadas y amarillentas?

no　　　　　sí

micosis
• generalmente en las uñas de los pies
• es peor en un pie o sólo afecta éste
• las uñas afectadas se vuelven quebradizas y engruesan en su extremo
• es más difícil cortar esas uñas

o psoriasis
• puede haber afección psoriásica en la piel de otra parte
• en todas las uñas se pueden formar puntitos
• es probable que afecte ambas manos

u otros trastornos cutáneos
p. ej., la alopecia puede causar puntitos en las uñas o pérdida de éstas en ambas manos

¿Metes las manos al agua durante mucho tiempo?

no　　　　　sí

paroniquia crónica
• inflamación alrededor del nacimiento de la uña
• formación de rebordes en la uña
• no duele mucho

sólo se omiten causas raras

dedos en mazo
• las uñas se ensanchan y curvan (hacia afuera)

o líneas de Beau
• líneas transversales en la uña
• aparecen pocos meses después de una enfermedad grave

Marcas normales Las marcas blancas ocasionales que salen debajo de una o más uñas son normales. Contrario a la creencia popular, no son por falta de calcio, por deficiencia de vitaminas ni por ningún otro problema, y no necesitan tratamiento.

Hematoma subungueal Es una hemorragia bajo las uñas producida por una lesión; es característico que accidentalmente te hayas dado un martillazo en la uña. La sangre derramada queda bajo presión y duele una barbaridad.

Tratamiento Si puedes soportar el dolor, conviene que dejes la uña en paz, porque la sangre se reabsorberá en pocos días. Pero si sufres fuertes punzadas y eres valiente puedes tratar de perforar la uña; sólo calienta al rojo vivo la punta de un *clip* desdoblado o la de una aguja; luego, coloca la punta en el centro de la uña y aprieta los dientes; la quemadura abrirá un hoyo y la sangre, que está a presión, brotará de pronto con lo que sentirás alivio instantáneo. Te dolerá cuando atravieses la uña y toques el tejido sensible que tiene debajo, pero sólo por un segundo. No lo intentes si el dedo está muy machucado, pues la perforación puede introducir una infección; en tal caso, ve a un servicio de urgencias.

Uña encarnada Casi siempre es la del dedo gordo del pie. Un lado de la uña crece contra la carne, que se hincha y duele. Si se infecta, aumenta el dolor y la inflamación, además de salir pus.

Tratamiento No uses calzado de punta estrecha y al cortar la uña déjala recta transversalmente, no curva. Las cremas con antiséptico sirven para curar un principio de infección, pero si está sucia y hay inflamación, tal vez necesites antibióticos; sin embargo, éstos sólo curan la infección, no la uña encarnada. Hay un par de tratamientos caseros que puedes intentar; puedes cortar una pequeña V en la punta de la uña, al centro, lo cual le dará más flexibilidad y aliviará la presión de la uña encarnada. La otra posibilidad es que introduzcas por debajo de la uña encarnada una torunda de algodón empapada en desinfectante con la ayuda de un agitador de bebidas, por la parte roma; si repites esto a diario podrás curarte, aunque puedes tardar mucho porque la uña crece muy despacio. Si todo esto falla, tu médico puede ordenar una pequeña operación para resolver el problema.

Paroniquia aguda Es una infección bacteriana que penetra bajo la piel en el nacimiento de la uña.

Tratamiento Si recién comenzó, ve con el doctor para que te prescriba un antibiótico. Si ya llevas varios días con el trastorno y la parte inflamada duele y está muy blanda, se requerirá una punción para dejar que salga el pus; te la pueden practicar en un hospital o tu médico; llámalo para ver qué dice al respecto.

Traumatismo Una lesión muy leve puede levantar la uña como si hubiera crecido; otra posibilidad es que forme un surco o un reborde.

Tratamiento No es necesario que hagas nada al respecto. Si la uña se desprende, no te preocupes; te dolerá por algunos días, pero crecerá una nueva.

Micosis Es una infección por hongos, que puede invadir la uña y hacerla más gruesa y quebradiza.

Tratamiento Estas infecciones son difíciles de curar, de modo que si no te molesta, no le hagas caso; es posible que termine por salirse por sí sola o que de vez en cuando tengas que cortar o limar la parte afectada. Si te duele u odias su aspecto, el médico te puede prescribir antimicóticos para curarla.

Psoriasis En la sección *Salpullido* (p. 145) se explica este trastorno; algunas personas que lo padecen descubren que también afecta sus uñas, formando puntitos y engrosándolas.

Tratamiento No hay tratamiento eficaz contra este problema.

Otros trastornos cutáneos La piel y las uñas están estrechamente unidas, de modo que diversos trastornos cutáneos también pueden afectar las uñas, como eczema en las manos y alopecia areata (consulta *Caída del cabello,* p. 39).

Tratamiento En este caso tampoco hay tratamiento.

Paroniquia crónica Si con frecuencia sumerges las manos en agua (por tu trabajo o porque aún no has comprado un lavavajillas), puede desaparecer el delgado borde de piel que hay en el nacimiento de la uña (la cutícula), lo que provocará una ligera inflamación en torno a la base de la uña, y la formación de rebordes. Esto es la paroniquia crónica.

Tratamiento La curación depende de que mantengas las manos fuera del agua. Si te resulta imposible, usa guantes de hule con una capa interna de algodón. La aplicación de cremas fungicidas (como las de cotrimazol) sobre el área inflamada también puede ayudar, aunque su efecto puede tardar semanas.

Problemas raros Por ejemplo, las líneas de Beau y los dedos en mazo. Muchas enfermedades graves pueden disminuir el crecimiento de las uñas, lo cual provoca la aparición de líneas horizontales (líneas de Beau) en todas las uñas (sobre todo en las manos), que por lo regular se notan hasta meses después de la enfermedad que las causó. Distintos trastornos raros (como enfermedad pulmonar o intestinal) pueden afectar el crecimiento de las uñas, las cuales se hacen más anchas y curvas (como garras). También las yemas de los dedos pueden ensancharse y curvarse. En esto consisten los dedos en mazo.

Tratamiento No se requiere tratamiento para las líneas de Beau, ya que saldrán solas al crecer la uña. Si tienes dedos en mazo desde niña y algunos de tus familiares también, se trata de una conformación hereditaria de las manos y no es dañina; pero si son de formación reciente, consulta a tu médico para que ordene los estudios necesarios.

Problemas para deglutir

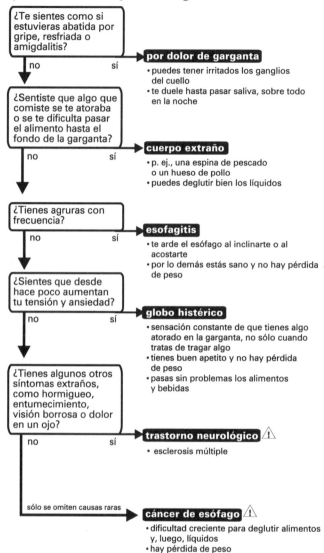

¿Te sientes como si estuvieras abatida por gripe, resfriada o amigdalitis?

no   sí

por dolor de garganta
- puedes tener irritados los ganglios del cuello
- te duele hasta pasar saliva, sobre todo en la noche

¿Sentiste que algo que comiste se te atoraba o se te dificulta pasar el alimento hasta el fondo de la garganta?

no   sí

cuerpo extraño
- p. ej., una espina de pescado o un hueso de pollo
- puedes deglutir bien los líquidos

¿Tienes agruras con frecuencia?

no   sí

esofagitis
- te arde el esófago al inclinarte o al acostarte
- por lo demás estás sano y no hay pérdida de peso

¿Sientes que desde hace poco aumentan tu tensión y ansiedad?

no   sí

globo histérico
- sensación constante de que tienes algo atorado en la garganta, no sólo cuando tratas de tragar algo
- tienes buen apetito y no hay pérdida de peso
- pasas sin problemas los alimentos y bebidas

¿Tienes algunos otros síntomas extraños, como hormigueo, entumecimiento, visión borrosa o dolor en un ojo?

no   sí

trastorno neurológico ⚠
- esclerosis múltiple

sólo se omiten causas raras

cáncer de esófago ⚠
- dificultad creciente para deglutir alimentos y, luego, líquidos
- hay pérdida de peso

Recuerda que: ⚠ debes ver pronto al médico; 🏥 acude de inmediato al hospital.

Problemas para deglutir

Garganta irritada por cualquier causa Si tienes la garganta irritada, resulta obvio que te dolerá al tragar. En la sección *Dolor de garganta* (p. 59) encontrarás detalles sobre las causas y tratamiento de este problema.

Cuerpo extraño Es posible que un trozo de alimento con bordes irregulares (como papas fritas quebradas) se atore en la garganta, causando molestia y dificultad para deglutir.

Tratamiento El rasguño sanará en pocos días, sin tratamiento. Si crees que se te atoró un huesito, come pan y toma mucha agua, con lo que puedes lograr que se destrabe. Si el problema persiste, lo mejor es que vayas a un servicio de urgencias para que ahí lo resuelvan.

Esofagitis El estómago secreta ácidos que participan en la digestión de la comida y, en su parte superior, tiene una válvula para impedir que los ácidos asciendan (reflujo) hacia la garganta. A veces, la válvula no funciona bien y permite que el ácido suba e irrite el esófago (esofagitis). Tu percibirás esto como un ardor molesto en el centro del pecho, sobre todo al inclinarte hacia adelante o acostarte (esto es lo que se conoce como agruras); en ocasiones puedes percibir el sabor ácido en la boca. El área irritada del esófago puede inflamarse y doler al deglutir y, a veces, sientes que la comida se atora algunos segundos, antes de llegar al estómago.

Tratamiento En la farmacia puedes conseguir productos para una cura rápida y sencilla; por ejemplo, tabletas y líquidos con antiácidos que cubren la garganta y el esófago y neutralizan el ácido, así como otras sustancias con acción antiácida más potente. Sin embargo, también conviene que revises tus hábitos porque, de otro modo, el problema se repetirá. Intenta dejar de fumar, de tomar alcohol (sobre todo borracheras) y los alimentos muy condimentados; también evita productos ácidos, como la aspirina y el ibuprofeno. Reduce los kilos que tengas de más, come adecuadamente y en horario regular, y no consumas alimentos ni bebidas dos horas antes de acostarte a dormir (al comer o beber se abre la válvula y puede haber reflujo hacia el esófago mientras duermes). Si despiertas por la noche con agruras, puedes resolver sencillamente el problema si elevas algunos centímetros la cabecera de la cama (por ejemplo, puedes poner un par de ladrillos bajo las patas de la cabecera), para que duermas en una ligera pendiente, con la cabeza más arriba que los pies. No intentes hacerlo con más almohadas, pues esto puede agravar el problema. Si todo esto falla, consulta a tu médico, quien podrá prescribirte antiácidos más potentes.

Globo histérico Cuando deglutes, la comida desciende por un embudo muscular —la faringe— que la canaliza hacia el esófago. Si estás tensa, los músculos de la faringe se contraen y tienes la sensación de que tienes algo atorado en la garganta, lo que muchos describen como el corazón de una manzana (globo histérico). Para librarte de esa sensación intentas tragar; lo malo es que si te concentras en el síntoma y te preocupas por si es algo grave, aumenta la tensión y la sensación se agudiza.

Tratamiento Tendrás ganada gran parte de la batalla si te das cuenta de que la causa del síntoma es el estrés, en vez de una enfermedad letal; con esto romperás el círculo vicioso de tensión que causa el síntoma que, a su vez, genera más tensión. Obviamente, lo importante es que resuelvas el asunto de tu vida que te provoca tensión o estrés; también te ayudará tratar de relajarte y hacer algo de ejercicio; consulta la sección *Tensión emocional* (p. 161).

Trastorno neurológico Es decir, una enfermedad del sistema nervioso (que regula y coordina las sensaciones y movimientos corporales). Este tipo de trastornos puede afectar al organismo de muchas maneras, incluso en la coordinación del esófago y en el funcionamiento adecuado de la válvula de entrada al estómago. Hay varios tipos de enfermedades neurológicas pero, por fortuna, todas ocurren con muy poca frecuencia.

Tratamiento Si el médico tiene la misma preocupación que tú, ordenará que te hagan algunas pruebas.

Cáncer Es muy difícil que las personas menores de 50 años sufran cáncer de esófago. Son más frecuentes los tumores de ganglios linfáticos, que pueden provocar problemas de deglución si presionan el esófago, pero es muy improbable que se manifiesten precisamente por este síntoma.

Tratamiento Comenta tus síntomas con el doctor, quien ordenará los exámenes necesarios o te enviará con un especialista.

Problemas para orinar

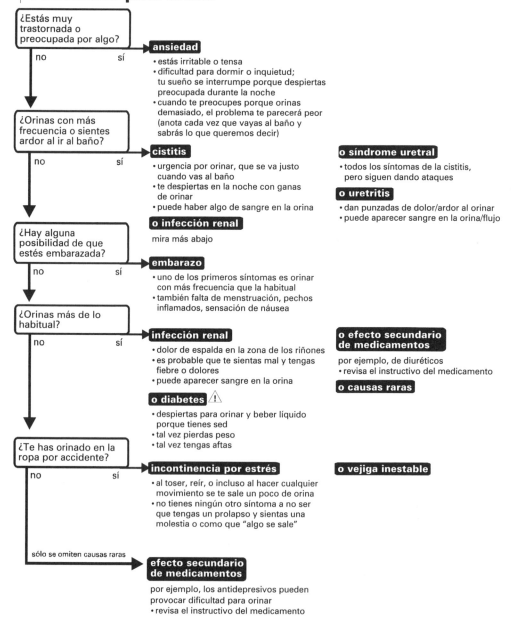

¿Estás muy trastornada o preocupada por algo?

no — sí

ansiedad
- estás irritable o tensa
- dificultad para dormir o inquietud; tu sueño se interrumpe porque despiertas preocupada durante la noche
- cuando te preocupes porque orinas demasiado, el problema te parecerá peor (anota cada vez que vayas al baño y sabrás lo que queremos decir)

¿Orinas con más frecuencia o sientes ardor al ir al baño?

no — sí

cistitis
- urgencia por orinar, que se va justo cuando vas al baño
- te despiertas en la noche con ganas de orinar
- puede haber algo de sangre en la orina

o infección renal

mira más abajo

o síndrome uretral
- todos los síntomas de la cistitis, pero siguen dando ataques

o uretritis
- dan punzadas de dolor/ardor al orinar
- puede aparecer sangre en la orina/flujo

¿Hay alguna posibilidad de que estés embarazada?

no — sí

embarazo
- uno de los primeros síntomas es orinar con más frecuencia que la habitual
- también falta de menstruación, pechos inflamados, sensación de náusea

¿Orinas más de lo habitual?

no — sí

infección renal
- dolor de espalda en la zona de los riñones
- es probable que te sientas mal y tengas fiebre o dolores
- puede aparecer sangre en la orina

o diabetes ⚠
- despiertas para orinar y beber líquido porque tienes sed
- tal vez pierdas peso
- tal vez tengas aftas

o efecto secundario de medicamentos

por ejemplo, de diuréticos
- revisa el instructivo del medicamento

o causas raras

¿Te has orinado en la ropa por accidente?

no — sí

incontinencia por estrés
- al toser, reír, o incluso al hacer cualquier movimiento se te sale un poco de orina
- no tienes ningún otro síntoma a no ser que tengas un prolapso y sientas una molestia o como que "algo se sale"

o vejiga inestable

sólo se omiten causas raras

efecto secundario de medicamentos

por ejemplo, los antidepresivos pueden provocar dificultad para orinar
- revisa el instructivo del medicamento

Recuerda que: ⚠ debes ver pronto al médico; ⚠ acude de inmediato al hospital.

Cistitis En la mujer son frecuentes las infecciones de vejiga porque el conducto urinario (la uretra) es muy corto, por lo que los gérmenes pueden entrar en él con facilidad, provocando "cistitis". Estas infecciones no son transmitidas por vía sexual, pero el acto puede provocar un ataque. Algunas mujeres tienen episodios repetidos de cistitis.

Tratamiento Puedes curarte la cistitis bebiendo muchos líquidos o con algún medicamento sin receta. De otro modo, tu doctora podrá recetarte algún antibiótico. Si se repiten los ataques, intenta tomar medidas preventivas, como ingerir muchos líquidos y asegurarte de vaciar la vejiga antes y después de tener relaciones sexuales. Si con todo esto no mejoras, ve al médico pues tal vez requieras análisis para ver si existe alguna otra causa (lo que es bastante raro), o quizá te prescriba antibióticos para prevenir el problema o para cortarlo de raíz en cuanto suceda.

Ansiedad La vejiga es una bolsa muscular (parecida a la cámara de algunos balones) y actúa como reservorio de orina, hasta que llega el momento de orinar. Si estás presionada, la vejiga se tensa y no puede contener tanta orina como de costumbre. El estrés también hace que se crispe la vejiga, lo que asimismo te hará correr al baño. Lo habrás notado cuando estás nerviosa por algo (p. ej., antes de una entrevista). Lo mismo puede suceder cuando tienes mucho frío.

Tratamiento Es una reacción natural y no requiere tratamiento. El problema puede persistir si siempre estás ansiosa; intenta las técnicas explicadas en la parte *Ansiedad* de las secciones *Tensión emocional* (p. 161) y *Palpitaciones* (p. 121).

Síndrome uretral Produce los mismos síntomas de una cistitis, pero sin que ningún microbio lo explique. Los doctores no se ponen de acuerdo con su causa, algunos lo toman como signo de estrés o depresión, y otros opinan que es provocado por una infección "invisible".

Tratamiento Como la causa es desconocida, es difícil de curar. Consulta con tu médico general (lleva una muestra de orina) para que pueda descartar cualquier otra causa de los síntomas. A veces ayuda hacer cambios alimenticios e ingerir muchos líquidos; si crees que el origen es una depresión o el estrés revisa la sección *Desánimo* (p. 45) y *Tensión emocional* (p. 161).

Embarazo Orinar con más frecuencia es uno de los primeros signos de embarazo, es bastante normal y no necesita tratamiento.

Incontinencia por estrés La orina se sale sola cuando toses, te mueves, te ríes, etcétera. Se debe al debilitamiento de los músculos que sujetan la vejiga. Es más frecuente en las mujeres que han tenido hijos, ya que la maternidad tiende a estirar o lesionar esos músculos. En ocasiones, la debilidad muscular provoca un prolapso en el que uno de los órganos pélvicos (el útero o la vejiga) desciende de su ubicación normal.

Tratamiento Primero elimina los factores agravantes, como el exceso de peso (que hace presión sobre la vejiga) y fumar (la tos dilata los músculos que sujetan la vejiga). El paso siguiente es hacer ejercicios de pelvis en el suelo para tonificar esos músculos; puedes aprenderlos en los libros o preguntarle a tu doctora o a la enfermera. Quizá necesites unas semanas de entrenamiento; pero si no consigues avanzar, visita al médico pues quizá tengas que ver al ginecólogo para valorar la posibilidad de hacerte una cirugía, sobre todo si tienes un prolapso maligno.

Vejiga inestable Consiste en que esta bolsa muscular funciona para eliminar la orina cuando menos te lo esperas y, por tanto, tienes que correr al baño, tal vez para orinar muy poco, aunque quizá no llegues a tiempo.

Tratamiento También debes ir al doctor, de nuevo con tu muestra de orina para que la analice. Si él cree que tienes vejiga inestable, probablemente te enviará con un especialista para que te examine.

Uretritis Es una infección de la uretra (mira arriba) que se contagia por vía sexual. La chlamydia y la gonorrea son ejemplos de este tipo de infección.

Tratamiento Ve al departamento genitourinario (clínica de especialidades). La mayoría de hospitales tiene estos departamentos especializados en enfermedades de transmisión sexual; por lo regular tan sólo tienes que llamar para hacer una cita. Allí te harán análisis y te darán el tratamiento necesario. Intenta que tu compañero vaya contigo puesto que él también necesita revisarse.

Infección renal Es ocasionada por un germen que penetra en el riñón (normalmente a través de la vejiga). Se dan más detalles en la sección *Dolor de espalda* (p. 57).

Efecto secundario de medicamentos Algunos fármacos que se prescriben, como los antidepresivos, causan dificultades para orinar bien; otros (llamados diuréticos) hacen que orines más, pero es muy improbable que te los hayan prescrito.

Tratamiento Si crees que el medicamento trastorna tus vías urinarias, consulta a tu médico.

Diabetes Se aborda este problema y su tratamiento en la sección *Pérdida de peso*, p. 123.

Otras causas raras Algunos trastornos muy poco frecuentes, como cálculos en la vejiga, estrechamiento de la uretra (conducto urinario) e inflamación ovárica o uterina presionan la vejiga y pueden afectar el modo de orinar.

Tratamiento Tienes una posibilidad muy escasa de que cualquiera de ellos sea la causa de tu problema, pero si te preocupa, ve al doctor.

Rigidez o dolor en el cuello

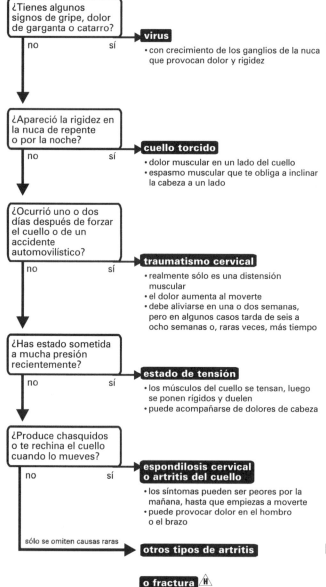

¿Tienes algunos signos de gripe, dolor de garganta o catarro?

no   sí

virus
- con crecimiento de los ganglios de la nuca que provocan dolor y rigidez

o meningitis 🏥
- rara, pero puede manifestarse con síntomas similares a los del catarro, dolor de cabeza cada vez más fuerte y rigidez en la nuca
- puede haber vómito e intolerancia a luces brillantes
- puede haber erupción con puntos rojos

¿Apareció la rigidez en la nuca de repente o por la noche?

no   sí

cuello torcido
- dolor muscular en un lado del cuello
- espasmo muscular que te obliga a inclinar la cabeza a un lado

¿Ocurrió uno o dos días después de forzar el cuello o de un accidente automovilístico?

no   sí

traumatismo cervical
- realmente sólo es una distensión muscular
- el dolor aumenta al moverte
- debe aliviarse en una o dos semanas, pero en algunos casos tarda de seis a ocho semanas o, raras veces, más tiempo

¿Has estado sometida a mucha presión recientemente?

no   sí

estado de tensión
- los músculos del cuello se tensan, luego se ponen rígidos y duelen
- puede acompañarse de dolores de cabeza

¿Produce chasquidos o te rechina el cuello cuando lo mueves?

no   sí

espondilosis cervical o artritis del cuello
- los síntomas pueden ser peores por la mañana, hasta que empiezas a moverte
- puede provocar dolor en el hombro o el brazo

sólo se omiten causas raras

otros tipos de artritis

o fractura 🏥

o hemorragia subaracnoidea 🏥
- dolor intenso de inicio súbito en la nuca, como si recibieras un balazo, con o sin dolor de cabeza intenso y repentino
- estabas bien, pero el dolor puede hacerte vomitar o perder el conocimiento

🏥 Si sufres un dolor intenso y repentino en el cuello o aumentan el dolor de cabeza y la rigidez en la nuca, a cude de inmediato al hospital para que investiguen si padeces hemorragia subaracnoidea o meningitis.

Virus con ganglios inflamados en el cuello Cuando tienes un virus que te causa dolor de garganta o catarro, los ganglios del cuello se inflaman, lo cual es un signo de que el sistema inmunológico de tu cuerpo está luchando contra el virus; sin embargo, los ganglios inflamados llegan a irritar los músculos del cuello y provocar su rigidez.

Tratamiento Es poco probable que necesites algo más que paracetamol o aspirina, tomar muchos líquidos y que te mimen un poco.

Cuello torcido Se debe al espasmo (contracción) de los músculos del cuello. Lo provoca un nervio cervical pellizcado o dormir en mala posición, por lo que los músculos se acalambran, causando dolor, rigidez y, a veces, inclinación de la cabeza hacia un lado.

Tratamiento Aplica calor, date masaje, toma analgésicos que puedes comprar en la farmacia y trata de mover el cuello lo más pronto que puedas. Por lo regular, el problema se resuelve por sí solo en un par de días. En casos raros, se sufre un trastorno llamado *tortícolis espasmódica*, que puede repetirse y a veces requiere tratamiento especial, de modo que deberás ver al doctor si quieres librarte de los dolores de cuello.

Estado de tensión Cuando te sientes presionada, tus músculos se tensan, sobre todo los del cuello; esto provoca rigidez y un dolor sordo y constante.

Tratamiento Generalmente se logran buenos resultados con masaje, calor y ejercicios del cuello; también puedes tomar analgésicos que se venden sin receta, si los necesitas. Además, trata de llegar a la raíz del problema y resuelve lo que te cause tensión. Te ayudará mejorar tu condición física y hacer ejercicios de relajación.

Traumatismo cervical Se debe a estiramiento repentino de los músculos del cuello; éstos se inflaman, duelen y se ponen rígidos, aunque a menudo lo hacen hasta uno o dos días después de sufrir la lesión. La causa típica es un accidente automovilístico, viajando en el asiento trasero, cuando de pronto tu cabeza es impulsada hacia atrás y de inmediato hacia adelante (o viceversa), como un látigo al chasquear.

Tratamiento Lo principal es que muevas el cuello lo más pronto que puedas. Es posible que lo tengas rígido y te duela, de modo que deberás tomar analgésicos potentes con regularidad; pide al farmacéutico que te aconseje. Como sucede en casi todos los casos de torcedura del cuello, el masaje te servirá. A mucha gente le funciona usar un collarín, pero hay que tener cuidado, pues los investigadores han demostrado que si te lo pones por más de dos días, la rigidez tarda más en desaparecer. Por tanto, si te ponen un collarín, libérate de él lo más pronto que puedas, aprieta los dientes y ejercita el cuello. La mayoría de lesiones cervicales se alivia en pocos días, pero algunas tardan meses, o incluso más. En este caso, las radiografías no sirven y otros tratamientos, como la fisioterapia, son de poca ayuda.

Espondilosis cervical La espina dorsal, incluida la parte del cuello, está formada por una hilera de pequeños huesos (vértebras) entrelazados entre sí mediante numerosas articulaciones muy pequeñas. Al avanzar la edad, estas articulaciones sufren fricción y desgaste (osteoartritis); en el cuello, este trastorno se llama espondilosis cervical y ocasiona chasquidos y crujidos, con episodios de dolor y rigidez.

Tratamiento Todos los tratamientos mencionados en esta sección sirven para este trastorno. Aquí también se alivia la rigidez con ejercicios de cuello; asimismo ayudan los antiinflamatorios (que se consiguen en la farmacia). A veces, la espondilitis cervical es peor por la mañana, tal vez porque, accidentalmente, durante la noche colocas el cuello en posiciones incómodas. Para evitarlo, puedes hacer una almohada especial para descansar la cabeza; basta que ates apretadamente un cordón en torno al centro de una almohada, hasta que adquiera la forma de corbata de moño, lo que te ayudará a mantener la cabeza fija durante la noche.

Otros tipos de artritis Hay algunos en especial, como las artritis reumatoide y la anquilosante, que afectan distintas articulaciones y, a veces, también otras partes del cuerpo; estos trastornos pueden afectar el cuello.

Tratamiento Es probable que el médico te prescriba antiinflamatorios, pero también es posible que te envíe con un reumatólogo (especialista en articulaciones) para que te dé tratamiento especializado.

Fractura Hay lesiones graves, como la que sufrirías si te lanzaras de clavado en la parte poco profunda de una piscina y te golpearas la cabeza en el fondo del tanque; esto puede ocasionar que se rompan los pequeños huesos del cuello. No sorprende que tal fractura cause dolor y espasmos cervicales.

Tratamiento Seguramente no tendrás que preocuparte mucho por lo que debes hacer, pues lo más probable es que ya estés en el hospital.

Meningitis Es una inflamación de la cubierta cerebral. Entre otros problemas, ocasiona espasmo de los músculos cervicales, de manera que no podrás inclinar la cabeza, o sea que no podrás tocarte el pecho con la barbilla. Es un trastorno grave, pero poco frecuente y si tienes la mala fortuna de padecerlo, con seguridad te quejarás más de otras cosas que de la rigidez de la nuca.

Tratamiento Ve al hospital sin demora.

Hemorragia subaracnoidea En la sección *Dolor de cabeza* (p. 55) se explica el trastorno. Igual que la meningitis, este problema causa rigidez en la nuca.

Ronquera

¿Tienes gripa o dolor de garganta?

no   sí

▶ **laringitis viral aguda**
- dolores y sensibilidad en las glándulas del cuello
- dolor de garganta al toser
- es mucho más probable en fumadores

¿Has estado gritando más de lo usual?

no   sí

▶ **esfuerzo de voz**
- ningún otro síntoma
- se agrava por el cigarrillo

¿Estás tensa y te sientes bajo gran presión?

no   sí

▶ **estrés**

o por fumar

(tal vez estés fumando más, por estrés)

¿Tienes muchos problemas con los senos paranasales, p. ej., nariz tapada, catarro, dolor en la cara?

no   sí

▶ **sinusitis crónica**
- roncas
- al despertar tienes la boca seca y con mal sabor
- catarro

¿Sufres mucho de agruras?

no   sí

▶ **esofagitis por reflujo**
- ardor detrás del esternón
- empeora cuando te acuestas por la noche
- empeora cuando te doblas por la cintura

¿Sufriste alguna lesión en el cuello o en la cavidad bucal?

no   sí

▶ **traumatismo**
- puede tratarse de una lesión física o vapores que inhalaste en una operación

sólo se omiten causas raras

▶ **cáncer**

o parálisis del nervio laríngeo

(en la cavidad bucal o en los pulmones) ⚠

- ronquera persistente (por más de tres semanas)
- probablemente eres fumadora

⚠ Si tienes ronquera persistente que dura más de tres semanas, visita a tu médico general para que revise la posibilidad de cáncer de laringe.

Recuerda que: ⚠ debes ver pronto al médico; 🏥 acude de inmediato al hospital.

Laringitis viral aguda Los mismos virus que causan gripe y dolor de garganta pueden inflamar la laringe y causar ronquera.

Tratamiento Toma algunas medidas caseras sencillas, como ingerir líquidos calientes, inhalar vapor y tomar paracetamol, mientras esperas unos días a que se solucione el problema. Además, evita el humo del cigarrillo y no hables mucho ni muy fuerte. Por ejemplo, no grites ni tengas largas conversaciones telefónicas. Por lo regular, los antibióticos no ayudan con estos trastornos, pero si también tienes tos con flemas verdosas o amarillentas, puede que tengas una infección en el pecho (consulta la sección *Tos*, p. 165) que requiere tratamiento breve con antibióticos.

Esfuerzo de la voz Los hay de dos clases. Los "agudos" son cuando esfuerzas tu laringe por un grito. No es necesario que vayas al doctor para decirle que estuviste gritando desde la azotea o para hacerte escuchar en medio de una fiesta y que esto te produjo ronquera por uno o dos días. El esfuerzo "crónico" es causado por el uso continuo de la voz (como las personas que cantan sin la preparación adecuada) y hace que tu voz sea más ronca, en cierta medida, la mayor parte del tiempo. A veces, esto ocasiona pequeños tumores (nódulos del cantante) en las cuerdas vocales.

Tratamiento El esfuerzo crónico de la voz sólo se remedia si dejas de hacer lo que lastima la laringe o empiezas a hacerlo de la manera apropiada. Por tanto, si eres una cantante con este problema, toma clases de canto. Sí has padecido la ronquera durante mucho tiempo y ésta continúa, a pesar de tu mejor esfuerzo, es muy probable que tengas nódulos de cantante. Los cirujanos de oído nariz y garganta pueden resolver este problema con facilidad, por tanto, coméntalo con tu médico.

Tabaquismo El humo del cigarrillo irrita las cuerdas vocales y les provoca ligera inflamación. Esto puede ocasionar que la voz sea continuamente ronca.

Tratamiento Dejar de fumar debería resolver el problema, a menos que también abuses de tus cuerdas vocales de alguna otra manera (consulta el apartado *Esfuerzo de la voz*, arriba).

Estrés Los pequeños músculos de la laringe ayudan a producir los sonidos de tu voz. Si estás estresada, estos músculos se tensan y, debido a ello, no producen los sonidos adecuados. Por lo regular, esto sucede en ciertas situaciones estresantes, como al decir un discurso o hacer una presentación; a veces, si estás muy tensa en todo momento, la voz tiende a mantenerse ronca.

Tratamiento Haz los ejercicios de relajación que se indican en el apartado *Ansiedad* de la sección *Palpi-*

taciones (p. 121). Los estudios de vocalización pueden servir si la voz solamente te da problemas en circunstancias estresantes.

Sinusitis crónica Los senos paranasales son espacios huecos en el cráneo. Si tienes algún trastorno en la nariz (como bloqueo causado por pólipos, alergia o una lesión antigua), el sistema de drenaje de los senos trabaja mal. Esto ocasiona que los senos se llenen de líquido, que se infecta y generalmente gotea hacía atrás, hacía la garganta, lo que ocasiona catarro e inflamación de la laringe.

Tratamiento Las principales medidas son inhalaciones de vapor y dejar de fumar. Si tienes la nariz tapada o escurrimiento nasal por mucho tiempo, puedes aplicarte un antialérgico para la nariz, disponible en la farmacia, como la beclometasona. Si no logras ninguna mejoría y el síntoma es muy molesto, consulta a tu médico, quien puede prescribirte otros tratamientos o enviarte con un cirujano de oído nariz y garganta para posible cirugía que desbloquee tu nariz.

Traumatismo Todo daño que sufra la laringe puede ocasionar ronquera. Causas posibles son un puñetazo, respirar accidentalmente vapor caliente o vapores químicos, o bien, alguna operación bajo anestesia (debido a la sonda que te introducen hasta la garganta durante la operación).

Tratamiento La ronquera desaparecerá por sí sola en pocos días. Busca ayuda médica con urgencia cuando la causa que te dificulte la respiración sea un golpe en la garganta o que hayas inhalado algo peligroso.

Lesión del nervio laríngeo Si este nervio sufre daños, una o tus dos cuerdas vocales quedarán paralizadas. Este trastorno por lo general obedece a causas muy poco frecuentes.

Tratamiento Seguramente tu médico te enviará con un otorrinolaringólogo para resolver el problema.

Esofagitis por reflujo Este trastorno se explica en la sección *Indigestión* (p. 97). Puede ocasionar ronquera si el ácido llega hasta la laringe, donde causa una irritación.

Tratamiento Consulta la sección *Indigestión* (p. 97)

Cáncer Es muy poco probable en menores de 50 años de edad y prácticamente imposible en no fumadores.

Tratamiento Consulta a tu médico, quien te enviará de urgencia al hospital, si es que le preocupa la posibilidad de cáncer.

Ruidos en el oído

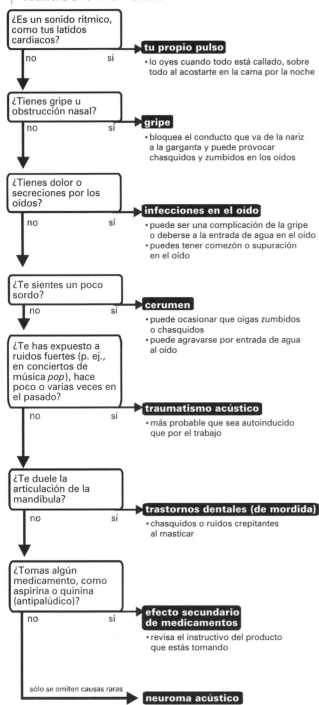

¿Es un sonido rítmico, como tus latidos cardiacos?

no — sí

tu propio pulso
- lo oyes cuando todo está callado, sobre todo al acostarte en la cama por la noche

¿Tienes gripe u obstrucción nasal?

no — sí

gripe
- bloquea el conducto que va de la nariz a la garganta y puede provocar chasquidos y zumbidos en los oídos

¿Tienes dolor o secreciones por los oídos?

no — sí

infecciones en el oído
- puede ser una complicación de la gripe o deberse a la entrada de agua en el oído
- puedes tener comezón o supuración en el oído

¿Te sientes un poco sordo?

no — sí

cerumen
- puede ocasionar que oigas zumbidos o chasquidos
- puede agravarse por entrada de agua al oído

o rarezas médicas
p. ej., otosclerosis, enfermedad de Menière

¿Te has expuesto a ruidos fuertes (p. ej., en conciertos de música *pop*), hace poco o varias veces en el pasado?

no — sí

traumatismo acústico
- más probable que sea autoinducido que por el trabajo

¿Te duele la articulación de la mandíbula?

no — sí

trastornos dentales (de mordida)
- chasquidos o ruidos crepitantes al masticar

¿Tomas algún medicamento, como aspirina o quinina (antipalúdico)?

no — sí

efecto secundario de medicamentos
- revisa el instructivo del producto que estás tomando

sólo se omiten causas raras

neuroma acústico

Tu propio pulso La mayor parte del tiempo no estás consciente de este ruido, pero cuando todo está callado (regularmente por la noche), puedes sentirlo en los oídos. Es más probable que lo escuches cuando tus pulsaciones son más fuertes o aceleradas de lo normal, como cuando estás ansiosa o tienes fiebre.

Tratamiento Esto es normal y no requiere tratamiento. Si estás en cama cuando te moleste el ruido, puedes girar tu cuerpo y acostarte sobre tu otro costado.

Gripe La causa un virus y conlleva inflamación de oídos, nariz y garganta. El catarro bloquea los tubos de entrada respiratoria, provoca cambios de presión en los oídos, donde sientes como una burbuja a punto de reventar. La presión sobre los tímpanos causa zumbidos en el oído (tinnitus).

Tratamiento No hay cura mágica contra la gripe; por ello no tiene caso que vayas al doctor. Los síntomas desaparecerán en pocos días. Las inhalaciones de vapor pueden aliviar la sensación de congestionamiento y los ruidos en el oído; así que ponte una toalla en la cabeza, coloca la cara sobre un recipiente con agua caliente e inhala el vapor.

Cerumen En la sección *Sordera* (p. 157) se explica este tipo de secreción, que puede presionar los tímpanos y provocar tinnitus.

Tratamiento Consulta la sección *Sordera* (p. 157).

Infecciones en el oído Hay distintos tipos de infecciones que atacan el oído. Algunas sólo causan problemas en el conducto auditivo externo, pero otras son más profundas y afectan el tímpano o más allá. Unas veces es un trastorno aislado, otras es recurrente y algunas más persiste hasta que lo trate tu médico o un especialista. Todas pueden ocasionar secreciones por el oído; en ocasiones lesionan el tímpano y otras partes del aparato auditivo; además, pueden causar tinnitus.

Tratamiento El doctor es quien debe determinar el tipo de infección y prescribir el tratamiento adecuado, generalmente con gotas o antibióticos. Tal vez debas ver a un otorrinolaringólogo, cuando la infección persista o cause demasiados problemas. Podrás reducir al mínimo los problemas futuros si no empleas hisopos de algodón y cuidas que no te entre agua en los oídos; por tanto, usa orejeras o un tapón de tela de algodón empapado en vaselina cuando nades o te laves la cabeza.

Traumatismos acústicos Son las lesiones provocadas por ruidos fuertes. Es normal que te zumben los oídos después de oír un ruido fuerte, como una explosión; sin embargo, generalmente esto termina pronto. Pero la exposición repetida a ruidos fuertes, por ejemplo por estar sin protección auricular en un taller muy ruidoso, o las sobredosis de *heavy metal* por uso excesivo de audífonos, pueden lesionar los oídos, ocasionando tinnitus persistente y sordera.

Tratamiento Es importante protegerse los oídos a fin de evitar otros problemas; para ello hay que usar orejeras y dejar de oír música estridente a través de audífonos. Desafortunadamente, no es posible curar esta clase de tinnitus. Si te causa muchos problemas, convendrá que consultes a tu médico. Los tratamientos que pueden ayudarte consisten en usar dispositivos amortiguadores (que producen "sonido puro" y reducen el tinnitus), ayuda psicológica (para que aprendas a relajarte e ignorar el ruido) y antidepresivos (si los síntomas afectan tu ánimo).

Trastornos dentales Estos problemas, en especial los de desviación de los maxilares de la línea de mordida, pueden hacer que se inflame la articulación temporomandibular (la que une el maxilar inferior a la cabeza). Esto ocasiona que escuches chasquidos y ruidos crepitantes, sobre todo al masticar.

Tratamiento Aprieta los dientes y ve al doctor.

Efecto secundario de medicamentos Algunos fármacos que se venden sin receta (p. ej., aspirina e ibuprofeno) provocan tinnitus como efecto secundario, sobre todo cuando tomas dosis superiores a las recomendadas.

Tratamiento Deja de consumir el fármaco. Si accidental o deliberadamente tomas una dosis mayor a la establecida, de inmediato busca ayuda en un servicio de urgencias.

Rarezas médicas Algunas enfermedades poco frecuentes pueden provocar zumbidos en los oídos. Por ejemplo, la enfermedad de Menière (aumento de presión de líquidos en el oído profundo), la otosclerosis (crecimiento de los huesecillos del oído) y el neuroma acústico (crecimientos en el nervio auditivo).

Tratamiento Consulta a tu médico. Si le preocupa el problema, te enviará con un otorrinolaringólogo que te haga pruebas y te trate.

Salpullido

¿Lo tienes sólo en la cara, te da mucha comezón y hay ampollas?

no — sí

consulta

Erupción en la cara, p. 82
o *Comezón en la piel*, p. 42
o *Ampollas*, p. 24

¿Te has sentido enferma, con dolor de garganta, fiebre y dolores, o has estado en contacto con alguien que tenga salpullido?

no — sí

virus

- casi siempre, el salpullido será de puntos rojos, planos o un poco elevados
- el salpullido puede ser el primer signo de infección viral

¿El salpullido te ataca en "parches", es decir, zonas bien delimitadas, distintas del resto de la piel?

no — sí

eczema

- piel seca o enrojecida, a veces con pequeñas vesículas que dan comezón
- si supuran, puede ser signo de que se infectaron
- puede ser una alergia; p. ej., a metales o cosméticos
- puede haber repetición de episodios

o embarazo

- puede ocasionar marcas violáceas en el vientre
- puede ocasionar marcas de color café oscuro alrededor de los pezones/ombligo

o psoriasis

- placas cutáneas gruesas, rojas y escamosas, sobre todo en codos, rodillas o cuero cabelludo

o infecciones micóticas

- puede estar en axilas, cuerpo (tiña del cuerpo), ingles (tiña inguinal) o pies (pie de atleta)
- piel seca y enrojecida, sobre todo en los bordes del área infectada; pero las ingles y los dedos de la piel pueden estar húmedos y agrietados

¿Se extiende el salpullido a casi todo el cuerpo?

no — sí

alergia a un medicamento

- sobre todo a antibióticos, como la penicilina
- inicio impresionante de la erupción; puedes sentir náuseas y tener fiebre
- si es como urticaria, casi siempre la causan los antibióticos
- si es como varicela (puntos rojos, dispersos y un poco elevados) casi siempre la causa la amoxicilina o los antirreumáticos
- en la forma más grave aparecen vesículas que erosionan la piel ⚠

o embarazo

- puede causar erupciones, sobre todo al final del embarazo; es probable que dé comezón

o pitiriasis rosácea

- aparece un parche y luego otros en el resto del cuerpo
- parches ovalados, escamosos color de rosa, de unos 2 cm de diámetro cada uno
- generalmente están dispuestos alrededor del tronco, en las líneas de las costillas

o eczema ⚠

- que se puede diseminar de pronto

o psoriasis ⚠

- pequeños puntos escamosos en todo el cuerpo, después de una infección de garganta
- puede empeorar de pronto con diseminación de manchas rojas y escamosas por todo el cuerpo y puedes enfermar gravemente

Sólo se omiten enfermedades
cutáneas raras
o trastornos comunes
con síntomas inusuales

⚠ Muy rara vez la meningitis provoca una erupción. Las manchitas rojas no se blanquean con la presión y se diseminan con mucha rapidez. Desde el momento en que aparecen las primeras pintitas tú ya puedes estar gravemente enferma.

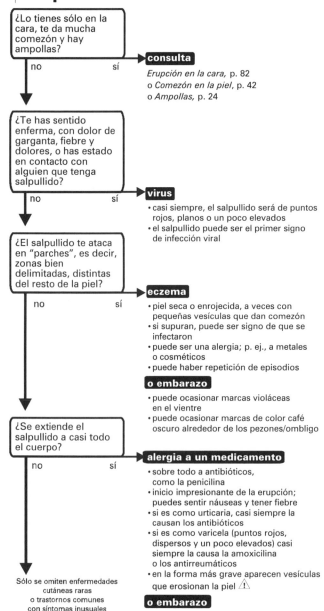

Virus El salpullido es sólo uno entre muchos síntomas (como fiebre y dolor de garganta) causados por la proliferación de virus en el cuerpo.

Tratamiento No hay cura mágica para las infecciones virales. Toma paracetamol si sientes calentura y dolores, y aplícate loción de calamina si sufres comezón. Por lo regular, la infección desaparece en pocos días. Debes alejarte de las embarazadas (o que puedan estarlo) hasta que sanes, pues nunca sabes qué tipo de virus te invadió y hay algunos que pueden dañar al bebé. Hallarás más información sobre varicela y herpes (causadas por cierto tipo de virus) en la sección *Ampollas,* p. 25.

Eczema y dermatitis En la sección *Comezón en la piel* (p. 43) se explican estos trastornos y la manera de tratarlos.

Psoriasis Las capas de nuestra piel se renuevan cada mes. Pero, si padeces psoriasis, por alguna razón las capas se superponen y forman parches gruesos y escamosos. En algunos casos viene de familia.

Tratamiento Igual que con el eczema, puede haber zonas delimitadas (parches) que surgen y desaparecen o tal vez constituyan una afección cutánea constante. Te pueden servir los humectantes y las cremas o lociones con alquitrán (que puedes comprar en la farmacia). Si no mejoras, consulta a tu médico, ya que hay muchos otros tratamientos eficaces y, si es necesario, te enviará con un dermatólogo (especialista en piel).

Infecciones micóticas Son las causadas por hongos, como el pie de atleta. También pueden haber otras infecciones similares en otras áreas de la piel, sobre todo las más húmedas, como las axilas o las ingles.

Tratamiento Conserva limpias y secas las áreas mencionadas y consigue una crema antimicótica en la farmacia.

Pitiriasis rosada Este trastorno es muy común durante otoño e invierno, sobre todo en adolescentes y adultos jóvenes. Tal vez lo cause un virus, pero no es infeccioso.

Tratamiento No se requiere tratamiento, pues desaparece por sí sola, aunque puede tardar semanas. Si te irrita, puedes usar un humectante que conseguirás en la farmacia.

Alergia a medicamentos Los fármacos (de venta libre o con receta) pueden causar erupción alérgica; esto sucede principalmente con los antibióticos, la aspirina o los antiinflamatorios como el ibuprofeno. Hay distintas clases de erupciones, pero es probable que sea tipo urticaria (consulta la sección *Comezón en la piel,* p. 43). Es posible que no relaciones la erupción con el medicamento, porque tal vez lo has consumido anteriormente sin problemas o porque el trastorno apareció tres semanas después de tomar la primera dosis.

Tratamiento Interrumpe el consumo de la sustancia causante de la erupción y no vuelvas a tomarla. Además, informa al doctor de lo sucedido (basta que le dejes un mensaje) para que registre la alergia en tu historia clínica. Generalmente, la erupción desaparece en pocos días. Si padeces urticaria, sigue los consejos que se dan en el apartado *Urticaria* de la sección *Comezón en la piel* (p. 43).

Erupciones provocadas por el embarazo Por lo común, el embarazo provoca estrías y el oscurecimiento de algunas áreas de la piel (p. ej., la aureola de los pezones). Pero los cambios hormonales ocurridos durante el embarazo también pueden ocasionar otros problemas cutáneos raros que dan mucha comezón.

Tratamiento Debes visitar a tu doctora para confirmar la causa de la erupción. Normalmente se alivia usando humectantes o loción de calamina, mientras tienes al bebé. En muy pocas ocasiones el salpullido te da mucha comezón y es necesario hacerte análisis de sangre o incluso ponerte un tratamiento con dermatólogo. Algunos de esos problemas regresan en los siguientes embarazos y a veces no; la doctora te podrá aconsejar.

Trastornos cutáneos raros Hay muchos problemas cutáneos poco frecuentes. Además, es probable que incluso las enfermedades de la piel más comunes provoquen erupciones atípicas.

Tratamiento Ve con el doctor para que revise la erupción. Si no halla una respuesta, pero sigues con la molestia, seguramente te enviará con un dermatólogo.

Sangrado vaginal anormal o irregular

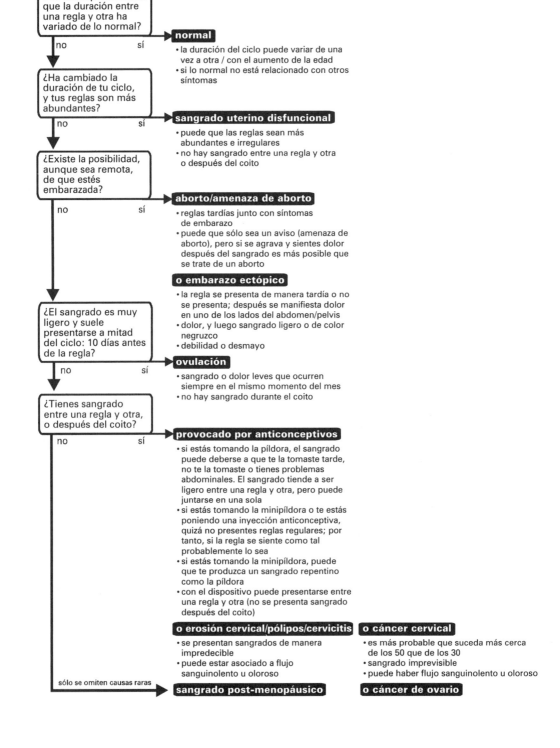

¿Tu único problema es que la duración entre una regla y otra ha variado de lo normal?

no sí

normal
- la duración del ciclo puede variar de una vez a otra / con el aumento de la edad
- si lo normal no está relacionado con otros síntomas

¿Ha cambiado la duración de tu ciclo, y tus reglas son más abundantes?

no sí

sangrado uterino disfuncional
- puede que las reglas sean más abundantes e irregulares
- no hay sangrado entre una regla y otra o después del coito

¿Existe la posibilidad, aunque sea remota, de que estés embarazada?

no sí

aborto/amenaza de aborto
- reglas tardías junto con síntomas de embarazo
- puede que sólo sea un aviso (amenaza de aborto), pero si se agrava y sientes dolor después del sangrado es más posible que se trate de un aborto

o embarazo ectópico
- la regla se presenta de manera tardía o no se presenta; después se manifiesta dolor en uno de los lados del abdomen/pelvis
- dolor, y luego sangrado ligero o de color negruzco
- debilidad o desmayo

¿El sangrado es muy ligero y suele presentarse a mitad del ciclo: 10 días antes de la regla?

no sí

ovulación
- sangrado o dolor leves que ocurren siempre en el mismo momento del mes
- no hay sangrado durante el coito

¿Tienes sangrado entre una regla y otra, o después del coito?

no sí

provocado por anticonceptivos
- si estás tomando la píldora, el sangrado puede deberse a que te la tomaste tarde, no te la tomaste o tienes problemas abdominales. El sangrado tiende a ser ligero entre una regla y otra, pero puede juntarse en una sola
- si estás tomando la minipíldora o te estás poniendo una inyección anticonceptiva, quizá no presentes reglas regulares; por tanto, si la regla se siente como tal probablemente lo sea
- si estás tomando la minipíldora, puede que te produzca un sangrado repentino como la píldora
- con el dispositivo puede presentarse entre una regla y otra (no se presenta sangrado después del coito)

o erosión cervical/pólipos/cervicitis
- se presentan sangrados de manera impredecible
- puede estar asociado a flujo sanguinolento u oloroso

o cáncer cervical
- es más probable que suceda más cerca de los 50 que de los 30
- sangrado imprevisible
- puede haber flujo sanguinolento u oloroso

sólo se omiten causas raras

sangrado post-menopáusico

o cáncer de ovario

Normal Muchas características humanas varían: altura, peso, apetito, cutis, etcétera. Lo mismo sucede con el ciclo menstrual; mientras que un periodo de 28 días es lo común, no es, por supuesto, el único normal. Lo anterior se aplica sobre todo en los dos primeros años en los que se empieza a reglar y al acercarse la menopausia. No es necesario consultar al médico, a menos que haya sangrado entre una regla y otra, después del coito, o los sangrados se vuelvan anormalmente abundantes.

Provocados por los anticonceptivos El sangrado que ocurre cuando se toman anticonceptivos es muy común y se conoce como "sangrado repentino". Puede ocurrir sin ninguna causa en particular, en especial durante los primeros meses de tomar la pastilla; tal vez exista una causa específica: por ejemplo, alteraciones abdominales, consumo de antibióticos, o el no haberse tomado una pastilla, los cuales pueden producir una disminución de las hormonas suficiente para provocar un sangrado repentino temporal. Otros anticonceptivos pueden causar problemas: el dispositivo puede provocar sangrados ligeros entre una regla y otra (en especial al empezar a utilizar el que libera hormonas); la minipíldora, así como los anticonceptivos inyectables, pueden ocasionar reglas irregulares.

Tratamiento Si tomas pastillas desde hace poco, o crees que existe una causa clara para que tengas sangrados repentinos (mira arriba), vale la pena esperar y ver si la alteración se regulariza. Si persiste, visita a tu médico general, pues tal vez sea necesario que cambies de pastillas o utilices un tipo diferente de anticonceptivo y así verá si existe otra causa para que se presente el síntoma. Una vez segura de que es la píldora la que causa el problema, tienes la opción de seguir con lo mismo y soportarlo, o cambiar a otro método de planificación familiar.

Aborto/amenaza de aborto Es muy frecuente sufrir de sangrados ligeros al principio del embarazo (por lo general, antes de las 12 semanas de gestación), lo que indica amenaza de aborto. El aborto se presenta cuando el sangrado se hace más abundante y va acompañado de dolor, al tiempo que el feto (el bebé en una etapa temprana de desarrollo) se pierde. Por desgracia, es muy común: alrededor de uno de cada seis embarazos termina en aborto, casi siempre porque había algún problema con el bebé.

Tratamiento No existe tratamiento que evite que una amenaza de aborto se convierta en un aborto real. El reposo no significa ninguna diferencia y, por fortuna, casi siempre se normaliza y se convierte en embarazo normal. Algunos médicos solicitan un ultrasonido para asegurarse de que todo anda bien, así que vale la pena tratar el problema con el médico general si los sangrados duran más de un día o dos. Si se convierte en aborto, el sangrado llegar a ser muy abundante, por lo que tendrás que dirigirte al hospital de inmediato. Como el aborto es tan común, los médicos hacen exámenes para saber por qué

sucedió, a menos que hayas sufrido más de tres seguidos.

Erosión cervical/pólipos/cervicitis Las erosiones (que son como rasguños en la cérvix) ocurren con frecuencia sin ninguna razón aparente, y los pólipos (bultos pequeños y cartilaginosos) pueden causar sangrado entre una regla y otra o después del coito. También lo provoca la cervicitis, una infección cervical con frecuencia producida por un germen conocido como chlamydia que se transmite por vía sexual.

Tratamiento Como no puedes saber si estos síntomas son el resultado de un problema más serio como el cáncer cervical por ejemplo, es importante que te revise el médico general. Si los pólipos o las erosiones causan problemas, se pueden tratar con una cirugía menor; si es necesario, el médico general te mandará al ginecólogo. Si tienes una infección producida por chlamydia, tu médico quizá te envíe al departamento genitourinario para que te proporcionen tratamiento, al tiempo que te revisen para ver si no tienes otras enfermedades transmitidas por vía sexual. Trata de convencer a tu pareja de que también lo haga, para que lo revisen a él también.

Sangrado uterino disfuncional Consulta *Menstruación abundante* (p. 113). También puede provocar reglas prolongadas e irregulares.

Ovulación Es común que las mujeres pierdan algo de sangre a mitad del ciclo, cuando se libera el óvulo.

Tratamiento Es normal y no necesita examen ni tratamiento mientras no represente una alteración real.

Embarazo extrauterino Es un embarazo que se desarrolla en una de las trompas de Falopio (que unen el útero con los ovarios) en vez de en la matriz. Produce sangrado ligero o flujo negruzco. Consulta la sección *Dolor en la parte baja del abdomen–aislado* (p. 69).

Cáncer cervical El cáncer del cuello del útero puede causar sangrado irregular, sangrado después del coito o flujo sanguinolento. Aunque es probable que estos síntomas sean el resultado de los trastornos presentados más arriba, es importante que te revise el médico general. Recuerda que debes hacerlo incluso si tu último flujo fue normal. El cáncer puede desarrollarse sin que importen los resultados de los exámenes realizados en el flujo.

Tratamiento Si a tu médico general le preocupa que puedas tener este tipo de problema, te mandará con urgencia a un ginecólogo para que te haga una colposcopía, un examen minucioso de la cérvix por medio de una especie de telescopio, y te proporcionará el tratamiento adecuado.

Otros problemas raros Otros problemas, incluso diferentes tipos de cáncer, pueden causar sangrado irregular.

Tratamiento Ve a tu médico para que te revise.

Sangre al escupir

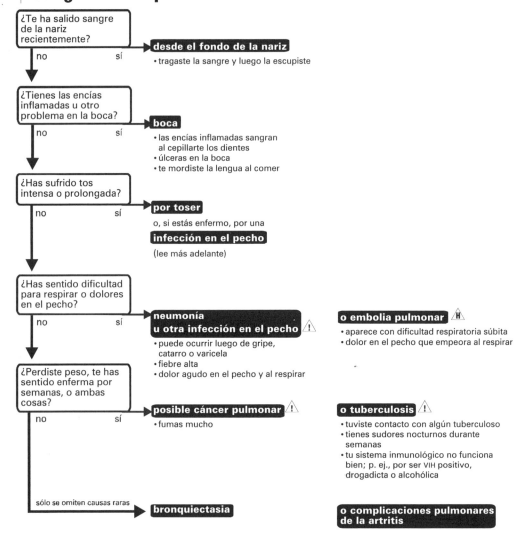

¿Te ha salido sangre de la nariz recientemente?
no — sí

desde el fondo de la nariz
• tragaste la sangre y luego la escupiste

¿Tienes las encías inflamadas u otro problema en la boca?
no — sí

boca
• las encías inflamadas sangran al cepillarte los dientes
• úlceras en la boca
• te mordiste la lengua al comer

¿Has sufrido tos intensa o prolongada?
no — sí

por toser
o, si estás enfermo, por una
infección en el pecho
(lee más adelante)

¿Has sentido dificultad para respirar o dolores en el pecho?
no — sí

neumonía u otra infección en el pecho ⚠
• puede ocurrir luego de gripe, catarro o varicela
• fiebre alta
• dolor agudo en el pecho y al respirar

o embolia pulmonar Ⓗ
• aparece con dificultad respiratoria súbita
• dolor en el pecho que empeora al respirar

¿Perdiste peso, te has sentido enferma por semanas, o ambas cosas?
no — sí

posible cáncer pulmonar ⚠
• fumas mucho

o tuberculosis ⚠
• tuviste contacto con algún tuberculoso
• tienes sudores nocturnos durante semanas
• tu sistema inmunológico no funciona bien; p. ej., por ser VIH positivo, drogadicta o alcohólica

sólo se omiten causas raras
bronquiectasia

o complicaciones pulmonares de la artritis

Recuerda que: ⚠ debes ver pronto al médico; Ⓗ acude de inmediato al hospital.

Tos intensa o prolongada Si has tenido tos durante mucho tiempo y con intensidad, sin importar la causa, tal vez se te rompieron los pequeños vasos sanguíneos de tu tráquea y la sangre se filtró a la saliva que expulsaste al toser. Se terminará cuando cicatricen tus vasos sanguíneos.

Tratamiento No se requiere ninguno en especial; verás sangre en tus flemas un par de veces, antes de que la hemorragia se calme. Si no es así, necesitarás atacar la causa de la tos, probablemente por una infección viral en la garganta y la tráquea. No hay cura mágica, pero ayudan las inhalaciones de vapor, beber muchos líquidos y evitar el humo de los cigarrillos. Si escupes flemas verdes o amarillentas y te sientes enferma, con dificultad respiratoria o tienes fiebre, requerirás antibióticos, por lo que debes acudir a tu médico.

Hemorragia nasal o bucal La sangre de una hemorragia nasal se va hacia la garganta y luego se escupe. Lo mismo sucede cuando sangras por la boca (p. ej., por un corte o una hemorragia de las encías).

Tratamiento Estas situaciones no son peligrosas y no necesitan ningún tratamiento especial.

Neumonía Es una forma grave de infección en el pecho. Consulta la sección *Tos* (p. 165).

Tratamiento Se expone en la misma sección.

Embolia pulmonar Se debe a un coágulo en los pulmones, casi siempre se forma en otra parte del cuerpo y es transportado por la circulación a los pulmones, donde bloquea un vaso sanguíneo. En consecuencia, a una pequeña parte del pulmón le falta oxígeno, y esto causa dolor, dificultad para respirar y sangre al escupir. La embolia es rara en menores de 50 años; muy pocas veces se debe a coágulos formados en las venas de las piernas, cuando no se realiza ninguna actividad por un tiempo (p. ej., durante un largo viaje por avión, o con la pierna enyesada).

Tratamiento Sin duda debes hospitalizarte. Puesto que es un asunto grave no dudarás sobre qué hacer, ya que los síntomas serán muy fuertes: llama una ambulancia. No obstante, los signos pueden ser leves. Si tienes dudas consulta a tu médico.

Tuberculosis Es una infección de los pulmones causada por un microbio que te enferma gravemente y a veces resulta difícil de tratar. No es muy común, aunque afecta a ciertas personas.

Tratamiento Lo mejor es que primero veas a tu médico. Luego de hacerte algunas pruebas, sobre todo radiografías del tórax, te enviará con el especialista para que te dé tratamiento específico.

Cáncer de pulmón Afecta principalmente a personas entre 50 y 75 años de edad, por ello las jóvenes no deben preocuparse. Los vasos sanguíneos que irrigan el tumor pueden tener fugas y causar sangrado al escupir, el primer signo de este mal.

Tratamiento Igual que con la tuberculosis, una radiografía mostrará una sombra y el especialista ordenará más análisis para confirmar el diagnóstico y así saber cómo tratarte. Tal vez se requiera cirugía (para extirpar el mal), radioterapia (tratamiento con radiaciones) o quimioterapia (mediante sustancias muy potentes).

Otras rarezas médicas Hay muchos trastornos médicos raros que pueden manifestar sangre al escupir. Algunos afectan sólo a los pulmones (como la bronquiectasia; lesión e infección constante de un área del pulmón) y otros sólo atacan otras partes del cuerpo (algunas enfermedades articulares raras).

Tratamiento Es poco probable que tengas alguno de estos trastornos; pero ve al doctor para verificarlo.

Sangre en la orina

¿Seguro que es sangre y no el color de algo que comiste?

sí   no

sangre en la orina

- puede dar un color parduzco (si hay poca sangre), aparecer al inicio o al final de la orina, o volverla roja
- no siempre aparece, o lo hace en pequeños coágulos
- a veces no duele, pero tal vez produzca otros síntomas
Nota: Si tienes dudas, lleva una muestra de orina al médico para análisis

o no es sangre

- la orina es de color uniforme
- no hay más síntomas
- el color puede ser por los alimentos (colorantes, mucho betabel) o un fármaco (lee el instructivo)

¿Estás segura de que la sangre de la orina no procede de la vagina o el ano?

sí   no

sangre de la vagina o el ano

- si es de la vagina, es probable que tengas el periodo
- sangre o flujo sanguinolento en la pantaleta o en el papel de baño
- no tienes ningún otro síntoma, p. ej., no orinas demasiado ni te arde al hacerlo

¿Has hecho mucho ejercicio últimamente?

no   sí

ejercicio intenso

- la orina tiene aspecto turbio o sanguinolento
- cambia el color un día o dos después de hacer ejercicio
- no tienes ningún otro síntoma

¿Has orinado más de lo normal, te arde al orinar, o ambas cosas?

no   sí

cistitis

- ardor, urgencia (debes ir al baño en cuanto te dan ganas)
- quizá tengas que levantarte a orinar durante la noche

o infección renal

Mira abajo

o uretritis

- puede haber flujo
- dolor agudo o ardor después de orinar
- tu pareja puede tener secreción en el pene

¿Te ha dolido la espalda, el vientre, las ingles o los genitales?

no   sí

infección renal ⚠

- dolor de espalda en la zona de los riñones
- es probable que sientas náuseas, dolor y fiebre

o cálculo renal ⚠

- dolor muy intenso que ataca en oleadas
- no sientes alivio en ninguna posición

¿Recientemente te lesionaste la espalda, los genitales o las ingles?

no   sí

traumatismo 🏥

- en especial por golpes en la espalda o si te caíste a horcajadas sobre algo
- quizá veas la sangre un par de días después

sólo se omiten causas raras

cáncer de vejiga o riñón ⚠

- es probable que no haya más síntomas, a menos que la hemorragia sea muy intensa y la orina salga en coágulos, en cuyo caso orinar será muy doloroso

o rarezas médicas

Recuerda que: ⚠ debes ver pronto al médico; 🏥 acude de inmediato al hospital.

Cistitis Se explica en la sección *Problemas para orinar* (p. 137). La infección puede inflamar la vejiga al punto de emitir sangre.

Infección renal Se explica en la sección *Dolor de espalda* (p. 57).

Cálculo renal Es una piedrecilla que se forma en el riñón (órgano que produce la orina) o en la vejiga (la que la almacena). La irritación que ocasiona provoca hemorragia, que sale con la orina. Ocurre lo mismo si el cálculo baja por el uréter, un conducto que va del riñón a la vejiga, y esto resulta muy doloroso (lee *Cólico renal* de la sección *Dolor de espalda*, p. 57).

Tratamiento Consulta las secciones *Dolor de espalda* (p. 57) y *Problemas para orinar* (p. 137), ahí se explica cómo tratar los cálculos renales y en la vejiga.

Ejercicio intenso Correr grandes distancias o un ejercicio similar sobre una superficie dura puede hacer que "orines sangre", aunque en realidad no sea sangre, sino que, con el impacto de los pies, los glóbulos rojos se comprimen al pasar por los vasos sanguíneos y liberan un pigmento, que parece sangre.

Tratamiento No es peligroso si no sucede cada vez que haces ejercicio (en cuyo caso provoca anemia). Pero si no estás segura de la causa o te sientes mal, visita a tu médico (procura llevar una muestra de orina para que la examine).

Uretritis Hay microbios que se transmiten por contacto sexual y causan tal inflamación de la uretra que puede haber una leve hemorragia al orinar.

Tratamiento Consulta *Uretritis* en la sección *Problemas para orinar* (p. 137).

Traumatismo Algunas lesiones hacen que aparezca sangre en la orina. Por ejemplo, si te caes a horcajadas sobre la escuadra de tu bicicleta te puedes lesionar la uretra. También se sabe que algunas personas introducen alambres u otras excentricidades por ahí. Asimismo, podría ser que los riñones hayan sufrido contusiones o lesiones; por ejemplo, por un puntapié o un golpe en la espalda baja (entre la última costilla y la parte superior de la pelvis).

Tratamiento Si ves sangre en tu orina después de un golpe, ve directamente a urgencias, pues es posible que tengas una lesión grave.

Cáncer de riñón o de vejiga Por lo regular, el cáncer en la vejiga se manifiesta con sangre en la orina; sin embargo, recuerda que sólo es común observarlo en mayores de 60 años. El cáncer de riñón es menos usual, pero puede atacar a menores de 40 años.

Tratamiento Consulta a tu médico. Si le preocupa tu caso, te enviará con un urólogo (especialista en vías urinarias) para que te revise más a fondo.

Otras rarezas médicas Muchos trastornos poco comunes pueden provocar la salida de sangre por la orina, como la glomerulonefritis (inflamación de los riñones), riñones poliquísticos (bultos en los riñones, de origen hereditario) y trastornos hemorrágicos (sangre demasiado delgada o que no coagula bien).

Tratamiento Es poco probable que padezcas uno de estos problemas. Si te preocupa, habla con tu doctor, quien te hará los exámenes necesarios.

Secreción en los pezones

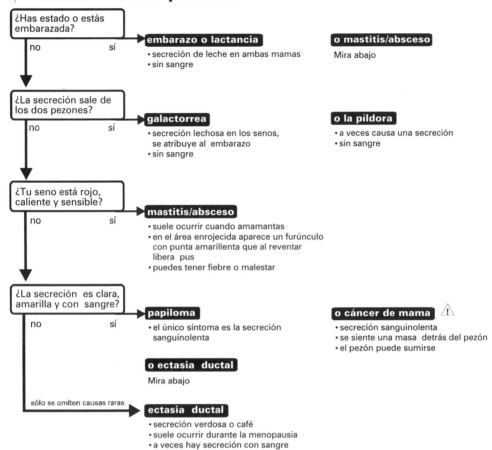

¿Has estado o estás embarazada?

no   sí

embarazo o lactancia
- secreción de leche en ambas mamas
- sin sangre

o mastitis/absceso
Mira abajo

¿La secreción sale de los dos pezones?

no   sí

galactorrea
- secreción lechosa en los senos, se atribuye al embarazo
- sin sangre

o la píldora
- a veces causa una secreción
- sin sangre

¿Tu seno está rojo, caliente y sensible?

no   sí

mastitis/absceso
- suele ocurrir cuando amamantas
- en el área enrojecida aparece un furúnculo con punta amarillenta que al reventar libera pus
- puedes tener fiebre o malestar

¿La secreción es clara, amarilla y con sangre?

no   sí

papiloma
- el único síntoma es la secreción sanguinolenta

o cáncer de mama ⚠
- secreción sanguinolenta
- se siente una masa detrás del pezón
- el pezón puede sumirse

o ectasia ductal
Mira abajo

sólo se omiten causas raras

ectasia ductal
- secreción verdosa o café
- suele ocurrir durante la menopausia
- a veces hay secreción con sangre

⚠ Sin importar la causa, cualquier secreción sanguinolenta del pezón debe revisarla tu doctora.

Embarazo/lactancia Los cambios hormonales durante el embarazo estimulan el crecimiento de las mamas y pueden causar secreciones. Otros cambios hormonales después del parto (y el efecto de la succión del bebé) originan la producción de leche (lactancia). Incluso tiempo después de que dejas de amamantar, es posible que produzcas algo de leche. De hecho, el pellizcarlas para ver si hay producción estimula este proceso.

Tratamiento Estas situaciones son tan comunes que no necesitan tratamiento. Si deseas dar biberón a tu bebé, pero sigues "lactando", deja de tocártelas y dejarás de producir leche.

Galactorrea Es la producción de una secreción lechosa anormal en ambos senos; es decir, cuando no has tenido un bebé. Se debe a varias causas, la más común es la estimulación mamaria: se puede generar leche incluso tiempo después del parto (mira arriba). La vida sexual activa con mucha manipulación en los pezones también ocasiona este trastorno. Otras causas son los efectos secundarios de fármacos (como los utilizados para trastornos psiquiátricos), problemas tiroideos y, en ocasiones, pequeños tumores cerebrales.

Tratamiento Este problema requiere revisión médica, análisis de sangre o acudir con un especialista.

Papiloma (o papilomas) Es un crecimiento verrugoso benigno en alguna de las redes de delgados tubos del interior de tus senos. Quizá tengas más de uno, de los que puede salir sangre, lo que origina secreciones sanguinolentas del pezón.

Tratamiento Una secreción sanguinolenta del pezón requiere una revisión médica para asegurarse de que no hay ningún problema mamario: ve con tu doctora lo más rápido que puedas.

Mastitis/absceso Estos problemas se explican en las sección *Dolor en los senos* (p. 77). Pueden provocar alguna secreción.

Tratamiento Consulta la misma sección.

Ectasia ductal Conforme envejece la mama, los pequeños tubos de su interior se dilatan, se obstruyen y se inflaman. Eso es la ectasia ductal, y suele ocurrir en la menopausia. El resultado es una secreción verdosa o café, a veces con algo de sangre.

Tratamiento También requiere una revisión médica, así podrán asegurarse de que todo está bien, o enviarte con algún especialista.

La píldora Los cambios hormonales que ocurren con la píldora causan, en raras ocasiones, secreciones lechosas en ambas mamas.

Tratamiento El primer paso es acudir con la doctora para ver si ésa es la causa. Una vez que se confirme tienes dos opciones: seguir tomándola, si la secreción no es muy molesta; o cambiar tu método de planificación familiar.

Cáncer de mama No es común que este problema se presente con secreción, en especial si tampoco hay sangre y eres menor de 50 años. Para más detalles, consulta la sección *Bultos en los senos* (p. 35).

Tratamiento Que la doctora revise tus síntomas. Si ella a su vez necesita asesoría en un caso de cáncer, te enviará de inmediato con un especialista.

Secreciones por los oídos

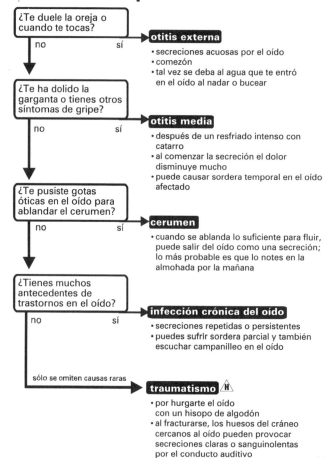

¿Te duele la oreja o cuando te tocas?

no   sí

otitis externa
- secreciones acuosas por el oído
- comezón
- tal vez se deba al agua que te entró en el oído al nadar o bucear

o furúnculo en el conducto auditivo
- el dolor desaparece al iniciarse la secreción

¿Te ha dolido la garganta o tienes otros síntomas de gripe?

no   sí

otitis media
- después de un resfriado intenso con catarro
- al comenzar la secreción el dolor disminuye mucho
- puede causar sordera temporal en el oído afectado

¿Te pusiste gotas óticas en el oído para ablandar el cerumen?

no   sí

cerumen
- cuando se ablanda lo suficiente para fluir, puede salir del oído como una secreción; lo más probable es que lo notes en la almohada por la mañana

¿Tienes muchos antecedentes de trastornos en el oído?

no   sí

infección crónica del oído
- secreciones repetidas o persistentes
- puedes sufrir sordera parcial y también escuchar campanilleo en el oído

sólo se omiten causas raras

traumatismo ⚠
- por hurgarte el oído con un hisopo de algodón
- al fracturarse, los huesos del cráneo cercanos al oído pueden provocar secreciones claras o sanguinolentas por el conducto auditivo

Recuerda que: ⚠ debes ver pronto al médico; ⚠ acude de inmediato al hospital.

Otitis externa En la sección *Dolor de oídos* (p. 61) se explica este trastorno y se dice cómo tratarlo.

Furúnculos Son infecciones que producen un bulto lleno de pus. Pueden formarse en el conducto auditivo externo y como están confinados a ese espacio, duelen como picadura. Sólo aguanta el dolor o toma analgésicos hasta que el furúnculo desaparezca o se rompa dejando salir una secreción.

Tratamiento Cuando el furúnculo ya esté supurando, se curará por sí solo. Por lo regular, el dolor disminuye tan pronto como empieza la secreción. La suciedad que produce debe desaparecer en un par de días; si no, visita al médico para que te revise.

Otitis media Es una infección del tímpano, generalmente debida a una gripe. Detrás del tímpano se puede acumular pus bajo presión, causando dolor y, a veces, perforando esa membrana, de manera que el pus escapará en forma de secreción por el oído.

Tratamiento Por lo regular, el dolor se calma al comenzar la secreción, ya que se alivia la presión sobre el tímpano. A no ser que las secreciones y el dolor desaparezcan rápidamente en un día más o menos, este tipo de infección requiere de antibióticos (en tabletas ingeribles o gotas óticas); por tanto, debes ver al doctor. El hecho de que salgan secreciones por los oídos significa que debe haber una perforación en el tímpano. Esto puede tardar unas cuantas semanas en sanar, de modo que no te sorprendas si tu capacidad auditiva disminuye por un tiempo (e impide que te entre agua a los oídos hasta que oigas normalmente). Si la secreción persiste, se reinicia o tu audición no es de 100% pasado un mes, ve con el médico para que te revise de nuevo.

Cerumen Es normal tenerlo en los oídos. Algunas personas producen grandes cantidades y otras apenas. Cuando se acumula el cerumen, puede salir como una masa endurecida o como una pasta aguada que fluye, de color café. Esto último es más probable cuando te pones gotas óticas porque el exceso de cerumen te ha causado problemas de audición.

Tratamiento El cerumen es normal y, por tanto, no requiere de tratamiento. Límpiate todo el que puedas, pero evita la tentación de introducir hisopos de algodón en el conducto auditivo (la parte donde puedes introducir tu dedo meñique), pues con ello sólo empujas el cerumen hacia atrás y puedes lesionarte el tímpano.

Infección crónica de oídos A veces una infección como la otitis media no se cura del todo o se repite. Se dice que es una infección crónica de oídos (la palabra crónica se refiere a que dura mucho tiempo, no a que sea más dolorosa que otros tipos de infección de oídos). Esto generalmente significa que el tímpano aún tiene una perforación que no ha cicatrizado y puede causar mucho daño a tu aparato auditivo.

Tratamiento Visita a tu médico para que te revise; si él no puede resolver el problema, te enviará con un otorrinolaringólogo.

Traumatismo Los más comunes son los ocasionados por hurgarse con un hisopo de algodón. Este dispositivo puede causar rozaduras en el conducto auditivo y provocar hemorragia ligera. Pero si eres muy obstinada, podrás lesionarte el tímpano, con lo que obtendrás dolor, hemorragia y un problema repentino con tu capacidad para oír. Otro tipo de traumatismo, menos probable, se debe a lesiones graves en la cabeza, con fractura de un hueso del cráneo cercano al oído, lo cual puede ocasionar pérdida de sangre o secreciones claras por el oído.

Tratamiento Si sólo se trata de un rasguño, no te preocupes, pues sanará por sí solo. Sólo evita utilizar hisopos de algodón en el futuro. Si crees que sufriste una lesión más grave, visita de inmediato a tu médico. Si tuvieras fractura en un hueso del cráneo, no estarías leyendo esto, porque te encontrarías en una sala de urgencias.

Sordera

¿Comenzó tu sordera recientemente y no hay ninguna causa obvia?

no → sí → **cerumen**
- también es posible que oigas zumbidos y crepitaciones en el oído
- pudo agravarse porque te entró agua al oído

¿Padeces fiebre del heno o sufriste un resfriado en fecha reciente?

no → sí → **disfunción del conducto auditivo**   **u otitis media**
- al tragar sientes algo raro el oído
- al bostezar puedes recuperar el oído momentáneamente

el catarro te provoca dolor de oídos

¿Sale alguna secreción de tu oído?

no → sí → **otitis externa**   **o cualquier otra causa de las secreciones**
- escurrimiento de secreciones por el oído
- comezón
- agua en el oído por nadar o bucear

¿Has buceado o volado recientemente?

no → sí → **barotrauma**
- dolor de oídos
- oyes crepitaciones en el oído cuando tragas

¿Recibiste recientemente algún golpe en el oído o escuchaste un gran ruido repentino, como una explosión?

no → sí → **traumatismo** ⚠   **o traumatismo acústico agudo**

¿Has sometido tus oídos a ruido fuerte durante mucho tiempo?

no → sí → **traumatismo acústico crónico**
- el ruido puede ser por tu trabajo (se agravará si no usas protectores de oídos) o por discos, reproductora de casetes con audífonos, etcétera.

¿Hay antecedentes de sordera en jóvenes o personas maduras de tu familia?

no → sí → **otosclerosis**
- generalmente no hay más síntomas que la sordera, que puede ser grave, y tal vez ruidos en los oídos

sólo se omiten causas raras → **enfermedad de Menière**

Recuerda que: ⚠ debes ver pronto al médico; 🏥 acude de inmediato al hospital.

Cerumen El conducto auditivo externo (el orificio donde puedes introducir el dedo meñique y que llega hasta el tímpano) produce cerumen. Esto es muy normal, pero cuando se acumula mucho (o se compacta dentro del conducto porque tratas de extraerlo con hisopos de algodón) puede bloquear el conducto auditivo completamente y causar sordera.

Tratamiento No trates de extraer el cerumen por ti misma. Las torundas de algodón sólo lo empujan hacia adentro y lo endurecen, lo cual dificulta la extracción. Por el contrario, ablanda el cerumen por un par de días con gotas óticas (para el oído) que puedes conseguir en la farmacia. Tal vez con esto se resuelva el problema. Si no es así, ve con tu médico o con su enfermera, quienes podrán extraer el cerumen con una jeringa.

Disfunción del conducto auditivo El conducto auditivo interno o trompa de Eustaquio comunica la parte interna de este aparato con la parte trasera de la garganta. Amortigua los cambios de presión y drena el flujo catarral del oído. Cuando se bloquea (casi siempre a causa de un resfriado o fiebre del heno) no funciona de manera adecuada (disfunción del conducto auditivo), lo cual ocasiona acumulación de flujo catarral que provoca sordera.

Tratamiento Por lo general, el problema se resuelve solo en unos cuantos días. Te puede servir que inhales vapor de un recipiente con agua caliente y algo de mentol, porque hará salir parte del flujo catarral acumulado. Si el problema persiste por un tiempo, vale la pena intentar una técnica llamada maniobra de Valsalva. El secreto consiste en aumentar la presión del aire en tu boca y garganta, con lo cual se puede destapar el conducto auditivo interno. La forma más sencilla de hacerlo es inflar un globo. Tal vez necesites repetir la maniobra varios días; finalmente, el oído deberá empezar a crepitar o hacer ruidos de "pop" y la sordera desaparecerá. Si la causa fuese fiebre del heno, usa alguno de los *sprays* nasales contra dicha fiebre, los cuales se venden sin receta y te pueden ayudar a resolver el trastorno.

Otitis media En la sección *Dolor de oídos* (p. 61) se explica este trastorno. La infección causa inflamación del tímpano y provoca sordera.

Tratamiento Lee la sección *Dolor de oídos* (p. 61). Por lo regular, la sordera es el último síntoma en desaparecer; pueden pasar varias semanas para que tu audición vuelva a ser completamente normal.

Cualquier causa de secreciones por el oído Hay diversos trastornos (sobre todo infecciones) que ocasionan secreciones por el oído. Lee la sección *Secreciones por los oídos* (p. 155). Si las secreciones bloquean el canal auditivo, pueden afectar tu capacidad de oír.

Tratamiento Consulta la sección *Secreciones por los oídos* (p. 155).

Barotrauma Se trata de problemas causados por cambios en la presión externa que afectan el oído. Las causas más frecuentes son viajar en avión y bucear; la sordera se debe a la acumulación de líquidos en la parte interna del oído y es más probable cuando al realizar esas actividades padeces un resfriado.

Tratamiento El problema se corrige por sí solo, pero puede tardar varias semanas. Pueden ser de ayuda los consejos que se dieron en el apartado sobre *Disfunción del conducto auditivo* (consulta más atrás).

Traumatismo acústico Puede ser repentino o resultado de lesión prolongada y se explica en la sección *Ruidos en el oído* (p. 143).

Tratamiento No hay una cura mágica. Si tienes problemas de audición, coméntalo con el doctor; él te enviará con un otorrinolaringólogo para determinar si necesitas algún dispositivo que mejore tu audición.

Otosclerosis En el interior del oído hay diminutos huesos que se mueven para amplificar los sonidos. A veces, estos huesos se ponen rígidos y no se mueven como debieran, ocasionando sordera que empeora poco a poco; esto es la otosclerosis. El trastorno puede ser hereditario.

Tratamiento Tendrás que ver a un otorrinolaringólogo para que confirme el diagnóstico. Si es necesario, te puede tratar con cirugía.

Traumatismo En la sección *Dolor de oídos* (p. 61) se explica este problema y se dice cómo tratarlo.

Enfermedad de Menière Es un trastorno debido al aumento de presión en el líquido que circula por las partes más profundas y complejas del oído. Esta presión elevada afecta la audición y el sentido del equilibrio, ocasionando sordera, mareo y ruidos de campanillas en los oídos. Aún se desconoce mucho del proceso.

Tratamiento Consulta a tu médico; es probable que te envíe con un otorrinolaringólogo.

Otras causas raras Entre ellas se cuentan enfermedades poco frecuentes causadas por virus raros, ciertos ataques y crecimientos anormales en el nervio auditivo.

Tratamiento Comenta el problema con tu doctor, quien te prescribirá las pruebas necesarias o te enviará a un hospital.

Temblores

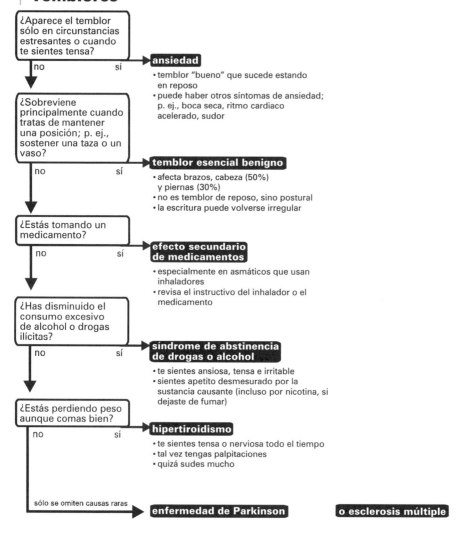

¿Aparece el temblor sólo en circunstancias estresantes o cuando te sientes tensa?

no   sí

ansiedad
- temblor "bueno" que sucede estando en reposo
- puede haber otros síntomas de ansiedad; p. ej., boca seca, ritmo cardiaco acelerado, sudor

¿Sobreviene principalmente cuando tratas de mantener una posición; p. ej., sostener una taza o un vaso?

no   sí

temblor esencial benigno
- afecta brazos, cabeza (50%) y piernas (30%)
- no es temblor de reposo, sino postural
- la escritura puede volverse irregular

¿Estás tomando un medicamento?

no   sí

efecto secundario de medicamentos
- especialmente en asmáticos que usan inhaladores
- revisa el instructivo del inhalador o el medicamento

¿Has disminuido el consumo excesivo de alcohol o drogas ilícitas?

no   sí

síndrome de abstinencia de drogas o alcohol
- te sientes ansiosa, tensa e irritable
- sientes apetito desmesurado por la sustancia causante (incluso por nicotina, si dejaste de fumar)

¿Estás perdiendo peso aunque comas bien?

no   sí

hipertiroidismo
- te sientes tensa o nerviosa todo el tiempo
- tal vez tengas palpitaciones
- quizá sudes mucho

sólo se omiten causas raras

enfermedad de Parkinson   **o esclerosis múltiple**

Ansiedad Cuando te asustas o te enojas, es normal que tiembles. Puede que te suceda porque siempre estás tensa o solamente a veces cuando sientes mucha ansiedad en determinadas circunstancias.

Tratamiento Está explicado en las secciones *Tensión emocional* (p. 161) y *Palpitaciones* (p. 121); los mismos principios se aplican a los temblores. Si el trastorno te ocasiona problemas (sobre todo si afecta tu rendimiento, por ejemplo, al decir un discurso o hacer una presentación), el doctor puede prescribirte algunas pastillas para reducirlo.

Temblor esencial benigno Todo el mundo tiene temblores, pero la mayoría no se da cuenta porque son muy ligeros (puedes probarlo si extiendes una mano y colocas sobre ella una hoja tamaño carta; verás que las esquinas de la hoja se sacuden). Por alguna razón, el temblor es más notable en algunas personas; a esto se le llama temblor esencial benigno. En muchos casos es un rasgo de familia.

Tratamiento El temblor es inocuo y no derivará en nada grave, de modo que puedes ignorarlo sin riesgos. Tal vez descubras que un trago de alcohol anula el trastorno durante un rato; sin embargo, por razones obvias, no se puede recomendar esto como tratamiento. Si el temblor te causa mucha molestia, coméntalo con el doctor; él puede prescribirte alguna tableta que te ayude a reducir el problema.

Efecto secundario de medicamentos Algunos de los fármacos que se prescriben —como las drogas empleadas en caso de trastornos psiquiátricos graves— pueden causar temblores como efecto colateral. Lo mismo sucede con algunos inhaladores para asmáticos (los que contienen salbutamol y terbutalina), sobre todo si los usas demasiado.

Tratamiento Si crees que el medicamento te hace temblar, coméntalo con el médico. Si la causa es un inhalador para el asma, obviamente tendrás que usarlo menos y tal vez necesites ver al doctor; el empleo excesivo indica que el asma no está bajo control, de modo que el médico deberá modificar el tratamiento. Por supuesto, si has abusado del inhalador porque sufres un fuerte ataque de asma, urge que vayas al doctor.

Síndrome de abstinencia por drogas o alcohol Si tu cuerpo está acostumbrado a dosis regulares de una droga o de alcohol e interrumpes de pronto el consumo, puedes sufrir *síndrome de abstinencia* (cruda o resaca), que es un conjunto de síntomas debidos a que el organismo solicita la droga. La mayoría de personas sabe que esto sucede con las drogas adictivas ilícitas, pero también puede deberse a la interrupción súbita del alcohol y de algunos tratamientos con fármacos. El temblor es uno de los signos del síndrome de abstinencia de drogas.

Tratamiento Si el temblor no es muy intenso y otros síntomas de abstinencia no te suponen grandes problemas, sólo espera a que termine, pues desaparecerá a su debido tiempo. Pero si el síndrome te causa mucho trastorno, busca ayuda médica con tu doctor o en alguna institución local antialcohólica o contra las drogas. Probablemente te darán algún medicamento que sustituya la sustancia que ansía tu cuerpo y, después, reducirán poco a poco las dosis hasta que no sufras los efectos de la abstinencia.

Hipertiroidismo En la sección *Transpiración excesiva* (p. 167) se explica este trastorno y la manera de tratarlo.

Causas médicas raras Algunas enfermedades del sistema nervioso (como la enfermedad de Parkinson y la esclerosis múltiple) causan temblores. Sin embargo, son muy raras en personas menores de 50 años o causan otros síntomas más preocupantes que el temblor; por tanto, es muy improbable que sean la causa de tu problema.

Tratamiento Ve al doctor; si él comparte tu preocupación, te enviará con un neurólogo (especialista en sistema nervioso) para que te haga algunos exámenes.

Tensión emocional

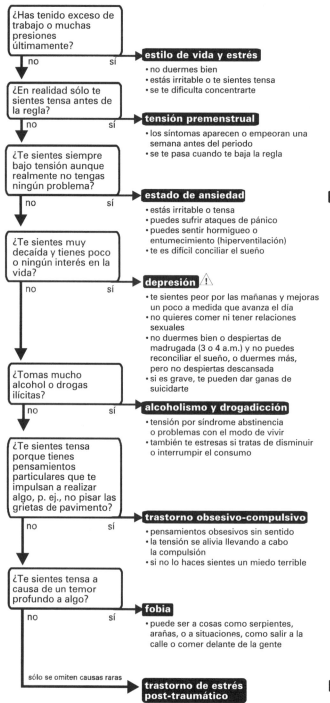

¿Has tenido exceso de trabajo o muchas presiones últimamente?

estilo de vida y estrés

- no duermes bien
- estás irritable o te sientes tensa
- se te dificulta concentrarte

¿En realidad sólo te sientes tensa antes de la regla?

tensión premenstrual

- los síntomas aparecen o empeoran una semana antes del periodo
- se te pasa cuando te baja la regla

¿Te sientes siempre bajo tensión aunque realmente no tengas ningún problema?

estado de ansiedad

- estás irritable o tensa
- puedes sufrir ataques de pánico
- puedes sentir hormigueo o entumecimiento (hiperventilación)
- te es difícil conciliar el sueño

o hipertiroidismo

- pérdida de peso, aunque tengas buen apetito
- palpitaciones
- puedes tener sudores

¿Te sientes muy decaída y tienes poco o ningún interés en la vida?

depresión

- te sientes peor por las mañanas y mejoras un poco a medida que avanza el día
- no quieres comer ni tener relaciones sexuales
- no duermes bien o despiertas de madrugada (3 o 4 a.m.) y no puedes reconciliar el sueño, o duermes más, pero no despiertas descansada
- si es grave, te pueden dar ganas de suicidarte

¿Tomas mucho alcohol o drogas ilícitas?

alcoholismo y drogadicción

- tensión por síndrome abstinencia o problemas con el modo de vivir
- también te estresas si tratas de disminuir o interrumpir el consumo

¿Te sientes tensa porque tienes pensamientos particulares que te impulsan a realizar algo, p. ej., no pisar las grietas de pavimento?

trastorno obsesivo-compulsivo

- pensamientos obsesivos sin sentido
- la tensión se alivia llevando a cabo la compulsión
- si no lo haces sientes un miedo terrible

¿Te sientes tensa a causa de un temor profundo a algo?

fobia

- puede ser a cosas como serpientes, arañas, o a situaciones, como salir a la calle o comer delante de la gente

sólo se omiten causas raras

trastorno de estrés post-traumático

o trastornos psicóticos

Estilo de vida/estrés El estar bajo presión (p. ej., en la vida social, en el trabajo o por problemas de dinero) puede hacer que te sientas tensa todo el tiempo. **Tratamiento** Si es posible, trata de llegar a la raíz del problema y analiza las áreas estresantes. Te puede ayudar que aumentes tu práctica de ejercicio físico, quemar energía nerviosa y eliminar el consumo de cafeína (p. ej., en té, café y refrescos de cola). Conviene que practiques técnicas de relajación, es decir, cualquier cosa que te tranquilice. Si te sientes apurada, escucha un casete de relajación o lee un libro de autoayuda (hay muchos disponibles). Otra posibilidad es que platiques con tu médico, ya que puede aconsejarte otros ejercicios de relajación o enviarte con alguien que te ayude a manejar la tensión. Pero no esperes que te prescriba un tranquilizante (actualmente se usan muy poco).

Tensión premenstrual Es algo que conoce la mayoría de mujeres hasta cierto grado, aunque sólo afecta gravemente a una minoría. La tensión emocional que se genera —y se alivia— con la regla, es sólo uno de los muchos síntomas que provoca. Otros serían: inflamación o sensibilidad en los senos, y empeoramiento de otros problemas como la migraña. La causa precisa es un misterio aún; es posible que se deba a una combinación de influencias hormonales, factores psicológicos (estado de tensión emocional o depresión) y factores sociales (como estrés).

Tratamiento La autoayuda puede serte muy útil. Vale la pena tomar todas las medidas preventivas mencionadas arriba en el apartado *Estilo de vida/estrés*. Si no consigues mejorar y tus problemas son realmente molestos —o si piensas que podrías tener depresión y la tensión premenstrual de cada mes es "el colmo"—, comenta la situación con tu doctora, ya que existen varios tratamientos que te pueden ayudar. Lo importante es no creer en curas milagrosas, ya que como al síndrome premenstrual se debe a una combinación de problemas, no es probable que exista ningún "pase mágico". Si deseas saber más sobre bultos o dolor en los senos, consulta las pp. 34 y 76 respectivamente.

Estado de ansiedad En ciertas circunstancias es normal cierto nivel de ansiedad, pero si esta sensación es abrumadora o continúa después de que debía terminar, o no hay razón para tenerla, entonces se puede volver un problema. Además, un estado de ansiedad puede causar "ataques de pánico", o manifestarse mediante ellos (consulta la parte *Hiperventilación* de la sección *Dificultad para respirar*, p. 49).

Tratamiento Te pueden servir los consejos del apartado *Estilo de vida y estrés* (párrafo anterior). Lee también el tratamiento de ataques de pánico en la sección *Dificultad para respirar*, p. 49. Si no logras superar el problema por ti misma, consulta a tu médico. Él te podrá ayudar con consejos o te enviará con alguna persona que te enseñe técnicas para identificar y controlar tu ansiedad (como un psicólogo o una enfermera siquiátrica). Por lo regular se evita el uso de tranquilizantes, hasta donde se pueda, aunque se pueden administrar por un corto periodo, mientras pasa la crisis.

Depresión A menudo, la tensión emocional y la depresión van de la mano. Lee la sección *Desánimo* (p. 45), donde encontrarás más detalles sobre la depresión y cómo tratarla.

Alcoholismo y drogadicción Las sustancias ilícitas pueden relajarte mientras las consumes, pero generalmente terminan por provocarte tensión, porque tu cuerpo empieza a necesitarlas y tu vida puede complicarse.

Tratamiento Disminuye el consumo o elimínalo. Si te cuesta trabajo habla con tu médico o ve a un servicio para atención de alcohólicos y drogadictos.

Trastorno obsesivo compulsivo Es un problema psicológico con tres aspectos. El primero es una obsesión, una idea que persiste en tu mente, aunque sepas que no tiene sentido (p. ej., que tienes las manos cubiertas de microbios). El segundo es una compulsión, que es aquello que la idea te hace realizar (lavarte las manos continuamente). El tercero es la sensación de tensión que todo eso acarrea. Se desconoce la causa.

Tratamiento Si empiezas a tener problemas, ve al doctor. Él te dará algún consejo o tal vez te envíe con un especialista en este tipo de problemas (como un psicólogo). A veces es necesario y valioso tomar medicamentos.

Fobia Es un temor irracional que causa mucho miedo. Dos ejemplos bien conocidos son el miedo a los espacios abiertos (agorafobia) y el miedo a las arañas (aracnofobia). Aún no se sabe la causa, pero puede estar relacionada con algún suceso que te trastornó en el pasado.

Tratamiento Si la fobia te causa problemas y no meramente inconveniencias, habla con tu médico; él te podrá ayudar a resolverlo con algún consejo práctico. También es posible que necesites la asistencia de un especialista capacitado para ayudar a personas con fobias (generalmente un psicólogo).

Trastorno de estrés postraumático Consulta la sección *Trastornos del sueño* (p. 173).

Hipertiroidismo Consulta la sección *Transpiración excesiva* (p. 167). La tensión emocional es uno de los síntomas que el hipertiroidismo puede provocar.

Trastornos sicóticos Son enfermedades como la esquizofrenia o las manías. Causan muy diversos síntomas entre los cuales puede haber un estado de tensión. En la sección *Trastornos de la conducta* (p. 171) se dan más detalles al respecto.

Tobillos inflamados

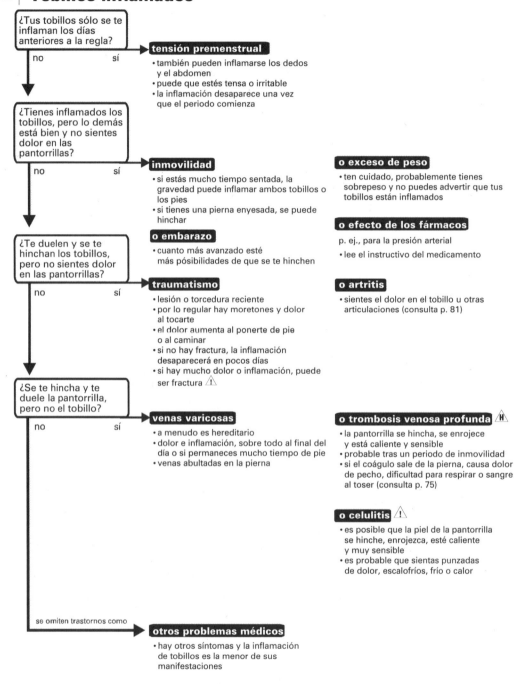

¿Tus tobillos sólo se te inflaman los días anteriores a la regla?

no   sí

tensión premenstrual
- también pueden inflamarse los dedos y el abdomen
- puede que estés tensa o irritable
- la inflamación desaparece una vez que el periodo comienza

¿Tienes inflamados los tobillos, pero lo demás está bien y no sientes dolor en las pantorrillas?

no   sí

inmovilidad
- si estás mucho tiempo sentada, la gravedad puede inflamar ambos tobillos o los pies
- si tienes una pierna enyesada, se puede hinchar

o embarazo
- cuanto más avanzado esté más pósibilidades de que se te hinchen

o exceso de peso
- ten cuidado, probablemente tienes sobrepeso y no puedes advertir que tus tobillos están inflamados

o efecto de los fármacos

p. ej., para la presión arterial
- lee el instructivo del medicamento

¿Te duelen y se te hinchan los tobillos, pero no sientes dolor en las pantorrillas?

no   sí

traumatismo
- lesión o torcedura reciente
- por lo regular hay moretones y dolor al tocarte
- el dolor aumenta al ponerte de pie o al caminar
- si no hay fractura, la inflamación desaparecerá en pocos días
- si hay mucho dolor o inflamación, puede ser fractura ⚠

o artritis
- sientes el dolor en el tobillo u otras articulaciones (consulta p. 81)

¿Se te hincha y te duele la pantorrilla, pero no el tobillo?

no   sí

venas varicosas
- a menudo es hereditario
- dolor e inflamación, sobre todo al final del día o si permaneces mucho tiempo de pie
- venas abultadas en la pierna

o trombosis venosa profunda ⚠H
- la pantorrilla se hincha, se enrojece y está caliente y sensible
- probable tras un periodo de inmovilidad
- si el coágulo sale de la pierna, causa dolor de pecho, dificultad para respirar o sangre al toser (consulta p. 75)

o celulitis ⚠
- es posible que la piel de la pantorrilla se hinche, enrojezca, esté caliente y muy sensible
- es probable que sientas punzadas de dolor, escalofríos, frío o calor

se omiten trastornos como

otros problemas médicos
- hay otros síntomas y la inflamación de tobillos es la menor de sus manifestaciones

Recuerda que: ⚠ debes ver pronto al médico; ⚠H acude de inmediato al hospital.

Traumatismo Al falsear el tobillo cuando caminas o corres te puedes provocar un esguince o una fractura. Un esguince es un desgarro (distensión) del ligamento que une la parte externa del tobillo al pie. Cuando hay fractura, parte del tobillo se rompe o se disloca por la fuerza que ejerce el ligamento. Ambos trastornos ocasionan inflamación y derrame de líquido en la articulación lesionada.

Tratamiento. Si el tobillo te duele mucho, está muy hinchado o no puedes apoyarte en él, acude a un hospital porque posiblemente sufriste una fractura. Para los esguinces se recomienda reposo por un par de días (de preferencia con el pie elevado), compresas de hielo y un vendaje firme. Para aliviar la molestia toma analgésicos o antiinflamatorios. Después, debes empezar a mover con suavidad el tobillo. Algunos esguinces tardan meses en sanar y vuelven a doler o hincharse con el ejercicio. La fisioterapia y las tobilleras elásticas pueden ayudarte. Cuando mejore tu tobillo y sientas más confianza, puedes fortalecerlo corriendo por una pendiente ligera, como una playa o la cuneta de una carretera.

Inmovilidad Si permaneces mucho tiempo sentada (por alguna discapacidad, si te estás recuperando de una lesión o al hacer un viaje largo por avión), seguramente se te hincharán los tobillos, sobre todo, con el transcurso del día. La razón es que, al caminar, los músculos de la pantorrilla favorecen la circulación al bombear sangre de regreso al corazón, pero cuando uno está inmóvil esto no sucede, la sangre tiende a acumularse en las piernas, y ocasiona inflamación.

Tratamiento Según las circunstancias, tal vez no puedas hacer mucho al respecto. Si la inflamación te molesta, pon las piernas en alto todo el tiempo que puedas y masajéate los músculos de las pantorrillas de vez en cuando. También pueden servir las medias elásticas, que se consiguen en las farmacias.

Sobrepeso El exceso de grasa ejerce presión sobre los vasos sanguíneos, igual que ocurre al estar embarazada (lee *Embarazo*, más abajo).

Tratamiento Si por tu gordura se te hinchan los tobillos, entonces tienes un grave problema de peso y necesitas eliminar varios kilos. Para más detalles lee la sección *Aumento de peso* (p. 27).

Embarazo El bebé comprime los vasos sanguíneos que llevan la sangre a las piernas. Como consecuencia, se almacenan fluidos y se inflaman los tobillos. Muy rara vez, la inflamación de los tobillos (y a veces, la de cualquier otro lado, como la cara o las manos) es signo de pre-eclampsia, una complicación del embarazo en la que se eleva la presión sanguínea y que puede ser peligrosa para ti y para el bebé.

Tratamiento La inflamación leve de los tobillos durante el embarazo es normal e inocua y no necesita tratamiento. Cualquier sospecha de pre-eclampsia (posibilidad muy remota) requiere de atención inmediata (ese mismo día) de tu doctora o partera; lleva una muestra de orina para analizarla.

Tensión premenstrual La inflamación de los tobillos antes de la regla es parte de los síntomas premenstruales. Consulta la sección *Inflamación abdominal* (p. 101) para ver más detalles.

Venas varicosas Son vasos sanguíneos curvados e hinchados que llevan la sangre de las piernas hacia el corazón. Por lo regular dejan escapar líquidos que se acumulan alrededor de los tobillos. Hay diversas razones por las cuales las venas se vuelven varicosas, como sobrepeso o antecedentes de trombosis venosa profunda (consulta más adelante). Muchas veces es herencia de familia.

Tratamiento Si tienes sobrepeso, debes adelgazar. Haz ejercicio con regularidad y usa medias elásticas si la inflamación te molesta. Se pueden operar las venas varicosas, aunque por lo general reaparecen. Si te dan mucha lata, coméntaselo al médico.

Artritis Los tobillos pueden sufrir distintos tipos de artritis, que ocasiona inflamación dolorosa; en la sección *Dolor en varias articulaciones* (p. 81) encontrarás más detalles.

Efecto secundario de medicamentos Algunos tratamientos con receta, como las píldoras para la presión arterial o los antiinflamatorios, pueden ocasionar inflamación de los tobillos como efecto colateral.

Tratamiento Lee el instructivo del medicamento; si uno de sus efectos secundarios es inflamación de los tobillos y tienes ese problema, consulta a tu médico.

Trombosis venosa profunda La sección *Dolor en las pantorrillas* (p. 75) aborda este trastorno y su tratamiento.

Celulitis Es una infección cutánea. La parte inferior de la pierna es uno de los lugares preferidos de las bacterias, las cuales se introducen en la piel y al infectarla causan inflamación.

Tratamiento Consulta a tu médico, él te prescribirá antibióticos.

Otros trastornos médicos Algunas enfermedades raras, pero graves, te hacen retener líquidos, con la consecuente inflamación de tobillos; las principales son trastornos renales, hepáticos e intestinales, así como anemia.

Tratamiento Por lo regular, la inflamación aparece en etapas avanzadas de tales enfermedades, de modo que es poco probable que este síntoma ayude a descubrirlas. Si te preocupa, coméntaselo a tu médico.

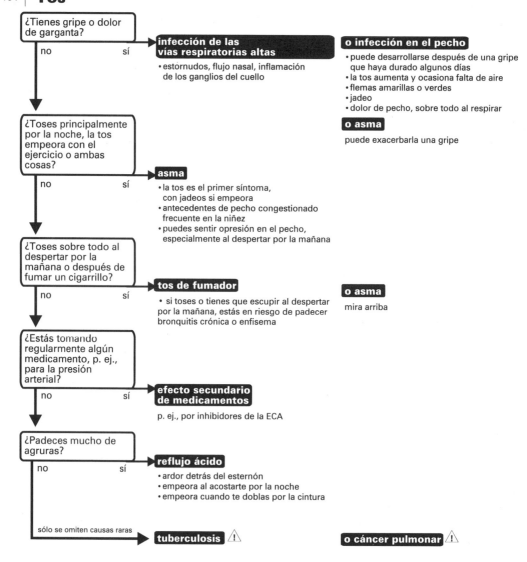

¿Tienes gripe o dolor de garganta?

no   sí

infección de las vías respiratorias altas

• estornudos, flujo nasal, inflamación de los ganglios del cuello

o infección en el pecho

• puede desarrollarse después de una gripe que haya durado algunos días
• la tos aumenta y ocasiona falta de aire
• flemas amarillas o verdes
• jadeo
• dolor de pecho, sobre todo al respirar

o asma

puede exacerbarla una gripe

¿Toses principalmente por la noche, la tos empeora con el ejercicio o ambas cosas?

no   sí

asma

• la tos es el primer síntoma, con jadeos si empeora
• antecedentes de pecho congestionado frecuente en la niñez
• puedes sentir opresión en el pecho, especialmente al despertar por la mañana

¿Toses sobre todo al despertar por la mañana o después de fumar un cigarrillo?

no   sí

tos de fumador

• si toses o tienes que escupir al despertar por la mañana, estás en riesgo de padecer bronquitis crónica o enfisema

o asma

mira arriba

¿Estás tomando regularmente algún medicamento, p. ej., para la presión arterial?

no   sí

efecto secundario de medicamentos

p. ej., por inhibidores de la ECA

¿Padeces mucho de agruras?

no   sí

reflujo ácido

• ardor detrás del esternón
• empeora al acostarte por la noche
• empeora cuando te doblas por la cintura

sólo se omiten causas raras

tuberculosis ⚠

o cáncer pulmonar ⚠

Recuerda que: ⚠ debes ver pronto al médico; ⓗ acude de inmediato al hospital.

NOTA: en todos los casos, fumar agrava el problema y si sigues fumando es más probable que el trastorno se repita. Por tanto, te lo diremos sólo una vez: deja de fumar; si puedes, para siempre. En la sección Dificultad para respirar *(p. 49) se dan más detalles al respecto.*

Infección de las vías respiratorias altas Entre ellas están las de oído, nariz, garganta y tráquea. Por lo regular estas infecciones son causadas por un virus, la mayoría de veces debido a un simple catarro.

Tratamiento Los dolores y molestias de garganta se alivian si tomas paracetamol y mucha agua. Te ayudará inhalar vapor de un tazón con agua caliente, con una toalla sobre la cabeza (agrega mentol si gustas), y abrigarte bien por las noches; es posible que los jarabes para la tos no te sirvan de nada. La tos tiene una finalidad (es un recurso del cuerpo para expulsar los microbios que tienes en la tráquea), de modo que no debes sorprenderte si tarda una o dos semanas en curarse. Si la gripe te provoca mucho flujo nasal, este puede gotear hacia atrás, a la garganta, especialmente por la noche, y provocar tos. En tal caso también te ayudarán las inhalaciones. No molestes a tu médico con este problema, pues realmente no puedes hacer otra cosa que mantenerte en reposo.

Infección en el pecho Hay de diversos tipos, pero la más común es la bronquitis. Es una complicación de la infección de las vías respiratorias altas (mira el apartado anterior), cuyos microbios llegan a los pulmones. Pero si te sientes muy mal es probable que padezcas neumonía (una forma grave de infección en el pecho que puede diseminarse a la cubierta de los pulmones y ocasionar pleuresía). Esta última es más bien una complicación de gripe fuerte o varicela, no de un simple catarro.

Tratamiento Si no aprecias signo alguno de que tu tos mejore después de algunos días de aplicarte el tratamiento descrito para las infecciones de las vías respiratorias altas; si te sientes muy mal o tienes problemas para respirar, valdrá la pena que consultes a tu médico, pues tal vez necesites antibióticos para eliminar el microbio. Más aún, si resulta que tienes neumonía, es posible que debas internarte en el hospital.

Tos de fumador El humo del cigarrillo irrita los pulmones y provoca tos. También hace que los pulmones produzcan más moco protector, que se convierte en catarro; esto sólo se puede desalojar mediante la tos y muchas veces es lo primero que haces al despertar por la mañana. Recuerda que no es necesario que fumes para padecer tos de fumador, aspirar el humo que producen otras personas (ser fumador pasivo) también puede causarla.

Tratamiento Consulta el apartado sobre fumadores en la sección *Dificultad para respirar* (p. 49).

Asma A veces, los pequeños conductos respiratorios del pulmón se contraen y se congestionan con flemas, ocasionando tos, respiración jadeante y falta de aire. Así es el asma. Se desconoce cuál es la causa precisa, pero es un mal de familia y se relaciona con la fiebre del heno y el eczema; lo pueden activar ciertas cosas, como la gripe, el polen, los cambios en la temperatura ambiente, el estrés y el ejercicio.

Tratamiento Consulta a tu médico. Probablemente te prescribirá tratamiento con sustancias para inhalar que deben resolver el problema, siempre que los uses como se te indique. No se puede hacer mucho para prevenir los ataques, a menos que haya un factor que obviamente exacerbe el trastorno y que tú puedas evitar (como una alergia a los gatos). Siempre conviene mantenerse en forma; se considera que la natación es un ejercicio excelente para los asmáticos. Si toses mucho y sientes gran opresión en el pecho (o tienes asma comprobada y crees que tu tos se debe a un ataque) ve al doctor con urgencia porque tal vez necesites otro tratamiento, por ejemplo con tabletas de esteroides.

Efecto secundario de medicamentos Es común que los médicos prescriban un grupo de sustancias para problemas de presión arterial en jóvenes; se trata de inhibidores de la ECA (enzima convertidora de angiotensina), cuyo principal efecto secundario es provocar tos.

Tratamiento Comenta esto con tu médico, porque necesitarás soportar esa tos (si no es demasiado molesta) o que te cambien el medicamento para la presión arterial.

Reflujo ácido Si la válvula que hay en la parte superior del estómago no funciona bien, el ácido gástrico puede escapar hacia arriba, al esófago; eso es el reflujo ácido. Cuando estás acostada, el ácido sube hasta la garganta y provoca ataques de tos.

Tratamiento Adelgaza si estás gorda, no cenes muy tarde y consigue un antiácido en la farmacia. Además, eleva la cabecera de tu cama un par de centímetros, pues la gravedad mantendrá al ácido en tu estómago mientras duermes.

Causas médicas raras Hay un montón de causas poco frecuentes. El cáncer es raro en personas menores de 45 años e increíblemente improbable en no fumadores. Otras posibilidades son la tuberculosis y enfermedades pulmonares raras. Difícilmente tendrás que preocuparte por estos trastornos.

Tratamiento Consulta a tu médico. Si él se preocupa, te prescribirá las pruebas necesarias.

Transpiración excesiva

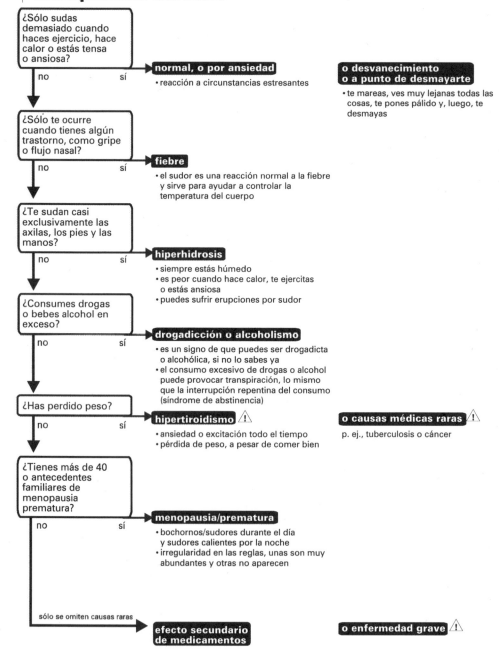

¿Sólo sudas demasiado cuando haces ejercicio, hace calor o estás tensa o ansiosa?

no　　　sí

normal, o por ansiedad
• reacción a circunstancias estresantes

o desvanecimiento o a punto de desmayarte
• te mareas, ves muy lejanas todas las cosas, te pones pálido y, luego, te desmayas

¿Sólo te ocurre cuando tienes algún trastorno, como gripe o flujo nasal?

no　　　sí

fiebre
• el sudor es una reacción normal a la fiebre y sirve para ayudar a controlar la temperatura del cuerpo

¿Te sudan casi exclusivamente las axilas, los pies y las manos?

no　　　sí

hiperhidrosis
• siempre estás húmedo
• es peor cuando hace calor, te ejercitas o estás ansiosa
• puedes sufrir erupciones por sudor

¿Consumes drogas o bebes alcohol en exceso?

no　　　sí

drogadicción o alcoholismo
• es un signo de que puedes ser drogadicta o alcohólica, si no lo sabes ya
• el consumo excesivo de drogas o alcohol puede provocar transpiración, lo mismo que la interrupción repentina del consumo (síndrome de abstinencia)

¿Has perdido peso?

no　　　sí

hipertiroidismo ⚠
• ansiedad o excitación todo el tiempo
• pérdida de peso, a pesar de comer bien

o causas médicas raras ⚠
p. ej., tuberculosis o cáncer

¿Tienes más de 40 o antecedentes familiares de menopausia prematura?

no　　　sí

menopausia/prematura
• bochornos/sudores durante el día y sudores calientes por la noche
• irregularidad en las reglas, unas son muy abundantes y otras no aparecen

sólo se omiten causas raras

efecto secundario de medicamentos

o enfermedad grave ⚠

⚠ Si eres diabética y estás en tratamiento, la transpiración excesiva puede ser señal de hipoglucemia; si tienes dudas, come azúcar.

Normal Todas las características del cuerpo humano varían de una persona a otra. El sudar no es la excepción: sencillamente, algunas personas transpiran más que otras.

Tratamiento Como es normal, no puedes hacer casi nada, excepto tomar medidas de sentido común para mantener el problema al mínimo, como mantenerte fresca, usar ropa ligera y no muy apretada y hallar un buen desodorante.

Fiebre Es la respuesta del cuerpo a las infecciones (normalmente virales, como el catarro). Se eleva la temperatura para combatir los gérmenes y eso te hace sudar.

Tratamiento Toma paracetamol y muchos líquidos frescos. También habrá que tratar la causa de la fiebre, si no es de origen viral (consulta la sección *Fiebre*, p. 87).

Ansiedad Por supuesto, a veces es normal sentir ansiedad en determinadas circunstancias. Sin embargo, es exagerado en algunas personas y en otras es casi constante. La ansiedad de este tipo se acompaña de sudor.

Tratamiento Depende de la causa de la ansiedad (consulta la sección *Tensión emocional*, p. 161). Por lo regular sirve de ayuda quemar energía nerviosa con ejercicio físico y mediante tratamientos de relajación (p. ej., con masajes o música).

Desvanecimiento o a punto de desmayarse En la sección *Pérdida del conocimiento* (p. 127) se explican los desmayos y la forma de tratarlos. Si tienes la sensación de desmayo, de pronto empezarás a sudar; esto terminará cuando haya pasado el desmayo.

Hipoglucemia Este tema también se trata en la sección *Pérdida del conocimiento* (p. 127). Como sucede con los desmayos, los ataques de hipoglucemia se acompañan de sudor.

Menopausia/prematura El exceso de sudor es uno de los muchos síntomas de los cambios hormonales de la menopausia. Se dan más detalles en la sección *Bochornos* (p. 31).

Hiperhidrosis Es una sobreproducción de sudor en las palmas de las manos, las plantas de los pies y las axilas. Es un extremo de lo "normal", pero puede ser muy molesto.

Tratamiento En la farmacia puedes conseguir antitranspirantes de mucha potencia que contienen hexahidrato de aluminio. Son útiles para las axilas, pero no sirven para las palmas de las manos ni para las plantas de los pies. Estos productos pueden causar sequedad o comezón cutáneas que, a su vez, se pueden tratar con crema de hidrocortisona a 1%, que también puedes conseguir en la farmacia. Si esto falla, y estás desesperada, consulta a tu médico. Hay algunos tratamientos con tabletas que pueden ayudarte, o tal vez el médico te envíe con un dermatólogo para que te apliquen un tratamiento hospitalario. Como último recurso, se practica cirugía, que consiste en extirpar la piel axilar productora de sudor o cortar los nervios que regulan las glándulas sudoríparas de las palmas de las manos.

Drogadicción o alcoholismo (o resaca) El consumo excesivo de alcohol o de drogas ilegales, como las anfetaminas, puede ocasionar que transpires demasiado. Pero interrumpir repentinamente las drogas (p. ej., heroína) o el alcohol provoca síntomas de abstinencia (resaca), cuando el cuerpo ansía lo que necesita. El sudor es un signo común de la abstinencia de drogas o alcohol.

Tratamiento Si tienes dificultades para controlar el problema, consulta a tu médico o acude a un servicio de atención para drogadictos o alcohólicos.

Hipertiroidismo La glándula tiroides está ubicada en la parte central delantera del cuello, alrededor de la manzana de Adán. Produce la hormona tiroidea, que regula la actividad corporal; si hay poca producción reaccionarás con lentitud y si es demasiada serás hiperactivo. Este último caso es el hipertiroidismo, que puede provocar transpiración excesiva.

Tratamiento Debes ir al médico, ya que se requiere análisis de sangre para confirmar el diagnóstico; después, por lo regular, te enviará con un especialista.

Efecto secundario de medicamentos Algunos fármacos prescritos, como los antidepresivos, pueden provocar que transpires como efecto secundario; sin embargo, el sudor también puede deberse al problema para el que se prescribieron el medicamento, por ejemplo, depresión o ansiedad.

Tratamiento Si el médico cree que tu problema es un efecto secundario del medicamento que tomas, podrá interrumpir el tratamiento o cambiar el fármaco.

Causas médicas raras Aunque no es frecuente, a veces hay periodos de transpiración persistente, sobre todo en la noche, causados por enfermedades graves como tuberculosis, ciertos tipos de artritis o cánceres en el sistema inmunológico.

Tratamiento Tu médico te prescribirá los estudios necesarios.

Trastornos al evacuar

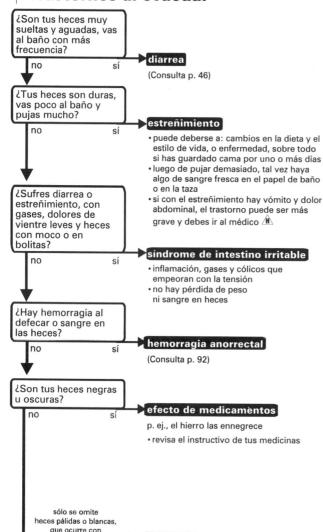

¿Son tus heces muy sueltas y aguadas, vas al baño con más frecuencia?

no   sí

diarrea

(Consulta p. 46)

¿Tus heces son duras, vas poco al baño y pujas mucho?

no   sí

estreñimiento

- puede deberse a: cambios en la dieta y el estilo de vida, o enfermedad, sobre todo si has guardado cama por uno o más días
- luego de pujar demasiado, tal vez haya algo de sangre fresca en el papel de baño o en la taza
- si con el estreñimiento hay vómito y dolor abdominal, el trastorno puede ser más grave y debes ir al médico ⚕

¿Sufres diarrea o estreñimiento, con gases, dolores de vientre leves y heces con moco o en bolitas?

no   sí

síndrome de intestino irritable

- inflamación, gases y cólicos que empeoran con la tensión
- no hay pérdida de peso ni sangre en heces

¿Hay hemorragia al defecar o sangre en las heces?

no   sí

hemorragia anorrectal

(Consulta p. 92)

¿Son tus heces negras u oscuras?

no   sí

efecto de medicamentos

p. ej., el hierro las ennegrece

- revisa el instructivo de tus medicinas

o melena ⚕

- con mucha sangre, las heces se vuelven negras, brillantes y pestilentes
- si la hemorragia te ocasiona mareos y sudor frío; ve de inmediato al hospital

o malabsorción

- heces pestilentes, que flotan y difíciles de expulsar
- pierdes peso

sólo se omite
heces pálidas o blancas,
que ocurre con

hepatitis

(u otra enfermedad del hígado) ⚠

- la orina puede ser oscura
- puedes verte amarillo

Recuerda que: ⚠ debes ver pronto al médico; ⚕ acude de inmediato al hospital.

Diarrea Consulta la sección *Diarrea*, (p. 47).

Estreñimiento Es la dificultad para vaciar los intestinos; es decir, que debes hacer mucho esfuerzo. Por lo regular se debe a una vida muy ajetreada, dieta deficiente y falta de ejercicio. Algunos medicamentos (antidepresivos y analgésicos que contienen codeína) pueden estreñirte, así como algunas drogas ilegales (heroína). Puede convertirse en un círculo vicioso: si el estreñimiento es por una fisura anal (consulta *Dolor en el ano*, p. 63) provoca que no quieras ir al baño y aumenta el problema. En ocasiones, este trastorno es repentino y dura uno o dos días, porque los intestinos se bloquean (obstrucción intestinal). El estreñimiento tiene muchas causas y también provoca dolor, inflamación y vómito.

Tratamiento Come más fibra; es decir, más fruta, verduras y salvado. También practica más ejercicio, puesto que estimula los intestinos. Aprovecha las ganas matutinas de ir al baño, que normalmente sientes media hora después del desayuno, y quédate diez minutos más en la taza. Si crees que algún medicamento que estés tomando es el origen, coméntalo con el farmacéutico o con el doctor, para interrumpirlo o cambiarlo por otro. Si vas a la farmacia, de paso solicita un laxante, como leche de magnesia, que te ayudará; pero úsalo sólo por un breve tiempo, mientras adecuas tu dieta y haces ejercicio. Si te duele mucho el ano al defecar, puedes tener una fisura anal (lee *Dolor en el ano*, p. 63), ahí se indica cómo tratar este problema). El estreñimiento por obstrucción intestinal requiere tratamiento médico urgente y hospitalización.

Síndrome de intestino irritable (SII) Consulta *Diarrea*, p. 47, y *Dolor abdominal recurrente*, p. 53, donde se detalla este trastorno y su tratamiento. El SII incluye estreñimiento, diarrea o ambos; además, pueden aparecer moco y bolas parecidas a las que defecan los conejos.

Hemorragia anorrectal Consulta *Hemorragia anorrectal*, p. 93)

Melena Son heces negruzcas y pastosas de olor muy desagradable. Su aspecto se debe a la sangre descompuesta alterada a su paso por los intestinos, lo que significa que hay hemorragia en alguna parte del tubo digestivo, como por ejemplo, debido a una úlcera duodenal.

Tratamiento Atención médica urgente, ve de inmediato a un hospital.

Efecto secundario de medicamentos Algunas medicinas hacen que tus heces cambien de color. Por ejemplo, el hierro las vuelve negras.

Tratamiento Lee el instructivo del medicamento o pregunta al farmacéutico para averiguar si el color de las heces es un efecto secundario. Si aún no estás segura, consulta a tu médico para asegurarte de que no es melena (lee el apartado anterior).

Hepatitis (o algún problema similar) Es la inflamación del hígado, generalmente por infección viral. Hay de diversos tipos: la hepatitis A se contrae como infección intestinal; las de mayor gravedad (hepatitis B y C) normalmente se contagian por contacto sexual o a través de sangre infectada (p. ej., al inyectarse drogas compartiendo agujas). Cuando se inflama, el hígado ya no secreta pigmentos hacia los intestinos y por eso las heces son pálidas; aunque también hay otros signos notables, como la coloración amarilla de la piel (ictericia). Otros problemas causan el mismo efecto, como algunos medicamentos o los cálculos biliares.

Tratamiento Consulta a tu médico. Hará algunas pruebas para determinar con precisión cuál es tu problema y si es necesario enviarte con un especialista.

Malabsorción En la sección *Diarrea* (p. 47) se expone este trastorno. Algunos tipos de malabsorción ocasionan alteraciones en la defecación, con heces pálidas difíciles de expulsar.

Trastornos de la conducta

⚕ Si eres diabética, considera que tu alteración de la conducta se debe a la hipoglucemia, mientras no se demuestre lo contrario. NOTA: Aquí, el problema es que tal vez tú pienses que tu conducta no tiene nada de extraña porque, en algunos de los trastornos más graves, se pierde el contacto con la realidad. Por tanto, dale este libro a la persona más cercana o más querida y deja que ella te ayude a resolver el problema.

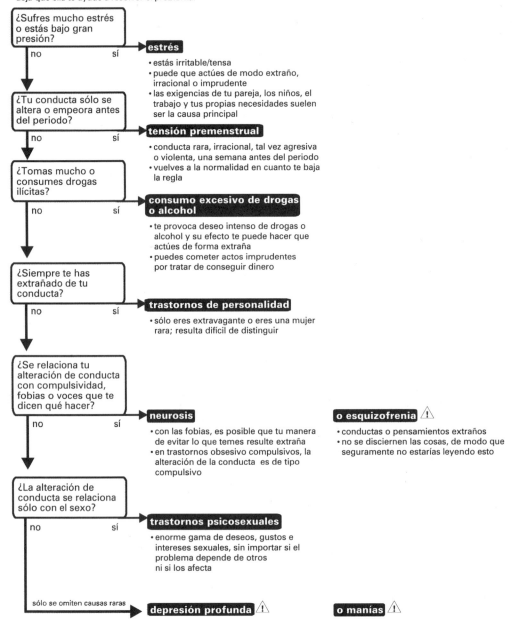

¿Sufres mucho estrés o estás bajo gran presión?
no — sí

estrés
- estás irritable/tensa
- puede que actúes de modo extraño, irracional o imprudente
- las exigencias de tu pareja, los niños, el trabajo y tus propias necesidades suelen ser la causa principal

¿Tu conducta sólo se altera o empeora antes del periodo?
no — sí

tensión premenstrual
- conducta rara, irracional, tal vez agresiva o violenta, una semana antes del periodo
- vuelves a la normalidad en cuanto te baja la regla

¿Tomas mucho o consumes drogas ilícitas?
no — sí

consumo excesivo de drogas o alcohol
- te provoca deseo intenso de drogas o alcohol y su efecto te puede hacer que actúes de forma extraña
- puedes cometer actos imprudentes por tratar de conseguir dinero

¿Siempre te has extrañado de tu conducta?
no — sí

trastornos de personalidad
- sólo eres extravagante o eres una mujer rara; resulta difícil de distinguir

¿Se relaciona tu alteración de conducta con compulsividad, fobias o voces que te dicen qué hacer?
no — sí

neurosis
- con las fobias, es posible que tu manera de evitar lo que temes resulte extraña
- en trastornos obsesivo compulsivos, la alteración de la conducta es de tipo compulsivo

o esquizofrenia ⚠
- conductas o pensamientos extraños
- no se disciernen las cosas, de modo que seguramente no estarías leyendo esto

¿La alteración de conducta se relaciona sólo con el sexo?
no — sí

trastornos psicosexuales
- enorme gama de deseos, gustos e intereses sexuales, sin importar si el problema depende de otros ni si los afecta

sólo se omiten causas raras

depresión profunda ⚠

o manías ⚠

o síndrome cerebral orgánico ⚕

Estrés Si todo el tiempo estás bajo presión (generalmente por preocupaciones de trabajo, de relaciones o de dinero) siempre te sentirás tensa. Esto ocasionará que te "acabes" enseguida. No pasará mucho tiempo para que explotes, de modo que puedes tener arranques de ira o volverte violenta. Otra posibilidad es que te deprimas y te dé por llorar.

Tratamiento Consulta las secciones *Tensión emocional* (p.161) o *Desánimo* (p. 45), según si te encuentras alterada o deprimida.

Consumo excesivo de drogas y alcohol Es obvio que las sustancias que abren la mente alteran tu conducta, lo mismo que el alcohol; pero interrumpir repentinamente su consumo, después de usarlas por mucho tiempo, puede causarte "síndrome de abstinencia", lo que conlleva ansiedad por tomarlas, síntomas físicos y conductas extrañas. Además, a largo plazo, la dependencia de las drogas o el alcohol puede alterar tu personalidad, porque llevarás una vida caótica y tal vez te quedes sin un centavo; así que es posible que te vuelvas irascible, complicada y desconfiada.

Tratamiento Deja de tomar alcohol o drogas, de preferencia olvídate de ambas cosas. Si necesitas ayuda, consulta a tu médico o comunícate con alguna institución antialcohólica o de rehabilitación para drogadictos.

Trastornos de la personalidad El límite que separa la personalidad normal y la anormal es muy subjetivo. Sin embargo, los psiquiatras reconocen ciertos tipos de personalidad que, en casos extremos, pueden causar problemas, tanto a uno mismo como a quienes nos rodean; esto abarca a psicópatas (agresivos, a menudo con problemas legales y antisociales) y paranoides (hipersensibles y muy susceptibles), así como muchos otros. La causa probable de estos trastornos de personalidad es una combinación de rasgos de familia con problemas de la niñez.

Tratamiento No es posible cambiar la personalidad, así que no tiene "cura", pero un psicólogo o un psiquiatra a veces pueden ayudar a la gente para que modifique su conducta; platica con tu médico.

Neurosis Constituyen un tipo de trastornos psiquiátricos que provocan ansiedad. Entre otras, están las fobias (miedos irracionales) y los ataques de pánico. En la sección *Tensión emocional* (p. 161) se explican estos trastornos con mayor detalle y se dice cómo tratarlos.

Tensión premenstrual Alteraciones de la conducta, como actuar impulsivamente o tener un acceso de ira irracional pueden ser causadas por la tensión emocional que ocurre en las mujeres que sufren de un síndrome premenstrual severo.

Tratamiento Este problema se trata en la sección *Tensión emocional* (p. 161).

Esquizofrenia Es un grave problema psiquiátrico que provoca un conjunto de síntomas y trastornos de la conducta (consulta el diagrama de esta sección). Por lo regular se inicia al principio del segundo decenio de vida y es de causa desconocida, aunque tal vez se deba a desequilibrios químicos en el cerebro.

Tratamiento Necesitas la ayuda de tu médico, quien probablemente solicitará la de un psiquiatra. Es posible que no te des cuenta de tu enfermedad y hasta es posible que te deban trasladar a la fuerza hasta un hospital, donde te darán tratamiento, aun contra tu voluntad. Por lo regular te darán pastillas y te inyectarán. Desafortunadamente, el problema casi siempre es recurrente, de modo que requerirás vigilancia constante de tu doctor, un psiquiatra o un(a) enfermero(a) psiquiátrico(a).

Depresión Se explica este trastorno en la sección *Desánimo* (p. 45), donde también se dice cómo tratarlo. En muy raras ocasiones, una depresión profunda puede hacer que te "desconectes" de la realidad y tengas ideas negativas y extravagantes, así como conductas extrañas.

Trastornos psicosexuales Hay una asombrosa cantidad de conductas sexuales aberrantes (desde fetichismo hasta esclavización. Los conceptos de "anormalidad" dependen de tu pareja, la sociedad y la ley.

Tratamiento Si un trastorno psicosexual te crea problemas o se los causa a otros, habla con tu médico, quien probablemente te envíe con un asesor de psicosexualidad (un "sexperto") o con un psiquiatra.

Manías Constituyen otro trastorno psiquiátrico grave por el que se pierde el contacto con la realidad. Por lo regular es recurrente y puede alternar con ataques depresivos. Se desconoce su causa.

Tratamiento Es casi igual al de la esquizofrenia (mira los párrafos anteriores). También te pueden prescribir medicamentos para prevenir ataques.

Síndrome cerebral orgánico Son enfermedades físicas que afectan la actividad mental. Hay múltiples causas posibles; algunas repentinas (como lesiones en la cabeza o meningitis) y otras que se desarrollan gradualmente (como tumor cerebral o enfermedad de Creutzfeld-Jacob). En raros casos, algunos medicamentos causan el mismo efecto (como esteroides y píldoras para la presión). Una causa común en diabéticos es la hipoglucemia (baja concentración de azúcar en la sangre), tal vez debido a omitir una comida o por ejercicio excesivo.

Tratamiento Resulta obvio que estos problemas requieren atención médica (con urgencia cuando son de inicio súbito). Si eres diabética y crees que te "bajó" la glucosa, toma azúcar de inmediato.

Trastornos del sueño

¿Hay algo que te despierte por la noche?

no   sí

problemas externos
- un nuevo bebé, ronquidos de tu pareja, etcétera

menopausia/menopausia prematura
- sudores calientes por la noche
- bochornos/sudores durante el día
- irregularidad en las reglas, unas son muy abundantes y otras no aparecen

o enfermedad
- p. ej., 1) tos y falta de aire por asma
  2) dolor por alguna cosa
  3) ganas de orinar por consumo excesivo de alcohol, cistitis
  o principios de diabetes

¿Despiertas y te levantas a diario más o menos a la misma hora?

sí   no

malos hábitos para dormir
- tu reloj corporal establece las horas de sueño según la horas en que acostumbres dormir y despertar, de modo que cualquier cosa que te haga variar la hora de levantarte te provocará problemas para dormir

o alteración del biorritmo
- p. ej., por viajes largos en avión o rotación de turnos en el trabajo, lo que ocasiona variaciones en la hora de despertar

¿Estás estresada o bajo gran tensión?

no   sí

estrés o ansiedad
- alguna dificultad te impide conciliar el sueño a causa de la preocupación o te permite dormir, pero sin que descanses o con interrupciones en las que despiertas preocupada
- estarás irritable y tensa

¿Te sientes muy abatida o no disfrutas de la vida?

no   sí

depresión ⚠
- tu sueño es intermitente o despiertas de madrugada (a las 3 o 4 de la mañana) y no puedes volver a dormir, o duermes más pero no descansas
- te sientes peor por la mañana y mejoras al avanzar el día
- no tienes relaciones sexuales ni comes
- si es grave, tal vez quieras lesionarte a ti misma

¿Roncas tan fuerte que te despiertas?

no   sí

apnea del sueño
- despiertas o tu pareja te despierta (a menos que ronques tanto que te hayan prohibido entrar a la recámara)
- te quedas dormida con facilidad durante el día
- probablemente estás excedida de peso

sólo se omiten causas raras

trastorno de estrés postraumático
- hace poco tuviste una experiencia aterradora
- tienes pesadillas muy intensas

Problemas externos Varios factores externos pueden interrumpir tu sueño; por ejemplo, que haga mucho frío o mucho calor, demasiada luz en la recámara, los ronquidos de tu pareja o los desmanes de tus hijos.

Tratamiento Resulta obvio que te ayudará hacer que tu recámara y tu cama sean lo más cómodas posible. Haz esto antes de ir a dormir y no a mitad de la noche. También te pueden servir unos tapones en las orejas para no escuchar los ronquidos de tu pareja. Si tus hijos siguen jugando hasta muy noche y no te dejan dormir, consulta alguno de los muchos libros que hay para "amansar a las fieras" o estudia con tu médico (en su consultorio) cómo resolver el problema.

Malos hábitos para dormir Algunos hábitos pueden afectar tu sueño, como ingerir mucha cafeína (café, té o refrescos de cola), consumo frecuente de alcohol, no tener rutinas de vida organizadas, ir a demasiadas fiestas y comer golosinas durante el día.

Tratamiento Es importante que arregles tu modo de vivir de la mejor manera que puedas. Ponte un horario regular para ir a dormir y para levantarte por la mañana, así como evitar el alcohol durante el día. El ejercicio te ayudará. Tampoco trates de emborracharte para poder dormir; tomado con frecuencia, el alcohol espanta el sueño, en vez de propiciarlo. Al acostarte no des vueltas en la cama mirando el reloj; si no puedes conciliar el sueño, levántate y haz algo durante media hora; luego intenta dormir de nuevo.

Estrés y ansiedad Si estás tensa te costará más trabajo "desconectarte" y se te dificultará conciliar el sueño; además, es probable que tengas pesadillas, lo que agravará el problema. Las causas más comunes son las preocupaciones por el trabajo, tus relaciones o el dinero.

Tratamiento En la sección *Tensión emocional* (p. 161) hallarás muchas recomendaciones para aliviar el estrés y la ansiedad; otras aparecen en el apartado *Ansiedad* de la sección *Palpitaciones* (p. 121). Hacer más ejercicio físico sirve para reducir los niveles de estrés —sobre todo la actividad sexual, que es excelente para la relajación y te ayuda a dormir bien—. Sólo di a tu pareja que el doctor te lo recomendó. Tal vez quieras plantearle el problema a tu médico, pero no esperes que automáticamente te mande pastillas para dormir. Actualmente se prescriben poco estas pastillas porque no son de gran ayuda y pueden generar adicción si las consumes más de unas cuantas semanas; a veces sirven por algunos días para interrumpir un ciclo de insomnio o mal dormir.

Depresión Este problema puede alterar tu sueño haciéndote despertar más temprano de lo que habías planeado. En la sección *Desánimo* (p. 45) hallarás más detalles al respecto.

Trastornos del biorritmo Normalmente, tu reloj biológico sigue el patrón de día y noche. Por tanto, no sorprende que si "cambias la hora" (p. ej., por un largo viaje en avión al este o al oeste, o por cambio de turno en el trabajo) tengas problemas para dormir.

Tratamiento Si vas a cambiar de horario por viaje, no tomes demasiados "cocteles" en el avión y duerme según el horario de tu destino, en vez de hacerlo según tu reloj biológico. La personas que trabajan con rotación de turnos deben establecer un patrón regular de sueño, evitar que los despierten y no caer en la tentación de levantarse temprano para arreglar asuntos a la luz del día. A veces sirven las tabletas para dormir durante un par de días para ajustar las alteraciones del biorritmo; comenta el problema con tu médico.

Enfermedades Diversos trastornos de salud pueden trastornar tu sueño; por ejemplo, todo problema que cause dolor, el asma (si la tos o la falta de aire te despiertan) o las enfermedades urinarias.

Tratamiento La solución en estos casos consiste en tratar la enfermedad y no el trastorno del sueño, de modo que debes hablar con tu doctor.

Menopausia/prematura Los bochornos y sudores que pueden ocurrir durante la menopausia llegan a ser tan fuertes que no dejan dormir. Se dan más detalles en la sección *Bochornos* (p. 31).

Ronquidos y apnea del sueño Algunas roncan tan fuerte que se despiertan a sí mismas, aunque este problema afecta sobre todo a las de edad más avanzada. Hay un trastorno llamado *apnea del sueño* que provoca ronquidos para hacer temblar la tierra y ocasiona que dejes de respirar por periodos cortos durante la noche. Si sufres esto, seguramente despertarás tosiendo y echando saliva al hablar, además de estar somnolienta durante el día. Seguramente tu pareja dirá que parecía que te ibas a afixiar durante la noche o simplemente se disgustará y te abandonará.

Tratamiento En primer lugar, convence a tu pareja para que use orejeras; en segundo, procura adelgazar si estás pasada de peso y no tomes alcohol en la noche. Si continúan los problemas, consulta a tu médico. Tal vez haya un tratamiento que te ayude, sobre todo si padeces apnea del sueño.

Trastorno de estrés postraumático Después de algún suceso desagradable es natural tener sueños o pesadillas. Pero si tuviste una experiencia aterradora, podrás sufrir malos sueños, muy intensos, durante más de un mes y desarrollar otros síntomas; en este caso, padeces trastorno de estrés postraumático, que es una intensa reacción psicológica ante hechos traumatizantes.

Tratamiento Si el problema no disminuye por sí solo, habla con tu médico. Es posible que te prescriba un antidepresivo o que te envíe con un consejero o un psiquiatra.

Úlceras en la boca

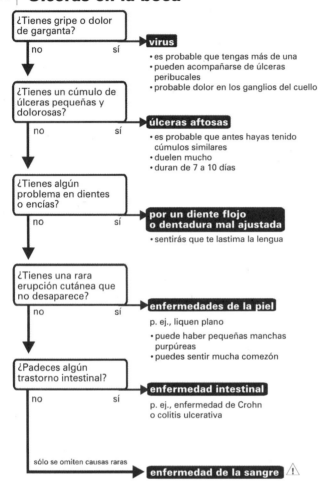

¿Tienes gripe o dolor de garganta?

no   sí

virus

• es probable que tengas más de una
• pueden acompañarse de úlceras peribucales
• probable dolor en los ganglios del cuello

¿Tienes un cúmulo de úlceras pequeñas y dolorosas?

no   sí

úlceras aftosas

• es probable que antes hayas tenido cúmulos similares
• duelen mucho
• duran de 7 a 10 días

¿Tienes algún problema en dientes o encías?

no   sí

por un diente flojo o dentadura mal ajustada

• sentirás que te lastima la lengua

o gingivitis ulcerativa

• te duele el área de las encías
• probable sangrado al cepillarte los dientes
• mal aliento

¿Tienes una rara erupción cutánea que no desaparece?

no   sí

enfermedades de la piel

p. ej., liquen plano

• puede haber pequeñas manchas purpúreas
• puedes sentir mucha comezón

¿Padeces algún trastorno intestinal?

no   sí

enfermedad intestinal

p. ej., enfermedad de Crohn o colitis ulcerativa

sólo se omiten causas raras

enfermedad de la sangre

o efecto secundario de medicamentos

o cáncer en la boca ⚠

• úlcera indolora que crece lentamente
• relacionada con el uso de tabaco, sobre todo en pipa

Recuerda que: ⚠ debes ver pronto al médico; **H** acude de inmediato al hospital.

Úlceras aftosas Son las que a casi todo el mundo le salen a veces. Normalmente son muy pequeñas y aparecen varias a la vez, aunque a veces se forma una sola, de mayor tamaño, que tarda más en sanar. No se sabe qué las causa, pero en algunos casos son hereditarias.

Tratamiento Las úlceras pequeñas desaparecen por sí solas en pocos días, pero las grandes tardan más. El farmacéutico puede recomendarte diversos geles o pastas que te pueden ayudar. Pero su causa es desconocida y no hay manera de prevenirlas. Se ha pensado que son signo de deficiencia de vitaminas, pero resulta difícil que así sea, ya que los preparados vitamínicos no sirven para combatirlas.

Virus Algunas infecciones por virus provocan úlceras bucales, junto con otros síntomas más comunes, como dolor de garganta y fiebre. Por ejemplo, el virus del herpes simple las causa en la cara interna de los labios, la lengua y las encías. Hay otro virus llamado Coxsackie A 16 que produce pequeñas vesículas en manos y pies, así como úlceras en la boca (pero normalmente afecta a lactantes y no tiene nada que ver con la fiebre aftosa o enfermedad de pezuña y boca de las vacas).

Tratamiento Como sucede con la mayoría de virus, sólo hay que esperar que el cuerpo los combata, lo que normalmente tarda de siete a diez días. Mientras tanto, toma mucho líquido y algún analgésico, si lo necesitas.

Traumatismo por un diente flojo El borde dental puede erosionar las superficies cercanas —de la lengua o los cachetes— ocasionando úlceras.

Tratamiento Para resolver el problema de la úlcera, primero hay que solucionar el trastorno dental, o sea que deberás ir al dentista.

Gingivitis ulcerativa Es una infección bacteriana de las encías. Generalmente se debe a descuido de la higiene de dientes o encías.

Tratamiento Esto debe resolverlo el dentista. Los antibióticos combaten la infección, pero es necesario que el odontólogo te haga un examen general para evitar problemas en el futuro; tú tendrás que usar el cepillo y el hilo dentales. El tabaquismo suele empeorar el trastorno.

Enfermedades de la piel Algunas enfermedades cutáneas raras pueden afectar la boca y causar úlceras.

En contadas ocasiones, estos trastornos ulcerativos dejan intacto el resto de la piel, de modo que tal vez no haya erupciones ni vesículas que curar.

Tratamiento Comenta el problema con tu médico. Si tienes erupciones en otras partes, es posible que él pueda tratar todas de una vez, aunque tal vez tenga que enviarte con un dermatólogo (especialista en piel). A veces es necesario realizar una biopsia (extracción de un pequeño trozo de piel bucal para determinar con precisión si hay úlceras) a fin de resolver el problema que te afecta; para esto, serás enviada con un especialista.

Enfermedad intestinal Algunos trastornos de los intestinos, como la colitis ulcerativa y la enfermedad de Crohn (consulta la sección *Diarrea*, p. 47), pueden ocasionar repetidos brotes de úlceras en la boca.

Tratamiento Estas úlceras se tratan casi igual que las aftosas (consulta al principio de esta sección). En cuanto a la enfermedad intestinal, en la sección *Diarrea* (p. 47) se dice cómo tratarla.

Trastornos de la sangre Algunas enfermedades sanguíneas graves, como la leucemia, se manifiestan a veces por úlceras bucales profundas y persistentes, aunque también por medio de otros síntomas. Ciertos medicamentos (como los antitiroideos y los usados contra la artritis reumatoide) producen efectos secundarios que también pueden causar úlceras en la boca. Si estás en tratamiento con uno de esos fármacos, lo cual es muy improbable, es seguro que el médico te ordene vigilar si surge este problema en particular y que se lo informes.

Tratamiento Es urgente que veas al doctor para que ordene análisis de sangre.

Cáncer Los cánceres de labios, lengua o cavidad bucal principian con una úlcera indolora que crece poco a poco. Estos problemas rara vez afectan a menores de 45 años de edad y tal vez se relacionen con tabaquismo y consumo excesivo de alcohol.

Tratamiento Es necesario que el médico revise cualquier úlcera bucal inexplicable y que crezca semana a semana. Si le preocupa el caso, te enviará con un especialista para que te haga un estudio de biopsia (consulta más arriba).

Vello excesivo

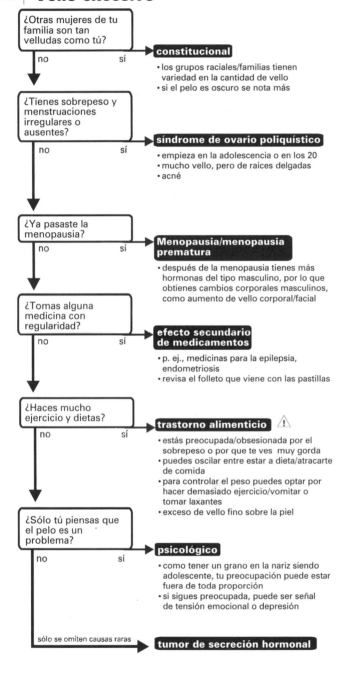

¿Otras mujeres de tu familia son tan velludas como tú?
no — sí

constitucional
- los grupos raciales/familias tienen variedad en la cantidad de vello
- si el pelo es oscuro se nota más

¿Tienes sobrepeso y menstruaciones irregulares o ausentes?
no — sí

síndrome de ovario poliquístico
- empieza en la adolescencia o en los 20
- mucho vello, pero de raíces delgadas
- acné

¿Ya pasaste la menopausia?
no — sí

Menopausia/menopausia prematura
- después de la menopausia tienes más hormonas del tipo masculino, por lo que obtienes cambios corporales masculinos, como aumento de vello corporal/facial

¿Tomas alguna medicina con regularidad?
no — sí

efecto secundario de medicamentos
- p. ej., medicinas para la epilepsia, endometriosis
- revisa el folleto que viene con las pastillas

¿Haces mucho ejercicio y dietas?
no — sí

trastorno alimenticio ⚠
- estás preocupada/obsesionada por el sobrepeso o por que te ves muy gorda
- puedes oscilar entre estar a dieta/atracarte de comida
- para controlar el peso puedes optar por hacer demasiado ejercicio/vomitar o tomar laxantes
- exceso de vello fino sobre la piel

¿Sólo tú piensas que el pelo es un problema?
no — sí

psicológico
- como tener un grano en la nariz siendo adolescente, tu preocupación puede estar fuera de toda proporción
- si sigues preocupada, puede ser señal de tensión emocional o depresión

sólo se omiten causas raras

tumor de secreción hormonal

Constitucional Como todo en esta vida, la cantidad de pelo varía entre cada individuo. A menudo es hereditario, por lo que otras mujeres de tu familia tendrán el mismo problema. O puede estar ligado con tu raza: las mujeres de oríigen Mediterráneo, Medio Oriente, sur de Asia, o afrocaribeñas tienden a ser más velludas que otras mujeres.

Tratamiento Como es normal y no una señal de enfermedad, no se requiere tratamiento. Pero si estás insatisfecha y te gustaría mejorar la situación, hay varios productos cosméticos que te pueden ayudar. Entre las opciones está: depilación con pinzas (si sólo son una o dos áreas afectadas), cremas depilatorias, decoloración, depilación con cera y rasurarse. La electrólisis puede ser también efectiva, pero asegúrate de ir a un lugar reconocido, pues corres el riesgo de quedar con cicatrices.

Síndrome de ovario poliquístico Se explica en la sección *Ausencia de periodos* (p. 29).

Tratamiento Consulta la sección *Ausencia de periodos* (p. 29) para encontrar una explicación general sobre el tratamiento de este problema. Cualquiera de las sugerencias mencionadas arriba, en el apartado *Constitucional* puede usarse para el síndrome ovárico poliquístico. Si no te funcionan entonces vale la pena ir a tu doctora: hay un tratamiento hormonal, que también funciona como píldora anticonceptiva que, en dado caso, puede aminorar el problema.

Menopausia/menopausia prematura Se explica en la sección *Bochornos* (p. 31). El exceso de pelo es sólo uno de los cambios que tu cuerpo experimentará después de la menopausia.

Tratamiento Se explica a fondo en la sección *Bochornos* (p. 31).

Efecto secundario de medicamentos Algunos tratamientos, como las medicinas para la epilepsia o la endometriosis, pueden causar exceso de vello como efecto secundario. Los esteroides anabólicos usados por los atletas pueden llevar al mismo problema.

Tratamiento Habla con tu médico. Si concuerda en que ése es el problema, puede quitarte el tratamiento u ofrecerte otra alternativa. Si necesitas seguir tomando la misma medicina, puedes usar las alternativas cosméticas descritas más arriba. Y si estás abusando en el uso de los esteroides anabólicos, déjalos.

Psicológica Ocasionalmente, la queja de sentirse con exceso de vello puede ser síntoma de una insatisfacción general sobre una misma, por lo que notas cosas que en realidad son insignificantes y que normalmente no te molestarían. La causa subyacente puede ser tensión emocional o depresión.

Tratamiento Consulta la sección *Tensión emocional* (p. 161) y el apartado *Depresión* de la sección *Desánimo* (p. 45).

Trastornos alimenticios Estos trastornos, como la anorexia nerviosa, pueden ocasionar daños hormonales que afectan el crecimiento del vello —resultando, generalmente, en un exceso de pelo fino sobre la mayor parte del cuerpo.

Tratamiento Consulta la sección *Pérdida de peso* (p. 122).

Tumor de secreción hormonal Muy raramente, el exceso de vello se origina en un tumor que produce hormonas. Estos tumores pueden darse en los ovarios o en otros órganos.

Tratamiento Es poco probable que este tipo de enfermedad sea el origen de tu síntoma, pero si te preocupa, ve con tu doctora, quien dispondrá de los exámenes pertinentes, o, si lo cree necesario, te enviará con un especialista.

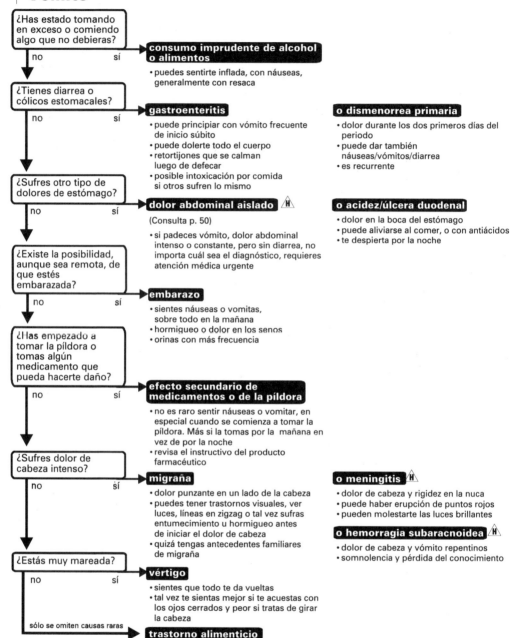

¿Has estado tomando en exceso o comiendo algo que no debieras?
no — sí →

consumo imprudente de alcohol o alimentos
• puedes sentirte inflada, con náuseas, generalmente con resaca

¿Tienes diarrea o cólicos estomacales?
no — sí →

gastroenteritis
• puede principiar con vómito frecuente de inicio súbito
• puede dolerte todo el cuerpo
• retortijones que se calman luego de defecar
• posible intoxicación por comida si otros sufren lo mismo

o dismenorrea primaria
• dolor durante los dos primeros días del periodo
• puede dar también náuseas/vómitos/diarrea
• es recurrente

¿Sufres otro tipo de dolores de estómago?
no — sí →

dolor abdominal aislado 🏥
(Consulta p. 50)
• si padeces vómito, dolor abdominal intenso o constante, pero sin diarrea, no importa cuál sea el diagnóstico, requieres atención médica urgente

o acidez/úlcera duodenal
• dolor en la boca del estómago
• puede aliviarse al comer, o con antiácidos
• te despierta por la noche

¿Existe la posibilidad, aunque sea remota, de que estés embarazada?
no — sí →

embarazo
• sientes náuseas o vomitas, sobre todo en la mañana
• hormigueo o dolor en los senos
• orinas con más frecuencia

¿Has empezado a tomar la píldora o tomas algún medicamento que pueda hacerte daño?
no — sí →

efecto secundario de medicamentos o de la píldora
• no es raro sentir náuseas o vomitar, en especial cuando se comienza a tomar la píldora. Más si la tomas por la mañana en vez de por la noche
• revisa el instructivo del producto farmacéutico

¿Sufres dolor de cabeza intenso?
no — sí →

migraña
• dolor punzante en un lado de la cabeza
• puedes tener trastornos visuales, ver luces, líneas en zigzag o tal vez sufras entumecimiento u hormigueo antes de iniciar el dolor de cabeza
• quizá tengas antecedentes familiares de migraña

o meningitis 🏥
• dolor de cabeza y rigidez en la nuca
• puede haber erupción de puntos rojos
• pueden molestarte las luces brillantes

o hemorragia subaracnoidea 🏥
• dolor de cabeza y vómito repentinos
• somnolencia y pérdida del conocimiento

¿Estás muy mareada?
no — sí →

vértigo
• sientes que todo te da vueltas
• tal vez te sientas mejor si te acuestas con los ojos cerrados y peor si tratas de girar la cabeza

sólo se omiten causas raras →

trastorno alimenticio
• estás preocupada u obsesionada por estar o parecer gorda
• puede que hagas demasiado ejercicio/vomites/tomes laxantes para adelgazar
• puede que alternes entre hacer dieta o darte atracones de comida

⚠ Si vomitaste y te dio un dolor de cabeza repentino o un fuerte dolor en la nuca, o el dolor de cabeza cada vez es más agudo y sientes rigidez en el cuello, busca ayuda médica de inmediato para excluir la posibilidad de hemorragia subaracnoidea o meningitis.

⚠ Si vomitaste y sentiste dolor en el abdomen (no los retortijones de la diarrea), podría deberse a una causa grave y debes buscar atención médica de inmediato.

Consumo imprudente de alcohol o alimentos Después de ingerir, digamos, 5 litros de cerveza y muchos bocadillos, el vómito es la manera en que el estómago dice "no más, gracias", o bien, hace lugar para más, según lo quieras ver.

Tratamiento Es una reacción desagradable, pero completamente normal, de modo que no requiere de tratamiento. Sin embargo, seguramente querrás curarte la resaca a la mañana siguiente; para ello, toma muchos líquidos no alcohólicos, analgésicos para el dolor de cabeza y antiácidos contra cualquier trastorno intestinal. En cuanto a prevención, basta que en el futuro te midas más con la bebida y la comida.

Gastroenteritis En la sección *Dolor abdominal aislado* (p. 51) se explica este trastorno y la manera de tratarlo.

Dolor abdominal aislado Muchas de las causas de dolor intenso en el vientre provocan vómito, como apendicitis, úlceras, cólico renal, cálculos biliares, pancreatitis y obstrucción intestinal. Hallarás más información al respecto en la sección *Dolor abdominal aislado* (p. 51).

Efecto secundario de medicamentos Diversos fármacos pueden irritar el estómago y provocar vómito; por ejemplo, antiinflamatorios (como ibuprofeno) y antibióticos. Las potentes drogas que se dan contra el cáncer (quimioterapia) pueden ocasionar vómito intenso, pero si tienes la mala fortuna de recibir esta clase de terapéutica, te habrán advertido sobre tal efecto colateral y probablemente te prescribieron algo para contrarrestarlo.

Tratamiento Si el medicamento que te trastorna fue prescrito por el médico, coméntalo con él. Si tomaste algo que se vende sin receta, simplemente no lo consumas o habla con el farmacéutico.

Migraña En la sección *Dolor de cabeza* (p. 55) se explica este trastorno y cómo tratarlo.

Vértigo Muchas de las causas de vértigo (sensación de inestabilidad o de que el mundo gira a tu alrededor) pueden provocar vómito. En la sección *Mareos* (p. 111) se explica este problema y la forma de tratarlo.

Trastornos alimenticios La sección *Pérdida de peso* (p. 123) trata sobre estos problemas y la forma de atenderlos. Generalmente, las personas con estos trastornos se inducen el vómito introduciendo un dedo hasta la garganta.

Dismenorrea primaria Es el término médico para los dolores de regla "normales", que a veces son tan fuertes que provocan vómito. Se dan más detalles en la sección *Menstruación dolorosa* (p. 115).

Agruras o úlcera duodenal Se pueden manifestar de repente con intenso dolor de vientre, o bien, causar episodios repetidos de dolor durante cierto tiempo; en la sección *Dolor abdominal aislado* (p. 51) se dan más detalles sobre estos trastornos y la manera de tratarlos. Con ataques intensos, la cubierta estomacal puede inflamarse tanto que sufrirás vómito una y otra vez.

Problemas médicos raros y graves Hay gran cantidad de trastornos graves que pueden causar vómito, pero generalmente son detectados por otros síntomas. Entre ellos se encuentran meningitis, hemorragia subaracnoidea y tumores cerebrales (consulta la sección *Dolor de cabeza*, p. 55), insuficiencia renal y cáncer de estómago.

Tratamiento Es muy improbable que padezcas alguno de estos trastornos. En los casos de meningitis y hemorragia subaracnoidea se requiere servicio urgente de ambulancia; en los demás, debes ir de inmediato al doctor.

Vómito con sangre

⚠ No importa la causa, si vomitas más de una taza de sangre, vomitas sangre más de una vez, sientes que te vas a desmayar y estás muy mal, debes ir al hospital sin demora. NOTA: la sangre vomitada puede parecer asientos de café.

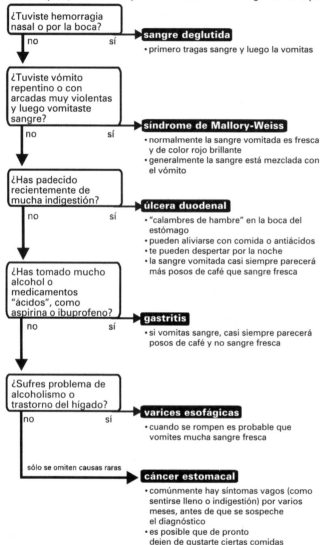

¿Tuviste hemorragia nasal o por la boca?

no / sí

sangre deglutida
• primero tragas sangre y luego la vomitas

¿Tuviste vómito repentino o con arcadas muy violentas y luego vomitaste sangre?

no / sí

síndrome de Mallory-Weiss
• normalmente la sangre vomitada es fresca y de color rojo brillante
• generalmente la sangre está mezclada con el vómito

¿Has padecido recientemente de mucha indigestión?

no / sí

úlcera duodenal
• "calambres de hambre" en la boca del estómago
• pueden aliviarse con comida o antiácidos
• te pueden despertar por la noche
• la sangre vomitada casi siempre parecerá más posos de café que sangre fresca

o esofagitis por reflujo
• ardor detrás del esternón
• empeora al acostarte por la noche
• empeora cuando te inclinas hacia adelante

¿Has tomado mucho alcohol o medicamentos "ácidos", como aspirina o ibuprofeno?

no / sí

gastritis
• si vomitas sangre, casi siempre parecerá posos de café y no sangre fresca

¿Sufres problema de alcoholismo o trastorno del hígado?

no / sí

varices esofágicas
• cuando se rompen es probable que vomites mucha sangre fresca

sólo se omiten causas raras

cáncer estomacal
• comúnmente hay síntomas vagos (como sentirse lleno o indigestión) por varios meses, antes de que se sospeche el diagnóstico
• es posible que de pronto dejen de gustarte ciertas comidas
• pérdida de peso

Sangre deglutida A veces, uno traga la sangre de una hemorragia nasal o, con menor frecuencia, la expulsada de los pulmones por tos, y luego la vomita.

Tratamiento Cuando es claro que la sangre deglutida provino de una hemorragia nasal, no hay de qué preocuparse. Pero si es sangre que expulsas con tos, deberás consultar el diagrama de decisión de la sección *Sangre al escupir* (p. 148).

Síndrome de Mallory-Weiss Las arcadas violentas durante el vómito pueden ocasionar desgarro de un vaso sanguíneo del estómago o el esófago, con el consiguiente derrame de sangre, la cual saldrá la próxima vez que vomites.

Tratamiento Si hay poca sangre (p. ej., menos de 0.25 L) mezclada con el vómito, sólo ocurre una vez y por lo demás te encuentras bien (aparte del vómito, por supuesto), no hay nada de qué preocuparse. Pero si la cantidad es mayor, te sucede continuamente o te sientes muy mal, es posible que hayas perdido mucha sangre y lo mejor es que vayas a urgencias.

Gastritis La cubierta del estómago puede inflamarse si abusas de las juergas (sobre todo, del alcohol) o consumes muchas pastillas "ácidas", como ibuprofeno o aspirina. Este trastorno se llama gastritis y puede provocar hemorragias de la misma manera que la esofagitis por reflujo (consulta más adelante).

Tratamiento Necesitarás que te hagan una revisión completa en el hospital y, tal vez, que te impongan un régimen con supresores de ácidos; en el futuro tendrás que evitar lo que haya causado la gastritis.

Úlcera duodenal Se explica este trastorno en la parte *Agruras y úlcera duodenal* de la sección *Dolor abdominal recurrente* (p. 53) y en la parte *Úlcera gástrica o duodenal* de la sección *Indigestión* (p. 97). A veces las úlceras duodenales son hemorrágicas, y la sangre derramada puede salir con el vómito, o bien, en un tipo de excrementos llamados *melena* (negros, pastosos y de mal olor que contienen sangre digerida). El consumo excesivo de alcohol o de fármacos ácidos, como ibuprofeno, puede provocar o agravar el problema.

Tratamiento Por lo regular, con esta clase de hemorragias se requiere hospitalización. Es posible que termines tomando supresores de ácidos por el resto de tu vida. En las secciones *Dolor abdominal recurrente* (p. 53) e *Indigestión* (p. 97) se dan otras medidas preventivas contra este trastorno.

Esofagitis por reflujo Se explica este trastorno en la sección *Indigestión* (p. 97). A veces, cuando se hincha demasiado la cubierta del esófago hay derrame de sangre, que puedes vomitar, aunque también puedes expulsarla por la otra salida, en forma de melena (consulta el apartado anterior).

Tratamiento Es probable que necesites hospitalizarte para que te hagan exámenes o te den tratamiento, de modo que ve a un servicio de urgencias. Después de curarte, puedes revisar varias cosas que debes cambiar como medida preventiva para el futuro; se explica esto en la sección *Indigestión* (p. 97). Si has sufrido hemorragia grave a causa de esofagitis por reflujo, tal vez te prescriban supresores de ácidos de manera indefinida.

Varices esofágicas Son grandes venas varicosas, venas inflamadas en el esófago. Cuando alguna se rompe ocasiona una hemorragia impresionante.

Tratamiento No hay duda de lo que debes hacer en este caso: pide una ambulancia.

Otros problemas raros Hay algunos trastornos poco frecuentes que pueden generar este síntoma, como el cáncer gástrico; estos tumores se abren paso hasta un vaso sanguíneo y ocasionan derrames de sangre, la que terminas vomitando. Por fortuna, este trastorno es sumamente infrecuente en hombres menores de 50.

Tratamiento Es probable que los trastornos más raros ocasionen vómito con mucha sangre, de modo que se requiere tratamiento hospitalario urgente. Si el vómito contiene poca sangre y sólo de vez en cuando, consulta a tu médico.

Tercera parte

Tenerlo todo

Cuando se trata de una vida sana, parece ser que las mujeres lo tienen todo, incluyendo una ventaja de 6 años sobre los hombres en el promedio de duración máxima de vida (80 años, frente a 74). Dicho esto, no obstante, ninguna mujer que se jacte de serlo dejará de gastar montones de tiempo y dinero para intentar mejorar lo que le dio la naturaleza.

Para todo lo que quieras: dieta, ejercicio, mantenerte delgada, tener la perfecta vida/carrera/piel/busto/trasero/muslos (la lista es interminable) habrá alguien dispuesto a darte consejos y venderte algo para ayudarte a lograrlo. El problema es que hay tanta información que resulta difícil encontrar la verdad entre todo ese embrollo.

Desde hace mucho tiempo, los medios de comunicación saben que, en lo que se refiere a la mujer, la salud vende. Pero como hay mucha gente que quiere sacar provecho, la cuestión está en cómo vender lo viejo con envoltura nueva. Esto es particularmente cierto con las dietas (en una encuesta, 60% de las mujeres jóvenes admitieron haber estado a dieta el año anterior, a pesar de que sólo 9% de ellas estaba clínicamente pasada de peso, ¡es el sueño de cualquier vendedor!

Los doctores añaden leña a la confusión al dar opiniones y recomendaciones contradictorias, e incluso cambios opuestos y repentinos a las opiniones antes sostenidas, lo que hace que a menudo te preguntes si alguno sabe realmente de qué está hablando.

Por ejemplo, ¿cómo te sentirías si durante años has estado comiendo montones de frutas y verduritas (y gastando una fortuna en papel de baño) pensando que con ello prevenías el cáncer de intestino, sólo para que alguien de pronto te diga que los doctores ya no creen que una dieta rica en fibra tenga ningún efecto? Hundida. Sin embargo, eso ha ocurrido recientemente, y no sería ninguna sorpresa que esta tesis vuelva a cambiar en el futuro.

Así que dar consejos puede que sea arriesgado, ¡pero no va a detenernos de darte alguno! Por favor, anota de dónde partimos:

- No somos expertos, pero nos dedicamos a tratar problemas de salud femenina cada día de la semana, y pasamos muchísimo tiempo actualizándonos con los avances médicos. Naturalmente, no todos coincidirán con nuestras sugerencias, pero se basan en un buen consenso de la "mejor práctica médica".
- Estamos capacitados para interpretar las investigaciones médicas, por lo que estamos en mejores condiciones que la mayoría para señalar lo dudoso de la palabrería.
- No nos importa que sigas o no nuestras recomendaciones (aunque nos encantaría que estuvieras al pendiente para comprar las futuras ediciones de este libro).
- Estamos conscientes de que tienes mucho de qué preocuparte como para que te molestes en mejorar ciertas áreas de tu salud que implicarían demasiado esfuerzo para obtener beneficios menores.
- Los factores de riesgo son sólo eso: factores que aumentan tu riesgo/posibilidad de que tengas una enfermedad en el futuro. Sin embargo, nada es seguro. Puedes tener todos los riesgos y no contraer la enfermedad, o puedes no tener ninguna posibilidad y de todas maneras desarrollarla. La vida, a veces, no es justa.
- La mayoría de factores de riesgo de los que hablaremos —cigarros, estrés, exceso de alcohol, y demás— también pueden dañarte a corto plazo. Su efecto puede ser más sutil:

pelo ralo y opaco, piel manchada, sensación constante de estar exhausta, pero siguen siendo muy reales.
- Contrario a la creencia popular, los doctores no son un montón de frustrados aguafiestas. La vida es para vivirla y si algo está bien con moderación, o incluso con exceso, lo diremos. La vida es tanto calidad como cantidad.

Lo que nos lleva a la siguiente sección: la guía para que tengas una vida sana.

1. Haz todo (o casi todo) con moderación

Aparte de fumar y consumir drogas, no hay muchas cosas que te hagan daño si eres moderada ¡y eso incluye el chocolate! Incluso el estrés puede llegar a ser positivo en algunas ocasiones; no hay nada como una fecha límite para concentrar la mente. Pero, en la misma línea, hay algunas cosas buenas de las que puedes cometer excesos. Las dietas son un buen ejemplo de ello: nadie empieza una dieta con la meta de volverse anoréxica, pero según las estadísticas de chicas en riesgo de padecerla, la mayoría de ellas dentro de los grupos de edades más jóvenes, necesariamente le ocurrirá a alguna. Incluso si recuperas tu peso y tu salud mental, puede dejarte con osteoporosis (adelgazamiento de los huesos) y otros problemas en una etapa posterior de la vida.

De la misma manera, los doctores han sabido por años que las dietas de emergencia son malas para tu organismo (aparte del hecho de que esto no te enseña a comer sanamente cuando dejas la dieta). Como si eso no fuera suficiente, ahora parece ser que las dietas de emergencia también tienen un efecto adverso en tus capacidades cerebrales. Incluso el ejercicio no está exento; no hay nadie que no deba hacerlo, pero hacerlo en exceso puede interrumpir tu menstruación, lesionar tus articulaciones y causar estragos en tu salud mental. Lo mismo ocurre con la preocupación por la salud. Ignorar completamente tu salud es la mejor manera de asesinarte lentamente, pero los hipocondriacos tienen más posibilidades de morir antes de la edad promedio. Y mientras que hay algunos consejos para la salud que vale la pena seguir (lee más abajo), puedes dañarte psicológicamente si te preocupas demasiado por los resultados, aunque sean normales.

2. Ponte en forma y adelgaza; pero no te conviertas en un insecto escuálido

Hay muchos peligros asociados al exceso de peso: eres más propensa a padecer enfermedades del corazón, diabetes y alta presión arterial, así como artritis y otros problemas. También hay mucha presión en las mujeres jóvenes para permanecer delgadas, sin contar con la incapacidad de los diseñadores de moda para idear algo más grande de la talla 14 que no parezca un globo. Dicho lo anterior, los medios de comunicación —especialmente el mundo de la moda— te harán creer que cualquier cosa por encima de la talla 6 no es lo suficientemente sexy. Pero ¿qué tiene de sexy la anorexia, si estás siempre cansada, te sientes culpable de comer incluso una ramita (aunque tú misma parezcas una) y gastas tanto tiempo pensando cuándo podrás ir a vomitar que es imposible que puedas mantener una relación con nadie?

Un tercio de las mujeres trabajadoras de Estados Unidos tienen sobrepeso; sin embargo, el consumo promedio de calorías es más bajo ahora que nunca. Se debe más a un descenso en el ejercicio que a una gran conspiración: ese país se está convirtiendo en una nación de personas en estado vegetativo sobre el sofá, que ni siquiera están dispuestas a caminar a la tienda de la esquina si saben de un local de pizzas que les envíe el pedido a casa. La lógica es muy simple. Consumir más calorías de las que gastas significa subir de peso, y usar más calorías de las que comes implica adelgazar.

El ejercicio es fabuloso para quemar calorías, así como para hacerte sentir en mejor condición física, más tonificada y con más energía; ambién reducirá tus posibilidades de padecer alguna enfermedad del corazón y osteoporosis, te liberará de la ansiedad y la depresión, y

posiblemente te ayudará a preservar tus células cerebrales, por lo que no se te irá la canica cuando seas mayor. Sin embargo, es difícil hacer suficiente ejercicio para contrarrestar las comilonas, por lo que debes tener un sistema que combine el ejercicio regular con un plan de alimentación sensato y realista.

Así es que ¿cuánto es regular? El ejercicio vigoroso, lo suficientemente fuerte como para hacerte sudar y jadear, durante unos 20 minutos, tres veces por semana, es suficiente. El ejercicio más ligero, como caminar, es mucho mejor si lo practicas con más frecuencia; por ejemplo, 7 horas a la semana. Idealmente, deberías hacer del ejercicio parte de tu rutina diaria: hacerte el hábito de subir las escaleras en vez de usar el elevador, o seguir el ejemplo de aquella celebridad que se hizo la firme promesa de nunca usar el auto para recorridos menores a un kilómetro y medio. Si eso no va contigo, intenta encontrar un ejercicio que disfrutes; es más probable que seas constante si lo encuentras.

3. Aliméntate con una dieta sana; incluyendo algo de chocolate

En estos días, hay tanta información sobre cuáles alimentos son buenos y cuáles no, que quizá piensas que podrías encontrar fácilmente los ingredientes para seguir una dieta sana. Sin embargo, no hay necesidad de decir que lo opuesto tal vez sea más cierto. Si leyeras todo lo que se ha dicho sobre las propiedades revitalizantes del alimento X, o de los peligros del alimento Y, lo más seguro es que quedaras tan confundida que ¡no te atreverías a comer de nuevo! Algo de esa confusión proviene del hecho de que las modas respecto a la alimentación y las opiniones parecen cambiar constantemente, en parte porque aparecen nuevas investigaciones, pero más frecuentemente porque alguien trata de vender otro libro de dietas.

De hecho, las reglas para una dieta saludable son muy sencillas: come más cosas buenas (especialmente frutas y verduras) y menos malas (como azúcar, grasa y alimentos altamente refinados). Aquí te mostramos algunos sencillos parámetros:

- Come de 5 a 9 raciones diarias de frutas y verduras (frescas, congeladas o cocinadas).
- Come de 2 a 3 raciones diarias de productos lácteos (de preferencia bajos en grasa).
- Come de 4 a 8 raciones diarias de pan, cereales, arroz o pasta.
- Intenta reemplazar la carne roja con aves, pescado o leguminosas siempre que puedas. El pescado, especialmente el pescado graso, como las sardinas o el salmón, es bueno para el corazón.
- No necesitas azúcares, bebidas azucaradas, pasteles, repostería ni frituras, así es que resérvalas para ocasiones especiales.
- Necesitas un poco de grasa en tu dieta, siquiera porque te ayuda a absorber las vitaminas A, E y D.
- Es más probable que sigas una dieta saludable si la disfrutas; por ello, experimenta añadiendo semillas, nueces, quesos, etcétera, a las ensaladas para hacerlas más apetitosas. Las nueces y las semillas están repletas de vitaminas, y la grasa que contienen, en realidad, protege tu corazón.
- Y recuerda, el chocolate puede contribuir a una dieta sana puesto que es bueno para el corazón. Por ejemplo, una barra de 50 g de chocolate oscuro contiene la misma cantidad de antioxidantes (que ayudan a prevenir las enfermedades del corazón) que dos copas de vino tinto.

4. Disfruta beber en las reuniones sociales, pero no pierdas la cabeza muy seguido

Aquí está lo bueno: las mujeres necesitan beber menos que los hombres para tener los efectos benéficos del alcohol; en lo que al alcohol se refiere, dos o tres unidades al día, cuatro o cinco veces a la semana no te harán daño, tal vez sea un útil "lubricante" social, y de hecho te protege contra las enfermedades del corazón. Aquí está lo malo: primero, mientras que el límite recomendado a la semana es de 14 unidades (una unidad=una pequeña copa de vino/la mitad de una medida de cerveza clara u oscura/una medida sencilla de bebidas alcohólicas de alta graduación), la idea es espaciar las bebidas, no tomarlo todo a la vez, con el estómago vacío, la noche que salgas con tus amigas. En segundo lugar, el hecho de que la máxima cantidad recomendada de consumo de alcohol sea mucho menor a lo que se requiere para una gran borrachera no es una conspiración machista. Tú, además de ser más pequeña, tienes más grasa y menos agua corporal que un hombre del mismo tamaño y, como el alcohol se concentra en el agua corporal, significa que te emborrachas más rápido y también que saturas tu hígado antes.

El hecho de que más de la mitad de las chicas que beben dosis más altas que las recomendadas sean solteras y menores de 25 años, no sorprende. En estos días probablemente pasas gran parte de tu jornada laboral intentando demostrar que estás a la altura de cualquier tipo en la oficina, y tal vez tengas la presión de demostrar que puedes estar a la altura también en el bar. Pero cualquier borrachera (por borrachera nos referimos a más de 7 unidades en una sentada), incrementa tu riesgo de accidentes, intentos de suicidio y lesión cardiaca. Tienes también más probabilidades de tener sexo desprotegido o de ser atacada; tal vez seas una mujer moderna, ¡pero un par de botellas de vino causa estragos en el buen juicio de cualquiera!

Por supuesto, beber ocasionalmente no te hará mucho daño, pero mientras más a menudo bebas mayor será el daño que puedas hacerte. El riesgo se incrementa en proporción a la cantidad que bebas, sobrepasando las 14 unidades; para el momento en el que estés promediando 35 unidades por semana, es probable que tengas serios problemas.

5. Ten todos los orgasmos que quieras; pero no te embaraces a menos que realmente lo desees

Aunque tanto jadeo te lleve a creer lo contrario, el sexo no es el mejor ejercicio, ¡incluso si no te limitas a la tradicional postura del misionero! Sin embargo, tener sexo regularmente sí parece bueno para combatir el estrés, siempre y cuando no termines frustrada.

Y aquí está el problema. Mientras que las chicas pueden excitarse tanto como cualquier chavo cuando coquetean y pasan por los preliminares que llevan al sexo, es verdad también que a ellas les toma más tiempo llegar al clímax cuando se trata de una penetración. También es mucho más fácil para una mujer fingir el orgasmo y, con franqueza, a veces no queda otro remedio.

Pero el sexo sin orgasmo es, en su mejor opción, menos que satisfactorio y, en el peor de los casos, apenas vale la pena el esfuerzo. Así es que cuando tengas una nueva relación, vale la pena hacer labor de convencimiento y trabajo educativo antes de que él empiece a poner manos a la obra. A él le será más fácil satisfacerte la próxima vez si ya sabe qué es lo que te excita. También tiene su lógica pensar que un compañero más estable tiene más probabilidades de invertir el tiempo y el esfuerzo que se requiere para satisfacerte; ésa es una de las muchas razones para encontrar a un compañero y quedarte con él.

En estos días, mientras seas responsable de la anticoncepción, hay pocos motivos para preocuparse por embarazos no deseados. Pero vale la pena recordar que incluso si te sientes a salvo del embarazo porque estás tomando la píldora, también debes protegerte de las enfermedades de transmisión sexual. No hay ley que diga que no puedas usar también un condón. Resulta muy práctico "olvidar" decirle a tu compañero que estás tomando la píldora, ya que aunque los hombres en general son muy responsables en cuanto a practicar el sexo seguro para evitar embarazarte, todavía hay algunos que son muy relajados respecto a las enfermedades de transmisión sexual, y no le ven sentido a ponerse un condón si saben que estás tomando la píldora.

Vale la pena recordar también que no existe tal cosa conocida como el sexo "seguro", sólo el sexo "más" seguro. Incluso los condones no te ofrecen una protección a 100% en contra de las enfermedades de transmisión sexual, por lo que el sexo casual nunca es buena idea. Y mientras que la mayoría de enfermedades transmitidas sexualmente (excepto el herpes y, obviamente, el SIDA) no ocasiona problemas a largo plazo para los hombres, no podemos decir que se aplica lo mismo para las mujeres.

6. Dedícate un tiempo para ti; porque nadie más lo hará

Es bastante probable que estés dentro del grupo, cada vez mayor, de mujeres independientes y económicamente autosuficientes. Aunque tal vez tengas que trabajar con más ahínco que un hombre para demostrar quién eres, por lo menos tienes la oportunidad de hacerlo. Si todo esto suena demasiado bueno para ser cierto es porque, para muchas, es verdad. Lograr que se te considere como una igual en un mundo de hombres puede requerir grandes sacrificios la mayor parte del tiempo, y lo más irónico es que, como regla, mientras más dinero ganes, menos tiempo tendrás para disfrutarlo.

Pero lo único que no debes sacrificar es el tiempo para ti. En general, las mujeres son muy buenas para comunicarse, para hacer y mantener amistades; y hay mucha evidencia de que esto mantiene controlados los niveles de estrés y de presión arterial, así como el bienestar general. De la misma forma, muchas de las cosas que haces para mantener los "lazos" son buenas para el estrés: hacerte un facial o un masaje, ir a clases de aeróbicos juntas, o simplemente sentarte a contar chismes. Eso significa que si estás sacrificando el tiempo que pasas con tus amigas a causa de las presiones del trabajo, estás perdiendo en dos áreas importantes. Más aún, es probable que estés resultando menos productiva, porque está demostrado que trabajas con menos eficacia si estás estresada o exhausta, y también es menos probable que puedas tener relaciones sexuales y orgasmos porque tu libido estará por los suelos.

7. No fumes; no es de grandes y no es inteligente

Si fumas, probablemente estás hasta la coronilla de tanto oír esta recomendación; pero no hay duda de que fumar es el mayor riesgo para la salud que existe. Las mujeres adolescentes y de veintitantos fuman más, seguramente porque piensan que las mantiene delgadas y que no pueden dejarlo porque las hará engordar. De hecho, si dejas de fumar subirás en promedio 3 kilos, pero podrás perderlos una vez que dejes de comer para compensarlo, y el dinero que ahorrarás en los cigarros puedes invertirlo en pesadísimas sesiones en el gimnasio.

En promedio, fumar acabará con seis años de tu vida, y lo más seguro es que provoque también que los dos últimos sean atroces. Pero incluso a corto plazo, fumar puede abrir tus poros, haciendo que tu piel se vea opaca y menos tersa. Puede provocarte mal aliento y mancharte los dientes, sin mencionar el permanente olor a rancio y la mucho menor resistencia dancística en la pista de baile.

No hay manera de "hacer trampa" en lo relacionado con ser fumadora. Dejar de fumar poco a poco implica que no estás convencida de que ya no eres fumadora y es más probable que te asalte el síndrome de abstinencia. Fumar marcas con poco alquitrán tampoco te ayudará mucho: tendrás que aspirar con más fuerza y estarás introduciendo la misma cantidad de nicotina, pero más hondo, por lo que terminarás con un desagradable cáncer profundo en tus pulmones. Sólo debes dejarlo, pero con una estrategia, para que puedas evitar las tentaciones. A lo mejor requieres la ayuda de alguno de esos sustitutos de nicotina que están a la venta hoy día. Si tienes tentaciones, reafirma tu postura pensando que, con el tiempo, reducirás tu riesgo a casi el mismo que posee un no fumador, y que te estarás ahorrando el dinero de una cajetilla.

8. No consumas drogas

Nadie ha demostrado de ninguna forma que las drogas sean buenas. Pese a ello, las investigaciones del gobierno norteamericano han demostrado que 45% de mujeres menores de 30 años han tomado alguna droga ilícita en algún momento de su vida (15 % en un momento dado de ese mes) y que 10% ha probado el LSD, la cocaína o el éxtasis; lo que significa que no seríamos totalmente realistas si supusiéramos que ninguna lectora de este libro las ha ingerido.

Si, a pesar de las recomendaciones contrarias, decides usarlas, te recomendaríamos con vehemencia que al menos fueras cuidadosa en la elección de las drogas. Se ha descubierto en la Organización Mundial de la Salud, que la marihuana, por ejemplo, es menos adictiva que el alcohol o el tabaco aunque es más probable que su uso te haga aterrizar en el juzgado que en el hospital. Las drogas más fuertes son mucho menos predecibles; la cocaína y el crack pueden ocasionarte un ataque de corazón, el LSD puede volverte completamente paranoica. El éxtasis, si se consume en el embarazo, te dará altas probabilidades de que el bebé tenga anormalidades en el corazón o los miembros del cuerpo, y si le entras a la heroína, tienes cien por ciento de posibilidades de estar muerta en 10 años. Como si esto fuera poco, dada la naturaleza inescrupulosa de los traficantes, a menudo cortan las drogas con sustancias tan perniciosas que no se te ocurriría ni rozarlas en otra situación.

Si crees que tienes un problema con las drogas o si piensas que te está costando más trabajo del que debería para dejarlas, consigue ayuda. Tu médico puede darte recomendaciones, o puede referirte con un servicio local de asesoría para casos de drogas y alcohol.

9. No te obsesiones con las revisiones médicas

Mientras que hay cierto tipo de exámenes (como una revisión uterina regular) que vale la pena hacerse, realizarte muchas revisiones puede hacerte más daño que bien.

Puede sonar contradictorio decir que una revisión puede ser contraproducente para ti; después de todo, seguramente si hay algo que está mal, vale la pena saberlo a tiempo, y si no hay nada malo, no pasa nada si uno lo confirma, ¿no? No. Las revisiones no son siempre tan benignas; pueden hacerte tener una falsa sensación de seguridad (por lo que, si empiezas a tener síntomas, los ignorarás), refuerzan malos hábitos, te impiden confiar en tu propio sentido común o te dan una preocupación innecesaria. Por ejemplo, mientras que es valioso hacerte algunos exámenes, es más probable que te den un resultado anormal que tiene que ser confirmado, pero que al final resulta que no es nada por lo que valga la pena preocuparse, a que seas una de las pocas mujeres que han encontrado un cáncer prevenible o curable.

De manera similar, una de las razones de peso por las que ya no les recomendamos a las mujeres revisarse los senos cada mes es porque el autoexamen de senos revelaba muchos bultos que al final no eran nada, pero que tenían que ser analizados. Esto significó semanas de angustia y disgusto innecesarios para cientos de mujeres, todo para asegurarse de que no dejamos pasar ese extraño bulto que ellas habían notado. Se aplica más aún si tienes menos de 35 años, cuando es más factible que se presenten bultos no cancerígenos a que aparezcan los malignos. En vez de ello sugerimos que seas "consciente de tus senos", que los conozcas bien cuando te vistes o te bañas, para que puedas distinguir si algo ha cambiado.

Lo mismo aplica para otras cosas que no es probable que padezcas, como la alta presión arterial, los ataques al corazón, o la mayoría de cánceres. Vivir sanamente es una cosa, pero estresarte por nada es otra.

Hagas lo que hagas, no te embaraces...

Él: ¿Cómo te gustan los huevos en la mañana?
Ella: Esterilizados.

Una vieja broma, pero una que ninguna mujer moderna puede darse el lujo de olvidar. Hay una amplia gama de opciones en anticonceptivos eficaces y una sociedad que reconoce (casi siempre) a las mujeres como iguales e independientes, con el derecho a estar sin un hombre, si así lo desean.

Entonces, ¿por qué no se percibe de esa manera? ¿Por qué tantas mujeres se embarazan cuando no lo desean? A veces, por supuesto, los anticonceptivos fallan, pero es más probable que ocurra si no has encontrado el que funciona mejor para ti. Esta lista puede ayudarte a decidir, aunque siempre debes seguir la información mucho más detallada que te brinda tu doctora.

- **La píldora anticonceptiva oral combinada** (la píldora). Funciona deteniendo tu ovulación y, por tanto, si no produces un óvulo, éste no puede ser fertilizado. Normalmente la tomas tres semanas de cada cuatro, lo que te protege las cuatro semanas. Es casi 99% eficaz, y por lo común te ayuda a tener periodos regulares y ligeros, sin dolor. Puede fallar si te retrasaste más de 12 horas en la dosis, si tienes vómito, diarrea, o estás tomando otros medicamentos. También puede, raras veces, provocar alto nivel arterial o coágulos en la pierna o la ingle.
- **La píldora de progesterona** (la minipíldora). Te tomas esta pastilla a la misma hora todos los días, sin ninguna semana de descanso. Es casi 99% efectiva si la usas adecuadamente, pero si estás más de tres horas retrasada en una dosis no estarás protegida en siete días. Puede provocarte periodos irregulares y pequeños quistes en los ovarios, mismos que son generalmente benignos, pero que pueden ser dolorosos. Puedes usarla aun si tienes una enfermedad que te impida tomar la píldora normal.

- **El condón**. El único método de anticoncepción que te ofrece un buen nivel de protección contra las enfermedades de transmisión sexual (ETS). A algunos hombres no les gusta (pueden pensar que son un poco sucios o te dicen que reducen su placer), pero aunque te digan que no pueden usarlos porque no les queda, ¡normalmente es cosa de buena voluntad de su parte! Existen los condones femeninos, pero son más grandes.
- **El diafragma**. Es una gorra de hule que inicialmente te coloca tu doctor. Después se introduce como un tampón antes del sexo, y se deja dentro por lo menos las seis horas posteriores. Es casi 96% eficaz, y a algunas chicas les gusta porque es natural (p. ej., no tiene hormonas). Puede hacerte más propensa a la cistitis.
- **El Dispositivo Intrauterino** (DIU). A menudo hecho de plástico envuelto en cobre, el DIU puede ser colocado sin anestesia y funciona hasta que lo extraes, unos 5 años después. Puede provocar periodos más abundantes y dolorosos, así como infecciones pélvicas especialmente luego de haber sido colocado. También aumenta el riesgo de embarazo ectópico (el embarazo extrauterino). Aunque puede resultar más difícil y doloroso de colocar si no has tenido un bebé, hay versiones más pequeñas en el mercado que pueden quedarte bien. Otro tipo de DIU libera pequeñas cantidades de una hormona llamada progesterona y dura hasta 5 años. De hecho, hace que tus periodos sean más ligeros y menos dolorosos, pero por su tamaño es poco probable que te quede si no has tenido un bebé, y puede causar sangrados irregulares durante algunos meses después de que te lo han colocado.
- **Anticonceptivos inyectados** (también llamados anticonceptivos depositados). Es una inyección de progesterona que te protege hasta por tres meses. Es muy eficaz, pero puede provocarte sangrado abundante a corto plazo y evitará que te embaraces durante varios meses después de que los

hayas interrumpido. Si provoca efectos secundarios, no puedes revertirlos, por lo que tendrás que aguantarlos hasta que desaparezcan por sí solos.

- **Métodos "naturales"** (*coitus interruptus*, método del ritmo, y demás). ¡Sólo se recomiendan si no te molesta la idea de quedar embarazada o te gusta jugar a la ruleta rusa! El único método natural que conocemos es tener un bebé en casa; un niño, sobre todo si trabajas, te hará estar demasiado cansada como para concebir el segundo.
- **Esterilización**. No pienses en ella si crees que existe la mínima posibilidad de que en el futuro quieras tener más hijos. Los intentos por revertirla incluyen una operación mayor y muy a menudo no funcionan. Si estás segura de que no quieres más, y él no tiene ninguna objeción, envíalo a que se haga una vasectomía.

Por supuesto, sólo porque te sientas "segura" desde el punto de vista del embarazo, el uso de otro método de anticoncepción distinto del condón no significa que no puedas combinarlos. En verdad, tal vez valga la pena "olvidar" mencionar que estás tomando la píldora y así te evitarás todas las discusiones sobre si necesitas realmente el condón. Por desgracia, como mencionamos antes, algunos tipos son muy relajados sobre las enfermedades de transmisión sexual, lo que puede explicarse como en el viejo chiste: Dios les dio un cerebro y un pene, pero no la sangre suficiente para irrigar los dos al mismo tiempo. Puede ser también porque los hombres a menudo no sufren los síntomas de las ETS (excepto, claro está, el SIDA) y por supuesto, no sufren las mismas complicaciones que las mujeres.

Finalmente, si te agarraron desprevenida y, por cualquier razón, tuviste sexo desprotegido o una posible falla en tu método anticonceptivo, no olvides la anticoncepción de emergencia, que en verdad puede cerrar la puerta del establo justo antes de que se escape el caballo. La píldora o las minipíldoras de hormonas (en dosis individuales más altas), ingeridas hasta 72 horas después de tener sexo pueden ser muy efectivas. Una alternativa es colocarse un DIU temporalmente; es muy efectivo hasta 5 días después de la relación sexual. Si en cualquier momento requieres de contracepción de emergencia acude PRONTO con tu doctor.

...A menos que en verdad lo desees

Ahora, si seguiste las recomendaciones anteriores, no tendrás por qué preocuparte por tener un bebé hasta que encuentres al Hombre Perfecto y la idea te haga desfallecer de la emoción. A pesar de todo lo que te ha parecido hasta ahora, hay probabilidades de que ese día LLEGARÁ: así es que aquí están algunos consejos sobre cómo prepararte para el placer de las náuseas matutinas...

- **Averigua si estás vacunada contra la rubéola** (sarampión alemán). Un simple análisis de sangre te dirá si eres o no inmune, y vale la pena hacértelo incluso si crees que ya la tuviste o que te vacunaron cuando estabas en la escuela. La rubéola por lo general es una enfermedad leve, pero puede causarle un daño terrible a tu bebé si te contagias en las etapas iniciales del embarazo. Si no eres inmune y te vacunas contra ella, tendrás que asegurarte de no embarazarte en los siguientes tres meses.
- **Empieza a tomar una vitamina llamada ácido fólico**. Una dosis de sólo 400 microgramos, que encuentras en la farmacia, ingerida desde antes de la concepción hasta que tengas 12 semanas de embarazo, reduce en 75% las posibilidades de tener un bebé con un problema de la columna llamado espina bífida.
- **Deja de fumar**. Nunca encontrarás mejor incentivo que éste. Ocasiona todo tipo de problemas a los bebés, al obstruirles el acceso al oxígeno y posiblemente haciéndolos adictos a la nicotina.

- **Controla lo que bebes**. Existe evidencia de que beber más de 10 unidades a la semana puede incrementar el riesgo de aborto y dañar el desarrollo del bebé. La mayoría de médicos y científicos afirma que de una a cinco unidades a la semana no dañan al bebé, aunque puede reducir tus probabilidades para concebirlo. Lo mejor que puedes hacer es seguir la recomendación que te estrese menos; si dejarlo completamente te resulta fácil, es la mejor solución, pero no te fustigues en contra de la bebida (la puedes tomar siempre y cuando te mantengas bajo las 5 unidades semanales).
- **Ponte en forma para el embarazo**. Es una buena idea mantenerte lo más cerca de tu peso ideal antes de que te embaraces. Es menos probable que tengas complicaciones, como la diabetes, si no estás muy pasada de peso durante el embarazo. Es imposible saber si te verás forzada a pasar los primeros tres meses del embarazo comiendo para evitar las náuseas matutinas y para impedir que sigas despotricando.
- **Ejercítate**. Vale la pena ejercitarte antes de embarazarte, aunque sea sólo porque es más factible que sigas perseverando con el ejercicio cuando luzcas como ballena si ya tienes el hábito. Hay muchos ejercicios que puedes hacer cuando estás embarazada, pero vale la pena escuchar las recomendaciones de tu instructor en el gimnasio. No olvides que el parto es un trabajo endemoniado, por lo que, si estás en mejores condiciones, podrás lidiar mejor con él. También es más probable que puedas recuperar tu figura más rápidamente después del parto.

Índice analítico

Diagnostícate. Mujeres,
de Sarah Jarvis, Keith Hopcroft y Alistair Moulds
se terminó de imprimir en abril de 2003 en
Litográfica Ingramex, S.A. de C.V.
Centeno 162-1, Col. Granjas Esmeralda
México, D.F.